Bircher-Benner Diätbücher

Handbuch für die Überwindung von Angst und Depression

Erklärung der tiefen Ursachen
von Angst und Depression
und der Wege wie man sie
überwinden kann,
aus einem ärztlichen Zentrum
modernster Heilkunst

Dr. med. Andres Bircher
und Mitarbeitende des
Bircher-Benner Zentrums
Lilli Bircher, Pascal Bircher,
Anne-Cécile Bircher

EDITION BIRCHER-BENNER
CH-8784 BRAUNWALD

Bircher-Benner Diätbücher

1. Handbuch für Multiple-Sklerose-Kranke, Morbus Parkinson und andere neurodegenerative Leiden
2. Handbuch für Leber- und Gallenkranke
3. Handbuch für die Familie und das gesunde Kind
4. Handbuch für Frischsäfte, Rohkost und Früchtespeisen
5. Handbuch zur Steigerung der Abwehrkräfte und gegen Infektionskrankheiten
6. Handbuch für Bergsteiger und für den Sport
7. Handbuch für Diabetiker
8. Handbuch zur Verhütung und unterstützenden Therapie bei Lungenkrankheiten
9. Essensfreude ohne Kochsalz
10. Handbuch für Rheuma- und Arthritiskranke
11. Handbuch für Männer mit Prostataleiden
12. Handbuch für Nieren- und Blasenkranke
13. Handbuch für Venenleiden
14. Handbuch für Magen- und Darmkranke
15. Handbuch für die Ernährung in Schwangerschaft und Stillzeit
16. Handbuch für Frauenleiden und die Wechseljahre
17. Handbuch zur Verhütung und begleitenden Therapie der Krebskrankheit
18. Handbuch für Kopfschmerzen und Migräne
19. Handbuch für Bluthochdruck, Herz- und Arteriosklerosekranke
20. Handbuch zur Überwindung von Angst und Depression
21. Handbuch für Hautkranke und Hautempfindliche
22. Handbuch für Stresskranke
23. Handbuch für Allergiekranke
24. Handbuch zur Verhütung von Demenz und Alzheimerkrankheit
25. Handbuch zur inneren Behandlung der Augenkrankheiten
26. Handbuch zur Heilung von Gewichtsproblemen, Adipositas und Anorexie

Die Ergebnisse weltweiter Forschung sind in diesen Handbüchern ebenso berücksichtigt, wie die über 100-jährige Entwicklung ärztlicher Kunst und Erfahrung in der bekannten Bircher-Benner Klinik. Der Leser spürt auf Schritt und Tritt die hilfreiche Art des kundigen Arztes.

1. Auflage 2022

info@bircher-benner.com www.bircher-benner.com

Buchbestellungen: edition@bircher-benner.com

Printed in Germany

Satz: Eberl & Koesel Studio, Altusried-Krugzell

Druck und Bindung: Pustet, Regensburg

Inhalt

Vorwort

Jeder Mensch hat bisweilen Angst, aber jeder Achte unter uns leidet ständig unter Ängsten und dies bedeutet unsägliches Leid. Nicht immer ist die Angst, die wir fühlen, unserer Lebenssituation angemessen. Erleben wir eine reale Bedrohung, so nennt man dies Furcht. Wenn wir uns fürchten, ist es oft, wenn auch nicht immer, möglich uns gegen die Bedrohung zu wehren. Angst ist anders. Angst steigt aus den dunklen Tiefen unserer unbewussten Seele in unser Bewusstsein auf und ergreift unser ganzes Wesen. Noch ahnen wir nicht, woher sie kommt. Gerade darum fühlen wir uns ohnmächtig ausgeliefert.

Hinter jeder Angst ist eine Idee verborgen. Darum sollten wir uns, wann immer wir Angst haben, fragen: „Was ist das Allerschlimmste, das uns geschehen könnte?“ Oft wagen wir uns kaum, dahinzudenken. Doch ist gerade die Antwort auf diese Frage der Schlüssel zum Verständnis dessen, was uns plagt. Denn in unserer unbewussten Seele gibt es ein Geheimnis, das nicht zur Ruhe kommt. Dieses Geheimnis will verstanden sein. Manchmal, nicht immer, gelingt es uns zu erkennen, dass die Angst eigentlich in unserer realen Situation gar nicht berechtigt ist, dass sie eine Illusion ist, die uns plagt.

Wenn wir uns die ganze Ahnenkette vorstellen, wird uns unheimlich. Sie reicht Millionen Jahre zurück. Da hinterliessen unsere Vorfahren ihre Spuren in unserer unbewussten Seele. Manchmal erscheinen sie in Träumen, als bedrohliche Gestalten und Symbole. So kommt es, dass kleine Kinder von Krieg und Drachen träumen, die so etwas nie gesehen, noch nie davon gehört haben, sind doch die Dinosaurier längst von der Erde verschwunden. Einst kam ein junger Franzose in unsere Sprechstunde, der an quälendem Tinnitus litt. Wenn immer er ihn vernahm, ergriff ihn grosse Angst. Da geschah es, dass er während einer neuraltherapeutischen Behandlung in seinem inneren Auge plötzlich einen Strassengraben sah in welchem Blut floss. Und in der folgenden Nacht erschien ihm im Traum sein Grossvater, alt und gebrechlich, der einst erzählt hatte, dass er im Grabenkrieg von Verdun kämpfen musste und dass in den Strassengräben das Blut der Toten floss. Da er dies nun erkannt hatte, verschwand sein Tinnitus und quälte ihn keine Angst mehr.

Nur selten konnten Menschen, die den Krieg erlebt hatten, darüber berichten. Zu tief hatte sich das Trauma dieser organisierten Brutalität unter Menschen in ihre Seele eingegraben. Aber oft litten ihre Nachkommen an Verfolgungsangst, Todesangst, Erstickungs- oder Platzangst. Können wir unsere Ängste nicht heilen, bevor wir Kinder haben, so findet man diese bei unseren Kindern wieder. Ängste werden epigenetisch weitervererbt, nicht durch eine Änderung der Gensequenzen, sondern dadurch, dass solche Traumen sich wie ein molekulares Gedächtnis in die Aktivität der Gene, in die Genexpression, einprägen.

Eine ältere Frau lebte täglich geplagt von Ängsten. Ihre Mutter war als Waisenkind aufgewachsen, denn als diese noch ganz klein war, stürzte während der Weihnachtsfeier die Empore der Kirche ein und begrub ihre Grosseltern und alle Geschwister ihrer Mutter unter sich. Hinzu kam, dass eines Tages ihre eigenen Brüder in der Schreinerei ihres Vaters mit Feuer spielten und beide mitsamt der ganzen Schreinerei verbrannten. Nun hatten die Eltern nicht nur zwei Söhne verloren, auch ihre ganze Existenz. Stets fiel es ihr schwer, ihr Haus zu verlassen, denn es war der einzige Ort, wo sie noch etwas Sicherheit fühlte und wann immer sie fortging, suchte sie in panischer Angst nach ihrem Schlüssel, um sich der Zuflucht ihres Hauses sicher zu sein.

Als wir im Mutterleib waren, gab es stets Wärme und Geborgenheit. Aber wir waren ungeschützt gegen Ängste der Mutter und gegen alle Traumen, die sie erlebte. Und falls es bei der Geburt an Sauerstoff fehlte, hinterliess auch dies tiefe Spuren in der kindlichen Seele. Diese können sich später im Leben als Erstickungsangst oder als Platzangst, als Klaustrophobie äussern. Nach der Geburt ist plötzlich die Wärme und Geborgenheit verschwunden. Erstmals erleben wir als Säugling die Schwerkraft, dass man fallen könnte. Noch können wir die Mutter nicht als ganze Person erkennen. Mit warmen Händen werden wir gehalten. In Panik suchen wir nach der mütterlichen Brust. Kommt zu viel Milch, so meinen wir zu ersticken. Haben wir Hunger oder finden nicht gleich die Brust, so schreien wir in Panik und meinen zu verhungern. Nun erleben wir eine „gute Brust", die uns stillt und eine „böse Brust", die uns hungern lässt. Beide können wir noch nicht zusammenbringen. Die stillende Brust stärkt unseren Lebenstrieb, unsere Libido, die „böse Brust" unseren „Todestrieb", unsere Angst und Aggressivität. Während des Stillens spiegelt sich unser eigenes Wesen in den Augen der Mutter. Darum sollte ihr Blick immer auf die Augen des Kindes gerichtet sein. Schaut sie beim Stillen fern, liest oder unterhält sie sich mit anderen, so können beim Kinde narzisstische Störungen entstehen. Das Gesicht der Mutter erlebt das Kind als Teilobjekt, verbunden mit der Empfindung mütterlicher Nähe, Wärme und Geborgenheit.

Noch kann die kindliche Seele nur Teile erkennen, nicht die Mutter als ganze Person und auch nur Teile seiner Umwelt. Dies bleibt so, bis es 4 bis 6 Monaten alt ist. Darum hat diese Zeit gewisse Ähnlichkeit mit einer Schizophrenie. Darum bezeichnete die Kinderanalytikerin Melanie Klein dieses Entwicklungsstadium als *„paranoid-schizoide Position"*. Wird dieses Stadium der Entwicklung nicht ganz überwunden, so kann dies zur Ursache einer schizoiden Persönlichkeit oder einer späteren Schizophrenie werden.

Aggressiv sucht der Säugling seine Beruhigung gegen seine Todesangst. Noch meint er, er müsse alles selbst bewältigen, alles müsse in seiner Macht stehen. Ereignissen, die Furcht erregen, ist er schutzlos ausgeliefert. Ungehindert durchdringen sie sein unbewusstes, kindliches Wesen. Wird die Angst unerträglich, so projiziert die kindliche Seele diese nach aussen, da sein schwaches „Ich" sie nicht ertragen kann. Dadurch erlebt das Kind die Bedrohung als Angriff von aussen, was zum Ursprung späterer Verfolgungsängste werden kann.

Mit 4 bis 6 Monaten reift das kindliche „Ich" so weit heran, dass es erkennen kann, dass die „gute Brust" und die „böse Brust" dieselbe sind und dass das lächelnde Gesicht und die warmen Hände Teile seiner Mutter sind, Teile einer riesengrossen Person, die ihm gut will und die es davon bewahrt, zu fallen oder zu verhungern. Nun wird das Kind stiller. Es empfindet seine eigene Ohnmacht. Es lässt sich nun besser beruhigen und lächelt in jedes freundliche Gesicht. Es beginnt nun Zusammenhänge zu erkennen und merkt, dass es nicht mehr alleine Herr seines Schicksals sein muss. Es merkt aber auch, wie sehr sein ganzes Schicksal von der liebevollen, behütenden Betreuung seiner Mutter abhängt. Melanie Klein bezeichnete diese Zeit als *„depressive Position“*, da tief liegende, depressive Ängste, Schuldgefühle und Verstimmungen des späteren Lebens hier ihren Ursprung haben können.

Noch lebt das Kind ganz zur Erfüllung seiner Lust und merkt nicht, ob es der Mutter Schaden zufügt. Doch ganz allmählich beginnt es, die Stimmung seiner Mutter nachzuempfinden und wird traurig, wenn die Mutter traurig ist und fröhlich, wenn die Mutter fröhlich ist. Dies ist die Zeit, wo ein erstes Mitgefühl entstehen kann und tief verwurzelte Schuldgefühle ihren Ursprung haben können.

Nun gehorcht die weitere Entwicklung des Kindes seinen inneren Gesetzen. Im freien Spiel entsteht der grosse Reichtum seiner Fantasie, seiner Ideen, und seiner inneren Welt. Durch Nachahmung hält es sich an das Vorbild der Eltern, vorausgesetzt, dass es ihnen vertrauen kann. Nun ist für seine gesunde Entwicklung entscheidend, dass die Eltern sich an seiner Neugierde und an seinen Ideen freuen, dass sie es nicht anders haben möchten, als es ist, es nicht mit Dingen belasten, die nicht für sein Alter sind und dass sie es nur begrenzen, wenn dies wirklich notwendig ist. Unter diesen Bedingungen vollzieht sich eine gesunde Entwicklung nach inneren Gesetzen.

Noch ist sein kindliches Wesen Kränkungen seiner Würde, Unterdrückung, Schreck, Furcht, Problemen und Triebregungen der Erwachsenen hilflos ausgeliefert. Traumen, die dabei entstehen, gehen tief in das Unbewusste seiner kindlichen Seele mit ein, denn erst allmählich wächst sein Selbstvertrauen, sodass es lernen kann, sich zur Wehr zu setzen.

Solche Traumen bleiben ihm meist verborgen, bis es erwachsen ist. Selbst wenn es geistig, körperlich oder seelisch misshandelt wird oder gar sexuell missbraucht, schützt es seine Eltern, denn sie sind der einzige Halt, die einzige Sicherheit, die es hat. Unter keinen Umständen darf es sie verlieren. Oft tauchen derartige Traumen in der Pubertät auf, als Ängste oder in Form einer Depression, dann nämlich, wenn das Kind versucht, sich von den Eltern zu lösen. Dann kann es sehr gefährlich werden und ist grosses Verständnis und sachkundige Hilfe dringend notwendig.

Immer häufiger leiden erwachsene Menschen unter Kränkungen durch Partner aus misslungenen Beziehungen oder Kränkungen am Arbeitsplatz. Ungelöste Konflikte hinterlassen ein Spinnennetz von Hass und Schuldgefühlen. Da kann es ganz schwierig werden, wenn man Kinder alleine aufziehen muss, denn gegen die Gefühle der Eltern kann sich ein kleines Kind nicht schützen. Ungehindert dringen sie in die kindliche Seele hinein. Hinzu kommen finanzielle Sorgen und Ängste vieler alleinerziehender Mütter, die auch das Kind mitfühlt. Für alleinerziehende Mütter gestaltet sich die Doppelaufgabe jeder Frau, sich beruflich zu verwirklichen und Kinder zu gebären und aufzuziehen, besonders schwierig.

Viel mehr als die Männer haben Frauen das Bedürfnis schön und attraktiv zu sein. Oft haben es Frauen, die sehr hübsch sind, besonders schwer, einen Mann zu finden, der sie als Mensch und Persönlichkeit liebt und nicht als Schönheitsobjekt. Stiller Kummer und Einsamkeit können die Folge sein. Viele Männer leben vor sich hin, ohne den Sinn dessen, was sie tun, zu hinterfragen und übernehmen vorgegaukelte Vorstellungen scheinbaren Glücks durch Erfolg und Reichtum. Das Burn-out-Syndrom ist zur Kehrseite der Medaille einer „Zivilisation“ geworden, zur Kehrseite einer Wirtschaft, die durch den Motor egoistischer Raffgier, Narzissmus und Neid getrieben ist. Menschen, die in dieser Illusion und unsinnigen Betriebsamkeit leben, überarbeiten sich, gönnen sich bald nichts mehr für ihr persönliches Wohl, bis die eigenen Fehler sie einholen und sie schliesslich in eine tiefe Depression geraten, sich das Leben nehmen oder schwer krank werden. Um Erfolg zu haben, geraten manche in problematische Brüderschaften, sodass sie sich immer tiefer in zweifelhafte Verpflichtungen hineinverstricken und sich nicht selten das Leben nehmen.

Für die Männer war ihre Identität gegenüber den Frauen immer wieder infrage gestellt. Seit jeher war ihnen das typisch Weibliche unheimlich und erfüllte sie mit Neid, sodass sie dazu neigten, Frauen zu kontrollieren und zu unterdrücken. Jahrzehntelang kleideten sie sich wie Frauen und trugen Perücken, aus Neid gegen deren Schönheit. Zu anderen Zeiten identifizierten sie sich besonders stark mit „männlicher" Gewalttätigkeit und veranstalteten fürchterliche Kriege.

Depressionen beginnen schon im Kindesalter: zu 1 % im Vorschulalter, zu 2 % im Grundschulalter und zu 3–10 % zwischen 12 und 17 Jahren. Bei Kindern und Jugendlichen kommt meistens weiteres Leid hinzu, durch Ängste und körperliche Leiden. Immer mehr Kinder leiden an einem ADHS (attention deficit hyperactivity snydrome). Bei 12–16-Jährigen sind Suizidgedanken nicht selten. Viele Jugendliche sind durch Selbstzweifel geplagt, leiden unter Ängsten, Unlust, Konzentrationsstörungen und Stimmungslabilität. Viele fühlen sich den sozialen und emotionalen Anforderungen dieser Welt nicht gewachsen, die ihnen sehr wenig Wohlwollen entgegenbringt. Junge Menschen sind gefährdet für Schlafstörungen, Kopfschmerzen, Migräne und psychosomatische Beschwerden. Viele Jugendliche sind in Gefahr, sich in Einsamkeit zurückzuziehen, sich zu isolieren, an Gewicht zu verlieren und sind gefährdet für Essstörungen, Bulimie und Anorexie.

Suizid ist die häufigste Todesursache unter Jugendlichen, 20-mal häufiger als unter Erwachsenen, und jugendliche Männer sterben dreimal häufiger durch einen Suizid als jugendliche Frauen, obschon die Frauen wesentlich häufiger versuchen, ihrem Leben durch Suizid ein Ende zu setzen. Bei jedem hoffnungslosen Menschen muss der Arzt ausdrücklich nach Suizidgedanken fragen. Dass depressive Menschen nicht mehr leben wollen, sich von einem Felsen stürzen, vor den Zug werfen oder sich mit Tabletten vergiften, erfährt der Arzt nur, wenn er ausdrücklich nach Suizidgedanken fragt.

Viele Kinder und Jugendliche leiden unter bösartigen Vorurteilen und Kränkungen durch ihre Mitschüler und Lehrer und unter ständiger Überforderung durch die Eltern und ihre Lehrer. Das materialistische Zeitalter hat die Schulen verändert. Das humanistische Bildungsideal ist neodarwinistischen Vorstellungen gewichen. Eine umfassende humanistische Bildung und Förderung der Kinder und Jugendlichen steht nicht mehr im Vordergrund. Man betrachtet die Kinder und Jugendlichen als Selektionsgut, als Material, aus dem man sich „die nach wirtschaftlichen Vorstellungen Effizientesten" aussuchen kann. Durch Notengebung und Vergleich wird in den Schulen Konkurrenz und Neid gefördert. Die seelische Entwicklung der Kinder, die Pflege ihres Gemüts, ihrer Kreativität, gegenseitigen Verständnisses, Mitgefühls, gegenseitigen Hilfsbereitschaft und praktischen Fähigkeiten, werden kaum mehr gepflegt.

Wissenschaftlich ist nachgewiesen, dass die Medikation durch Antidepressiva die Suizidalität jugendlicher Menschen verstärkt. Trotzdem werden sie zu 80 % verschrieben. Dass Antidepressiva die Suizidalität nicht vermindern erstaunt nicht, denn sie geht nicht an die Ursache der Depression. Sie erhöht lediglich ein wenig den Serotoninspiegel. Dadurch sind die Probleme depressiver Menschen nicht gelöst, die Verzweiflung und die Ängste nicht geheilt. Einem verzweifelten Menschen zuzuhören, um ihn zu verstehen braucht viel Reife, Erfahrung und Selbstkenntnis des Arztes und viel Zeit. Wenn ein Arzt sich diese Zeit nimmt, geraten seine „Fallkosten" über den Durchschnitt seiner Kollegen und er erhält Ende Jahr vom Krankenkassenverband eine hohe Rückforderung. In Deutschland riskiert er sogar, dass man ihm die Praxisbewilligung entzieht. Das „Gesundheitssystem" zwingt die Ärzte immer mehr, zu Handlangern der Pharmaindustrie zu werden.

Jedes verzweifelte Kind, jeder hoffnungslose Mensch, benötigt ganz dringend volles Verständnis und sachkundige therapeutische Hilfe. Oft lassen sich Jugendliche ihre Suizidalität nicht anmerken, sind besonders erfolgreich und angepasst und niemand bemerkt ihre innere Leere und Verzweiflung, bis sie eines Tages verschwunden sind. Sie sind Opfer einer Gesellschaft, die falsche Anforderungen an sie stellt. Als Ergänzung zur Psychotherapie kennt die Homöopathie Arzneien, die gegen die Suizidalität von grosser Hilfe sind. Das ist ganz wichtig, da die therapeutischen Interventionen, im Gegensatz zur Homöopathie, nicht sofort wirken können. Hochpotenzen aus metallischem Gold (Aurum metallicum MMK) können einen Suizid verhindern, gerade bei Menschen, welche ihre Selbstmordgedanken still mit sich herumtragen.

Phobien entstehen oft durch Traumen von Vorfahren, die epigenetisch vererbt wurden oder durch frühkindliche Prägungen, aus der Zeit, wo das kindliche Bewusstsein noch nicht vorhanden war. Auch gegen phobische Ängste hat die Homöopathie Mittel, die hervorragend wirken. Eine Klaustrophobie kann sich räumlich äussern, in einem geschlossenen Raum. Dabei fühlt man sich gezwungen, sich jederzeit den Weg zum Ausgang zu sichern. Auch in einem langen Tunnel, in einem Lift, im Theater oder in einer Warteschlange kann plötzlich Ohnmacht und Todesangst entstehen und ganz besonders in einem Flugzeug, wo kein Ausgang möglich ist. Klaustrophobie äussert sich aber auch zeitlich. Dabei ergreift uns panische Angst, nicht rechtzeitig zu sein, je mehr man sich einem gesetzten Zeitpunkt nähert, einem Termin, einer zeitlichen Verpflichtung, oder dem Datum einer Abreise. In einer Verhaltenstherapie kann man einüben, wie man mit phobischen Ängsten besser umgehen kann. Sie allein durch eine Verhaltenstherapie zu heilen, ist aber schwierig. Hier ist es ganz wichtig, diese durch die klassische Homöopathie zu ergänzen.

Depressionen entstehen oft durch anhaltende Kränkungen zu Hause oder am Arbeitsplatz.

Jede Ungerechtigkeit, gegen die wir uns nicht wehren können, bedeutet eine Kränkung unserer Würde. Menschen, die ihre Würde pflegen und sich nicht erlauben sich aggressiv zu wehren, sind besonders gefährdet. Dies kann so weit gehen, dass der berechtigte Zorn kaum mehr gespürt wird. Dann kann man sich nicht wehren, richtet sich der Zorn nach innen und man ist gefährdet für Krebs. Auch hier kennt die klassische Homöopathie hervorragende Arzneimittel in Ergänzung zum therapeutischen Gespräch.

Die Stimmungsschwankungen und Selbstzweifel der Menopause arten nicht selten in eine Depression aus. Die Welt ist erfüllt von der Bewunderung junger, hübscher Frauen. Plötzlich fühlt man sich alt. Man hat viel geleistet, im Beruf und in der

Familie und meist nur wenig Anerkennung erhalten und die pubertierenden Kinder plagen einen mit ungerechten Vorwürfen. Älter werdende Frauen haben in der Gesellschaft heute keine Wertschätzung, keinen Platz. Dabei haben gerade sie einen grossen Reichtum an Lebenserfahrung. In der Menopause muss man sich ganz neu orientieren, um dem Leben eine neue Richtung, einen neuen Sinn zu geben.

Betagte Menschen werden oft sehr einsam und da so vieles nicht mehr möglich ist, sind sie in Gefahr, in eine Depression zu fallen. Die Lebenserfahrung älterer Menschen wird oft weder von ihren Kindern, noch in der Gesellschaft geschätzt. Ängstlich rechnet man sich die Jahre aus, die man wohl noch zu leben hat. Gar manches musste im Leben unerfüllt bleiben und die Tatsache, dereinst sterben zu müssen und von der Familie Abschied nehmen zu müssen, macht Angst. Selten ist man von Menschen umgeben, die sich um solche Ängste kümmern. Oft häufen vermögende Menschen im Alter viel Geld, als ob dies das Leben verlängern könnte. Das Alter ist die Zeit, wo man gerade dadurch glücklich werden kann, dass man Bedürftigen hilft.

Die Begleitung von Menschen mit Depressionen und Ängsten und deren Heilung ist eine vornehme und dankbare Aufgabe. Sie erfordert viel Verständnis, Einfühlungsvermögen und hohen Verantwortungssinn des Arztes und des Therapeuten. Mit deren Hilfe wird es dem Patienten möglich, aus seiner Hoffnungslosigkeit und Abhängigkeit herauszukommen und einen gangbaren Weg zu finden, der dem Leben wieder Sinn gibt. Dieses Buch ist eine grosse Hilfe für jeden Menschen, der seine Ängste dauerhaft heilen will oder einen Weg sucht, seine Depression nicht nur als Symptom zu behandeln, sondern aus ihr wirklich herauszukommen. Für den Arzt und Therapeuten ist dieses Buch eine bedeutende Hilfe bei der Begleitung und Therapie seiner Patienten.

Dr. med. Andres Bircher

Die Genesis der Seele

Die Zellzahl des Menschen wird auf rund 15 Billionen geschätzt. Jede dieser Zellen ist ein Lebewesen, das sich damit einverstanden erklärt hat, sich in einem Organismus einzuordnen. Jede Zelle enthält ihre eigene biologische Information, ihr eigenes Lebensgefühl. Als man nach und nach die biochemischen Vorgänge und Zyklen im Stoffwechsel der Zellen entdeckte, konnte man nur staunen ab deren Komplexität und Ordnung. Wie ist es möglich, dass eine Messanger Ribonukleinsäure (mRNA) weiss, wo sie an ein Gen der Erbsubstanz andocken muss, um einen Baustein in ein bestimmtes Eiweissmolekül einzubauen? Alle grösseren, komplexen Moleküle und Ordnungen stammen aus dem Inneren lebender Zellen. Jede Zelle ist erfüllt von Licht, von Photonen. Photonen sind stehende Lichtwellen mit ganz hoher Energie. Das Licht stammt aus der Photosynthese und gelangt über die Nahrung aus lebendigen Pflanzen, welche zur Photosynthese fähig sind, in unsere Zellen hinein.

Das Innere lebendiger Zellen ist der einzige Ort, wo aus Chaos Ordnung entsteht, wo aus einfachen Elementen hochgeordnete Strukturen und Moleküle entstehen. Ganz anders ist die unbelebte Natur. Ausserhalb der lebenden Zellen gilt das Chaosprinzip nach dem zweiten Hauptsatz der Thermodynamik. Dort laufen alle mechanischen oder chemischen Vorgänge nur unter der Bedingung ab, dass Energie höherer Ordnung in Energie tieferer Ordnung übergeht. Der Ordnungsgrad der Energie geht verloren. Alles strebt dem Chaos zu.

Anders ist das im Innern lebendiger Zellen. Zellen sind dissipative Systeme. Dies sind Systeme, in denen aus Chaos Ordnung entsteht. Der russisch-belgische Biophysiker und Nobelpreisträger Ilya Prigogine wies nach, dass die Energie in allen lebenden Zellen sehr hoch ist, nämlich so hoch, dass sie so weit vom thermodynamischen Gleichgewicht entfernt ist, dass der Zweite Hauptsatz der Thermodynamik teilweise ungültig wird und aus Chaos Ordnung entsteht. Dieses sich selbst ordnende System nannte er Kohärenzprinzip. Wir können keine andere Möglichkeit finden, um zu erklären, dass die Energie in den Zellen derart hoch ist, als die Energie der in ihnen gespeicherten Photonen.

Das Licht in den Zellen wird nicht nur gespeichert, sondern nach dem LASER-Prinzip rhythmisch verstärkt. Mit unseren Augen können wir dieses Licht nicht sehen, denn es handelt sich um Lichtspektren im ultravioletten Bereich. Im Licht in den Zellen ist die komplexe biologisch wirksame Information aus dem Sonnenlicht gespeichert, die für das Wachstum und die Regeneration aller Lebewesen auf dieser Erde notwendig ist. Damit ein LASER das Licht rhythmisch verstärken kann, muss er eine minimale Energie erhalten. Die Physiker nennen dies „LASER-Schwelle“. Da wir Menschen über keine Photosynthese verfügen, sind wir darauf angewiesen, uns mit lebendigen Nahrungsmitteln aus Pflanzen zu ernähren, welche über die Photosynthese verfügen. Nur so können wir die Lichtenergie in unseren Zellen stets über der LASER-Schwelle halten.

Die im Licht gespeicherte Information in unseren Zellen bewirkt deren Regeneration. Es unterhält die biologische Ordnung in unseren Zellen nach dem Kohärenzprinzip von Prigogine. Wohl verspüren wir bei direkter Sonnenbestrahlung eine deutliche beruhigende und antidepressive Wirkung. Doch genügt dies alleine nicht, um das dissipative System unserer Zellen über der LASER-Schwelle zu halten. Darum sind wir auf lebendige Nahrung aus Pflanzen angewiesen, mit ihrem hohen Potenzial an Energie aus der Photosynthese. Diese Energie hat eine starke antidepressive Wirkung.
Die Biophysik lehrt uns, dass das Leben ein ständiger Kampf ist gegen das Chaos. In seiner Nobelpreisrede sagte Ilya Prigogine: „We grow in direct proportion to the amount of chaos, we can sustain and dissipate." (Wir wachsen in direkter Proportion zur Menge an Chaos, die wir aushalten und auflösen können). Das Licht, der Gehalt an Photonen in unseren Zellen, ist unser Lebensprinzip. In ihm ist die biologische Information gespeichert. Eine Minute vor und eine Minute nach dem Tod sind wir biochemisch gesehen noch praktisch gleich, aber das Licht, unsere Lebensinformation, ist verschwunden. Unsere Wahrnehmungen, unsere Empfindungen und Gefühle, unsere Gedanken und unsere Erinnerungen, unsere Intuition und Fantasie, unsere Ängste, unser ganzes Lebensgefühl ist im Licht in unseren Zellen gespeichert. Die Information in diesem Licht in unseren Zellen ist unsere Seele. Das ist nicht Esoterik, sondern reine Biophysik.

Für unser seelisches Empfinden und unsere seelische Entwicklung ist die Gesundheit jeder einzelnen unserer 15 Billionen Zellen wichtig, denn das Lebensgefühlt jeder einzelnen Zelle dringt in unser Bewusstsein ein, als unser Lebensgefühl. Traumen, Kränkungen, Enttäuschungen prägen sich als Information in unsere Zellen ein und bestimmen unser Lebensgefühl und unsere Stimmung. Jede Erkrankung oder Verletzung von Gruppen von Zellen oder Organen beeinträchtigt unser Lebensgefühl. Darum ist eine Ernährung aus lebendiger pflanzlicher Kost eine ganz wichtige Voraussetzung für die Genesung seelischer Probleme, für das Ausheilen von Ängsten und die Heilung jeder Art von Depression.

Zur Geschichte der psychologischen Wissenschaft

Um das Jahr 400 vor Christus entwickelte Platon in Athen ein Schichtenmodell der Seele. Um das Jahr 350 vor Christus schrieb Aristoteles ein erstes Lehrbuch dazu. Die Griechen nannten die Seele Περὶ Ψυχῆς, Peri Psychés. Kurz nach der Jahrtausendwende beschrieb der Persische Universalgelehrte Avicenna verschiedene psychische Erkrankungen. Er befasste sich eingehend mit den Prozessen des Verstandes, der Vorstellungskraft des Menschen, dem Denken, dem Glauben und dem Gedächtnis[1]. Hundert Jahre später befasste sich der muslimisch-andalusische Philosoph Averroes mit Fragen der Psychologie. Er sah in der aristotelischen Logik die einzige Möglichkeit des Menschen, um glücklich zu werden. Für ihn war die Logik der Weg, um aus den Daten der Wahrnehmung der Sinne zum Erkennen der Wahrheit zu gelangen. Die Logik war für ihn das Gesetz des Denkens und der Wahrheit.

Im Hochmittelalter entstand die Scholastik als systematische Methodik der Beweisführung. Thomas von Aquin setzte sich als Scholastiker intensiv mit Fragen der Seele und ihrer Beziehung zum Höheren, zu Gott auseinander. Im Jahr 1575 schrieb der spanische Arzt und Philosoph Juan Huarte de San Juan ein Werk namens „Examen de ingenios para las sciencias". Dieses Werk enthält einige psychologische Konzepte, welche Ideen der

modernen Psychologie bereits vorwegnahmen[2]. Im Jahr 1575 schrieb Freigius von Freiburg: „De psychologia et hominis fabrica". Er betrachtete das Zusammenspiel der drei aristotelischen Seelenvermögen: des Stoffwechsels, der Wahrnehmung und der Erkenntnisfähigkeit der Seele, als Beweis für den göttlichen Ursprung des Menschen[3].
Mit René Descartes begann das materialistische Zeitalter. Er glaubte, dass das Gehirn als oberste Instanz den Körper lenke und dass der Leib und die Seele getrennte Einheiten seien. Damit begründete er sein Maschinenmodell des Menschen. Für seine Schüler gab es dann keine Seele mehr, da man seelische Vorgänge nicht messen konnte. Für Immanuel Kant gab es eine Seele. Für ihn war die Psychologie eine „innere" Empirie, eine innere Erfahrung, eine Introspektion mittels des „inneren Sinnes"[4].

All diese Arbeiten stellen die ersten Ansätze empirischer Forschung nach wissenschaftlichen Kriterien zur Seele dar. Friedrich August Rauch veröffentlichte 1853 ein Lehrbuch der Psychologie und Herbert Spencer leistete wichtige Beiträge dazu. Paul Broca forschte erfolgreich in der Neurophysiologie. Charles Darwin begründete 1872 die vergleichende Verhaltensforschung und betonte dabei die Parallelen zwischen Mensch und Tier. In der Neuzeit beschäftigten sich alle traditionellen Fakultäten mit psychologischen Themen, nicht nur die philosophische, sondern auch die medizinische, die theologische und die juristische Fakultät. In der medizinischen Fakultät entstand seit dem 17. Jahrhundert eine frühe Form deskriptiver Pathopsychologie, aber es gab keine eigentliche psychologische Wissenschaft.
Zur Zeit Goethes prägte Christian Wolff den Begriff „Wissenschaftliche Psychologie" und im 19. Jahrhundert beschrieben die Philosophen Arthur Schopenhauer, Dostojewski und Friedrich Nietzsche einige wichtige Erkenntnisse der modernen Psychologie.

Im 19. Jahrhundert wurde die Psychologie durch den Materialismus geprägt und im Wesentlichen durch Ärzte, Physiologen und Physiker vorangebracht. So schrieb Johann Friedrich Herbart im Jahre 1816 ein eigenes Lehrbuch zur Psychologie und Charles Bell erforschte die Neuropsychologie. Die Physiologen Johannes Peter Müller und Ernst Heinrich Weber beschäftigten sich mit der Wahrnehmung der Sinnesorgane. Hermann von Helmholtz und Gustav Theodor Fechner veröffentlichen ebenfalls Arbeiten, die sich mit der Sinnesphysiologie befassen und der Arzt Franz Joseph Gall entwickelte die „Phrenologie".

Sigmund Freud war der Erste, der die grosse Bedeutung kindlicher Konflikte, Traumen und der kindlichen Sexualität für das Entstehen seelischer Krankheiten erkannte und nannte sie Neurosen. 1899 erschien sein grundlegendes Werk zur Erforschung des Unbewussten namens „Die Traumdeutung" und 1904 sein Buch „Zur Psychopathologie des Alltagslebens". Seine Vorlesungen zur „Einführung in die Psychoanalyse" gelten heute als wichtiges Lehrbuch. Darin beschrieb er die drei Instanzen „Es", „Ich" und „Über-Ich". Als „Es" bezeichnete er die unbewussten Regungen und Triebe. Unter dem Einfluss der Aussenwelt entsteht aus ihm das „Ich". Dieses kontrolliert durch die Wahrnehmung und die Bewegungen den Zugang zur Aussenwelt und versucht, gestützt auf das Denken, die Bedürfnisse des „Es" in angemessener Weise zu befriedigen. Das „Über-Ich" entwickelt sich durch die Identifizierung mit den Eltern. Das „Über-Ich" kontrolliert das „Ich", beurteilt und kritisiert es, wodurch Schuldgefühle entstehen. Diese bleiben oft unbewusst. Sie können der Realität angemessen und notwendig sein oder unberechtigt sein. Im Märchen erhält das

„Aschenbrödel“ an der Schwelle zum Erwachsensein die Aufgabe, gute von schlechten Linsen zu unterscheiden. Diese Aufgabe ist sehr schwierig, doch helfen ihm die Vögel. Dieses Märchen symbolisiert die schwierige Aufgabe, berechtigte von unberechtigten Schuldgefühlen zu unterscheiden, um erwachsen zu werden und zu einem glücklichen Leben zu gelangen (symbolisiert durch den Prinzen). Die helfenden Vögel symbolisieren den Geist, das Bewusstsein, das allein diese Aufgabe erfüllen kann. Die Unterscheidung berechtigter von unberechtigten Schuldgefühlen ist eine Aufgabe, die jeden Menschen sein ganzes Leben lang begleitet. Bleiben unberechtigte Schuldgefühle in unserer unbewussten Seele verborgen, so können sie Ursache schwerer Depressionen sein.

Sigmund Freud beschrieb auch als erster das Phänomen der Übertragung und Gegenübertragung. Wenn wir mit einem Menschen zusammenkommen, entstehen in uns Gefühle. Dies sind vorerst nicht unsere Gefühle, sondern diejenigen, welche der andere auf uns überträgt. Erkennen wir dies nicht, so entstehen in uns Gegengefühle, die wir unbewusst als Gegenübertragung auf den anderen übertragen. Dies kann Sympathie, Antipathie, Abneigung oder Hass sein, wenn der andere jemandem gleicht, den wir hassen. Das Bewusstsein über diese Phänomene ist für das Gelingen jeder therapeutischen Arbeit entscheidend. Darum ist eine Lehranalyse zur Vertiefung der Selbsterkenntnis für jeden Psychotherapeuten dringend zu empfehlen. Anna Freud wurde die erste Psychoanalytikerin für Kinder. Dann entwickelte Melanie Klein die Spieltherapie. Sie erkannte, dass Kinder nicht nur von ihrer Libido aus handeln, sondern ebenso sehr durch den Todestrieb, der sich als Todesangst und Aggression äussert.

Die Beziehung zum Höheren als wir selbst

Freuds Schüler Carl Gustav Jung erforschte die Beziehung des Menschen zum Göttlichen. Er nannte es „Numinosum“. Durch seine Arbeit mit schizophrenen Patienten, ihren Träumen und Bilderlebnissen und durch das Studium vieler Religionen erkannte er, dass jeder Mensch an etwas Höheres glaubt. Bei Schizophrenen ist dieser Glaube erschüttert. Am Beispiel Friedrich Nietzsches Zarathustra zeigte er, dass jeder Mensch, wenn er seinen Glauben an das Höhere verliert, sodass er selbst zum Höchsten und gottähnlich würde, schizophren wird.

Wenn man meint, Atheist zu sein, bedeutet das lediglich, dass man nicht an eine Gottheit glaubt. Dann ist es der Glaube an eine sich selbst regulierende globale Marktwirtschaft, an einen Segen für die Menschheit durch die Digitalisierung, an ein Seligwerden durch immer grösser werdenden Reichtum, an Idole aus der Politik oder Grössen des Sports. Religionen, die den Menschen Trost versprachen, wurden zu grossen Weltreligionen. Doch verursachten sie furchtbare Kriege, denn wenn man glaubt, folgt man keiner Logik. Darum ist eine Verständigung mit Andersgläubigen meist nicht möglich. Atheistische Glaubensrichtungen geben den Menschen keinen Trost, keine Geborgenheit.

Zur Frage der Gerechtigkeit

Vor gut 2000 Jahren begann man damit den Menschen Gerechtigkeit nach dem Tod im Himmel zu versprechen, da es im Leben keine Gerechtigkeit gibt. Aber es gibt vielleicht doch eine Gerechtigkeit im Leben: Kein einziger unter den Reichen, die in unsere Sprechstunde kamen, war glücklich. Einer war so unersättlich, dass er sieben Häuser besass, rund um den Erdball verstreut, Segeljachten und ein Privatflugzeug. Aber er war erfüllt von paradoxer Angst zu verarmen. Je älter reiche Menschen wurden, desto eher schien das Anhäufen von Geld ein Versuch zu sein, das Sterben vor sich herzuschieben. Am glücklichsten waren diejenigen, die gerade genug zum Leben hatten, die bescheiden und einfach lebten und stets bereit waren, anderen zu helfen, die in Not waren. Mehr Geld haben zu wollen, als man für sein Leben braucht, kann man nur durch Narzissmus und Neid erklären. Neid auf diejenigen, die vielleicht noch mehr haben und im Tiefsten der unbewussten Seele nagt ein schlechtes Gewissen gegenüber denen, die nichts haben und denen, die jeden Tag an Hunger sterben. Teilen, was man zu viel hat, es Bedürftigen zu schenken, macht Sinn. Darum gibt es doch eine Gerechtigkeit, denn Reichtum macht nicht glücklich, aber schenken macht glücklich.

Von den Anfängen der seelischen Entwicklung

Die „paranoid-schizoide Position" des Kindes

Der kleine Säugling kann die Mutter noch nicht als ganze Person erkennen. Er sieht nur Teile von ihr. Seine ganze Aufmerksamkeit ist auf die mütterliche Brust als „Teilobjekt" gerichtet, damit verbunden, von den warmen Händen der Mutter gehalten zu werden. Dabei erlebt das Kind während des Stillens die Brust als „gute Brust". Bei Entbehrung erlebt es den Hunger und das fehlende Erscheinen der Brust als „böse Brust". So entstehen erste, innere Vorstellungen von „gut" und „böse". Diese stehen im Zentrum der weiteren seelischen Entwicklung. Sie bilden einen Anfang des Entstehens des kindlichen „Ich".

Der Säugling befindet sich in gewissem Sinn in einem Ausnahmezustand. Positive Gefühle durch das Halten und die Ernährung durch die Mutter wechseln mit Ängsten ab, einer Angst auseinanderzufallen und von zerstörerischen Gefühlen überwältigt zu werden. Dies projiziert der Säugling nach aussen und er erlebt dies als Verfolgung, da sein „Ich" erst in Ansätzen am Entstehen ist und es solche Gefühle noch nicht aushalten kann[5]. Darum ist der Säugling anfangs seinen destruktiven Triebregungen und Fantasien ausgesetzt, die er gegen seine äusseren Bezugspersonen und „Objekte" und deren Verinnerlichung richtet. Dadurch entwickeln sich massive Ängste und die Vorstellung, dass sich die angegriffenen „Objekte" als Vergeltung gegen ihn richten und sein „Ich" zu vernichten drohen. Darum bezeichnete Melanie Klein diese Entwicklungsphase als „paranoid-schizoide Position". Dieser Zustand dauert von der Geburt bis zum Alter von vier bis sechs Monaten. Durch die Verinnerlichung (Introjektion) entsteht im Säugling ein inneres „böses" Objekt, als erste Form des „Über-Ich"[6]. Wird dieses Entwicklungsstadium nicht ganz überwunden, so bildet dies die Grundlage für eine schizoide Persönlichkeit oder einen späteren Ausbruch einer Schizophrenie.

Die depressive Position

Zwischen dem 4. und 6. Lebensmonat geschieht ein ganz wichtiger Entwicklungsschritt. Das Kind beginnt, die Mutter und andere Bezugspersonen als ganze Persönlichkeiten zu erkennen und spürt seine Hilflosigkeit und Abhängigkeit von deren liebevollen Betreuung. Nun erkennt es, dass diese sowohl „gute" als auch „böse" Eigenschaften haben. Erlebte das Kind in der früheren Zeit vor allem die Angst, dass sein ganzes, unbewusstes Wesen, sein „Selbst" nicht überleben könnte, erlebt es nun die Angst, die Bezugsperson, das „Objekt", zu verlieren. Obschon noch immer auch schizoide Abwehrkräfte vorhanden sind, entwickeln sich nun Trennungsangst, erste Schuldgefühle, Gefühle von Trauer und der Wunsch nach Wiedergutmachung.

Das kindlich „Ich" hat nun zunehmend „Gutes" und „Böses" in seine Ich-Strukturen integriert und wird stärker. Die Verfolgungs- und Vernichtungsangst wird also zunehmend von schuldhaft depressiven Ängsten um die von den eigenen destruktiven Fantasien bedrohte Mutter, sein „Objekt“, überlagert. Die Kontrolle über die Bezugsperson wird allmählich von Trennungsangst abgelöst. So ist die weitere Neigung der kindlichen Seele eng mit Verlust und Trauer verbunden. Dabei wird das Kind immer mehr fähig, sich von seinen Bezugspersonen abzugrenzen und es entsteht allmählich eine Fähigkeit zur Dankbarkeit. Damit gehen die archaischen Verfolgungsängste immer mehr zurück. Das Erleben von Ängsten vor einem Verlust geliebter Personen und von Schuldgefühlen, bleibt jedoch eine Aufgabe für das ganze Leben[7].

Die seelischen Abwehrmechanismen

Die Verdrängung

Um sich zu schützen, kennt unsere Seele verschiedene Abwehrmechanismen. Sigmund Freud erkannte die Abwehr durch Verdrängung. Was uns zu sehr belastet, verdrängen wir ins Unbewusste. So werden ständig tabuierte oder bedrohliche Sachverhalte oder Vorstellungen von der bewussten Wahrnehmung ferngehalten. Die Psychoanalyse versteht Verdrängung als gewöhnlichen Vorgang, der bei allen Menschen stattfindet.

Was wir verdrängen, ist nicht vergessen, stets bleibt es in unserer unbewussten Seele vorhanden und beeinflusst unseren Willen und unser Lebensgefühl. Was wir vergessen, verblasst aus unserem Bewusstsein und geht mit anderen vergessenen Inhalten in eine gemeinsame Erinnerungsspur über. Im Unterschied zum Vergessen ist die Verdrängung ein aktiver Prozess, der einen ständigen seelischen Aufwand bedeutet, eine sogenannte „Verdrängungsarbeit". Was wir verdrängen geht nicht in eine allgemeine Erinnerungsspur hinein, sondern wird zu einem eigenen seelischen Inhalt, welcher die Wahrnehmung der Realität verfälscht und unsere Lernfähigkeit behindert. Verdrängte Inhalte bilden in der unbewussten Seele abgespaltene Komplexe, die mit den Triebregungen verbunden bleiben und unser Denken und unseren Willen beeinflussen, ohne dass wir dessen gewahr werden.

Freud unterschied eine „Urverdrängung", die den Trieb auf unbewusste Inhalte fixiert und die Basis für spätere Verdrängungsleistungen abgibt, von einer „eigentlichen Verdrängung". Diese ist ohne die Urverdrängung, die den Trieb auf sich richtet, nicht denkbar. So gibt es eine „Wiederkehr des Verdrängten", wobei sich das Verdrängte in Form von Symptomen, Träumen oder Fehlleistungen immer wieder bemerkbar macht. Die Verdrängung geschieht unwillkürlich. Man kann sie nicht willentlich herbeiführen[8].

Melanie Klein entwickelte Anna Freuds Spieltherapie weiter, denn sie entdeckte, dass auch kleine Kinder, die sich sprachlich noch nicht klar ausdrücken können, psychoanalytisch behandelt werden können. Aus ihrer therapeutischen Arbeit in der Spieltherapie sammelte sie wichtige Erkenntnisse über die sich entwickelnde kindliche Psyche. Im Gegensatz zu Freud, der einen starken Schwerpunkt auf die Triebtheorie legte und den Menschen vorwiegend als Einzelwesen verstand, lenkte Melanie Klein die Aufmerksamkeit verstärkt auf die frühkindliche Entwicklung und die Mutter-Kind-Beziehung. Sie erkannte, dass die Art und Weise, wie ein Mensch die Welt wahrnimmt und mit welchen Erwartungen er an sie herantritt, durch seine Beziehung zu wichtigen, frühen Bezugspersonen geprägt wird, die sie „Objekte" nannte. In den unbewussten kindlichen Fantasien erkannte sie frühe Mechanismen der Abwehr und seelischen Bewältigung. Durch das Erleben der frühen „Beziehungsobjekte" entstehen Emotionen. Sie können gehasst oder geliebt werden. So entstehen intensive Affekte, Impulse, Ängste und erscheinen Bedürfnisse des kindlichen „Selbst"[9]. Das

„Selbst“ besteht unter anderem aus vielen Erinnerungsspuren, es ist die komplexe Vorstellung, die der Mensch von sich selbst hat.

Das seelische Dasein beginnt vor und mit der Geburt und äussert sich als unbewusste Fantasien. In Melanie Kleins Verständnis der seelischen Entwicklung des Kindes ist der Todestrieb, die Aggression, stärker wirksam als das Lustprinzip, die Libido. Sie beobachtete durch die Spieltherapie, dass die inneren Objekte des Kindes in den unbewussten Fantasien der jeweils vorherrschenden seelischen Position entsprachen und stärker von der Triebbesetzung des Kindes abhängen, als von dem, was in der Realität geschieht[10]. Der „Todestrieb“ äussert sich im Unbewussten des Menschen als Angst vor einer Vernichtung des Lebens[11]. Diese Angst entsteht, wenn der Säugling die mütterliche Brust nicht erreicht, sodass er diese als „böse Brust“ wahrnimmt, während die Libido aus dem positiven Erleben des Stillens, der „lieben Brust“, entsteht.

Die projektive Identifizierung

Im kleinen Kind entsteht ein inneres Bild seiner frühen Bezugspersonen und Objekte. Dieses erfüllt sein „Selbst“, sein ganzes unbewusstes Wesen. Dieses innere Bild projiziert es auf die Aussenwelt, um sie zu kontrollieren, zu besitzen oder auch ihm zu schaden, wenn es Angst hat. Dies entspricht einer unbewussten Fantasie. So wird der unerträgliche Triebimpuls oder die durch ihn erzeugte unerträgliche Angst durch das im Entstehen begriffene „Ich“ auf das „Objekt“ bzw. die Bezugsperson projiziert und das Kind möchte, dass sich die reale Bezugsperson mit diesem „Objekt“, das es sich innerlich vorstellt, identifiziert und sich genauso verhält, wie es dies wünscht. Melanie Klein nannte diesen Abwehrvorgang *projektiven Identifizierung*. In der Fantasie werden „böse“ Teile des Selbst von den übrigen Teilen des Selbst abgespalten und in die Mutter bzw. ihre Brust als Teilobjekt projiziert, so lang wie der kleine Säugling die Mutter noch nicht als Person, sondern nur Teile von ihr wahrnehmen kann. Der Säugling möchte sie in Besitz nehmen, um sie zu kontrollieren. Dabei geht es um die Entlastung des „Selbst“ von Spannungen, Angst und Schmerz[12]. Durch diese Projektion werden eigene seelische Inhalte, Werte, Gedanken und Gefühle fälschlicherweise als diejenigen der anderen Person, der Mutter, wahrgenommen. Die projizierten seelischen Inhalte sind aber nicht verschwunden, sondern sie kommen von aussen auf das Kind zurück, als vermeintliche äussere Bedrohung oder Verfolgungsangst.

Die Spaltung

Neben der projektiven Identifikation ist die Spaltung ein wichtiger Abwehrmechanismus im späteren psychischen Leben. Einerseits kann dies geschehen, indem Personen oder Objekte moralisch oder mit anderen Motiven idealisiert werden oder dass man sie im Gegenteil entwertet. Eine weitere Art der „Spaltung“ ist die Projektion.

Die Gefahr einer Spaltung des kindlichen „Ichs“ in Fragmente

Das frühe, noch schwach entwickelte „Ich“ des Kindes ist der fortwährenden Desintegration durch Ängste ausgesetzt, falls die Abwehrmechanismen der Projektion, Introjektion, Aufspaltung, Idealisierung, Verleugnung oder der projektiven und introjektiven Identifikation versagen würden. Dann würde das Kind von Angst überflutet und würde sich das „Ich“ in kleine Fragmente aufspalten, um der Erfahrung der Angst zu entgehen[13]. Dies bedeutet eine sehr gefährliche Störung der Entwicklung der Persönlichkeit des Kindes, eine Gefährdung für eine Geisteskrankheit. Für Eltern ist es ganz wichtig, ihre Kinder vor allem, was starke Furcht erregt, konsequent zu schützen. Dies geschieht heute kaum mehr. Kinder und Jugendlichen werden ständig brutalen, scheusslichen, furchterregenden Aussagen, Nachrichten, Bildern, Filmen, und elektronischen Spielen voller Brutalität ausgesetzt. Dadurch leiden immer mehr junge Menschen an einer fragmentierten Persönlichkeit. Sie können verschiedene Wahrnehmungen der Realität nicht mehr zusammenbringen und dadurch keine klare, logische Entscheide fällen. Auch bei betagten Erwachsenen, die einen Krieg erlebt haben, findet man solche Spaltungen der Persönlichkeit.

Projektion und Introjektion

Dies sind die grundlegenden Abwehrmechanismen, mit denen sich das kindliche, werdende „Ich" vor der Angst, die es vor seinen frühesten „Objekten" bzw. Bezugspersonen bekommt, schützt. Die Spaltung und die projektive Identifizierung sind die Folge von Projektion und Introjektion. Die Libido ist der Trieb zum Leben. Indem die kindliche Seele ihre „guten" Objektvorstellungen auf seine Bezugsperson projiziert, kann es diese von seinen aggressiven, „bösen" Objektvorstellungen trennen. Dadurch entsteht für das Kind eine innere Welt des reinen Guten, die von einer inneren Welt des bloss zerstörerischen Bösen abgespalten ist. Bei der Projektion versucht man einen als unerträglich empfundenen Anteil oder eine unerträgliche Eigenschaft seiner Selbst, loszuwerden, indem man sie auf eine andere Person projiziert. Im Gegensatz zur Projektion idealisierter Anteile, zwingt man die andere Person nicht, sich mit diesem negativen Anteil, den man auf sie projiziert, zu identifizieren, sodass man akzeptiert, dass diese ihr Verhalten nicht danach richtet.

Die projektive Identifikation

Bei der projektiven Identifizierung projiziert man Teile seiner Selbst in einer Weise in eine Bezugsperson, dass sie diese unbewusst übernimmt und sich dementsprechend verhält. Dadurch nimmt man eigene Werte, Gedanken und Gefühle nicht mehr als die Eigenen wahr, sondern so, als wären es diejenigen der anderen Person[14]. Für Eltern ist es ganz wichtig, darauf zu achten, dass sie sich stets dessen bewusst sind, welche Gefühle und Gedanken diejenigen ihres Kindes und welche die Eigenen sind, sonst riskieren sie, die Entwicklung der Persönlichkeit ihres Kindes ernsthaft zu behindern. Die Projektive Identifikation ist eine häufige Form, Konflikte unbewusst abzuwehren. Ganz besonders stark entsteht sie bei Menschen, die an einer Borderline-Persönlichkeit leiden, denn diese Menschen neigen stark dazu, andere Personen in ihre seelischen Konflikte miteinzubeziehen. Dadurch erzeugen sie oft heftige Abwehrreaktionen bei den Bezugspersonen als Gegenübertragung[15]. Auch während einer Psychotherapie geschieht dies oft und führt zum Therapieabbruch. Darum ist es ganz wichtig, dass der Therapeut durch eine Lehranalyse seiner eigenen Persönlichkeit gut geschult und äusserst erfahren ist, sodass er sich dieser Phänomene stets bewusst ist.

Die introjektive Identifizierung

Bei der „introjektiven Identifizierung" nimmt das Kind das Wesen einer Bezugsperson in sich auf. Dies kann die Entwicklung der eigenen Persönlichkeit des Kindes behindern. Darum ist es für Eltern ganz wichtig, dass sie darauf achten, dass das Kind sich nicht übermässig mit ihnen identifiziert, sondern zu einer eigenen Persönlichkeit findet. Fühlt man sich zu sehr mit einem Elternteil identifiziert, so ist es wichtig, dies in einer analytischen Psychotherapie aufzulösen, damit man zu seiner eigenen Persönlichkeit finden kann.

Die Verleugnung

Die Verleugnung geschieht oft als seelische Abwehr einer schwer erträglichen Realität. Verleugnete Tatsachen nimmt man einfach nicht mehr wahr. Doch wird durch die Verleugnung die Wahrnehmung der Realität in gefährlicher Weise behindert. Im Unterschied zur Verdrängung eigener Triebregungen, richtet sich die Verleugnung gegen die äussere Realität. Was man verleugnet, ist dennoch in der Realität vorhanden, aber wir sind nicht mehr in der Lage angemessen dagegen zu reagieren.

Der Ödipuskomplex aus heutiger Sicht

Ödipus war ein Sohn des Laios, des Königs von Theben, und tötet seinen Vater an einer Weggabelung. Später erhält er als Belohnung dafür, dass er Theben von der Sphinx befreit, Iokaste, die Witwe des Königs, zur Ehefrau, seine leibliche Mutter. Erst später erfährt Ödipus, dass es Laios war. In Sophokles' Drama „König Ödipus“ erhängt sich Iokaste, in dem Moment, wo die Wahrheit ans Licht kommt, woraufhin sich Ödipus die Augen aussticht und mit seiner Schande ins Exil geht. Das psychoanalytische Konzept des Ödipuskomplexes geht auf Sigmund Freud zurück.

Der Ödipuskonflikt bezeichnet nach heutiger Auffassung die Gesamtheit aller Liebes- und Hassgefühle und der sich daraus entwickelnden Schuldgefühle eines Kindes, ob Mädchen oder Knabe, als Resultat der Beziehungen, die es erlebt. Zur Bewältigung des Ödipuskonflikts gehört die Anerkennung der Grenzen zwischen den Generationen, die Anerkennung der Mutter und des Vaters, die Anerkennung der Eltern als sexuelles Paar, das Durcharbeiten der Trauer über die sich nicht erfüllenden erotischen Bindungen an die Eltern und die Bewältigung der Aggressionen durch die Rivalität gegenüber dem andersgeschlechtlichen Elternteil. Diese Aufgabe stellt sich für Kinder, Männer und Frauen in gleicher Weise.

Für die Eltern ist eine Überwindung der ambivalenten Regungen von Liebe und Hass, Fürsorge und Aggression, die in der Beziehung zu ihren Kindern und zwischen den Eltern entstehen, von grosser Bedeutung. Unbewältigte ödipale Konflikte der Eltern aus der eigenen Kindheit werden in der Beziehung mit ihren Kindern wieder aktiviert, wenn sie weder erkannt, noch rechtzeitig gelöst werden. Dann übertragen sie sich auf das Kind und beeinträchtigen dessen Entwicklung[16].

Vom Ursprung des Neids

Neid bewirkt ein äusserst unangenehmes, unerträgliches Gefühl, das entstehen kann, wenn eine andere Person etwas besitzt oder wenn sie eine Eigenschaft hat, die man selbst zu haben wünscht, mit dem Drang, es wegzunehmen oder zu verderben oder die andere Person zu zerstören. Eifersucht ist anders. Bei der Eifersucht sind immer drei Personen beteiligt, da geht es darum, von einer begehrten Person mehr geschätzt zu werden als eine andere Person, mit der man rivalisiert. Am Neid sind nur zwei Personen beteiligt, der Neidische und der Beneidete. Neid ist tödlich. Er hat seine Wurzeln in der ganz frühen Kindheit, in der Zeit der schizoiden Position. Gier ist anders. Sie strebt danach, masslos alles zu besitzen, ohne die Folgen davon zu sehen.

In den ersten Lebensmonaten dominieren beim Säugling starke „paranoide" Ängste, die er aufgrund der ersten Neidgefühle gegenüber der „mütterlichen Brust" entwickelt. Der Neid entsteht, sobald der Säugling der „Brust" in ihrer Bedeutung für sein Wohlbefinden und für sein Leben gewahr wird. Die Befriedigung, die er an der Brust erlebt, gibt ihm das Gefühl, dass die „Brust" die Quelle allen Behagens, körperlicher wie seelischer Art, sei, ein unerschöpfliches Reservoir an Nahrung, Wärme, Liebe und Verständnis. Daraus entsteht ein Verlangen, die Brust zu besitzen und der Wunsch, selbst die Quelle solcher Vollkommenheit zu sein[17]. Heftige Neidgefühle führen zur Verzweiflung. Der Neid behindert eine gute Verinnerlichung (Introjektion), und das wiederum vermehrt den Neid[18].

Die Bedeutung der Phantasie

Die Fantasie hat für die Entwicklung des Kindes eine zentrale Bedeutung. Nicht Triebwünsche sind der primäre Inhalt des Unbewussten, sondern die unbewussten Fantasien. Fantasie liegt jedem psychischen Prozess zugrunde. Sie ist das Fundament aller seelischer Vorgänge. Dagegen sind die Triebe mit den Beziehungspersonen, den „Beziehungsobjekten", verknüpft[19].

Narzissmus

In den „Metamorphosen" erzählt Ovid die aus der griechischen Mythologie stammende Geschichte des Jünglings Narziss, der alle Verehrerinnen und Verehrer zurückweist. Einer unter ihnen ruft die Götter an. Die Göttin Nemesis erhört seine Bitte und bestraft Narziss mit unstillbarer Selbstliebe: er verliebt sich in sein eigenes Spiegelbild, das er im Wasser einer Quelle erblickt. Obwohl er die Täuschung durchschaut, kann er sich nicht von diesem Bild abwenden und stirbt, um sich im Tod in eine Narzisse zu verwandeln[20]. Ursprünglich hatte dieser Mythos die Selbstüberhebung (Hybris) und deren Strafe zum Thema. In der Spätantike wurde an der Sage das Motiv der „Vergänglichkeit" (Vanitas) hervorgehoben. Sigmund Freud führte den Begriff Narzissmus im Jahr 1914 mit einem Essay „Zur Einführung des Narzissmus" in die Psychoanalyse ein. Dadurch hat dieser Begriff einen breiten Eingang in die Wissenschaft und Umgangssprache gefunden.

Heute wird der Begriff „Narzissmus" allgemein für eine Verliebtheit und Bewunderung eines Menschen in sich selbst und Bewunderung seiner selbst verwendet, für einen Menschen, der sich für wichtiger und wertvoller einschätzt, als andere Menschen, die ihn beobachten, für einen Menschen, der stark auf sich selbst bezogen ist und anderen Menschen weniger Beachtung schenkt, als sich selbst[21]. In der Umgangssprache wird dies meist zu Unrecht negativ bewertet, denn wie Freuds Schüler Erich Fromm betonte, ist keine Liebe zu anderen Menschen möglich, ohne dass man auch sich selbst liebt. Nach ihm ist Selbstsucht destruktiver Narzissmus und ein Zeichen mangelnder Liebe seiner selbst, bis hin zum Hass seiner selbst. Unfähig, Freude an sich und seiner Kreativität zu empfinden, betrachtet der selbstsüchtige Narzisst die Welt nur als Gelegenheit zu egoistischer Vorteilsnahme und eigensüchtiger Ausbeutung[22]. Erich Fromm definierte den Narzissten als eine Person, die nur sich selbst, ihren Körper, ihre Bedürfnisse, ihre Gefühle, ihre Gedanken, ihr Eigentum und alles, was zu ihr gehört, als real erlebt und sich für alles, was nicht Teil seiner Person oder Gegenstand seiner eigenen Bedürfnisse ist, nicht interessiert. Dadurch ist sein Realitätssinn massiv gestört und er ist farblos und stumpf in seiner Gefühlswelt[23].

Der Mutterkomplex

Alle Gefühle, die sich auf die eigene Mutter beziehen, bezeichnet man als Mutterkomplex. Dies beginnt in der Schwangerschaft. Was das Kind mit der Mutter erlebt, nimmt es ungehindert in sich auf und was das noch schwache kindliche „Ich" nicht bewältigen kann, wird verdrängt oder nach aussen projiziert. So entsteht ein inneres Mutterbild, das sich bis in das Erwachsensein wandelt, ergänzt und welches durch die bewusster werdende Erfahrung der Realität laufend korrigiert wird. Ein Grossteil all dieser Erfahrungen bleibt in der unbewussten Seele verborgen und beeinflusst unsere Wahrnehmung und unseren Willen, ohne dass wir uns dessen gewahr werden. Dies ist unser Mutterkomplex. Jeder Mensch hat diesen in sich verborgen. Er beeinflusst unser Denken und unseren Willen, beeinflusst unseren Umgang mit anderen Menschen, die Fantasien unserer Sexualität und die Partnerwahl. Hinzu kommen ungelöste Anteile des Mutterkomplexes unserer Eltern. Diese werden epigenetisch auf uns weitervererbt. Und noch weiter kommen archetypisch verankerte Mutterbilder hinzu, die aus der ganzen, Millionen Jahre zurückreichenden Ahnenreihe weitervererbt wurden. C.G. Jung beschrieb sie als Archetypen. All dies beeinflusst unser Denken und unseren Willen und schränkt uns in unserer Freiheit ein. Darum ist eine der wichtigsten Aufgaben unseres Lebens, uns die unbewussten Anteile unseres Mutterbildes bewusst zu machen, indem wir unsere Gefühle und Meinungen kennenlernen und laufend überprüfen.

Der Vaterkomplex

Genauso wie der Mutterkomplex gibt es in jedem Menschen einen Vaterkomplex, der aus allen Erfahrungen besteht, die wir mit dem Vater und väterlichen Bezugspersonen gemacht haben. Erfahrungen, die das Kind als bedrohlich erlebt hat, werden weniger verinnerlicht (introjiziert) und verdrängt, sondern eher nach aussen projiziert. Alles was in der unbewussten Seele verborgen bleibt, beeinflusst unseren Willen und unser Handeln. Ein eindrückliches, tragisches Beispiel eines ungelösten, nicht im Bewusstsein verarbeiteten Vaterkomplexes ist Adolf Hitler. Das Beispiel eines Vaterkomplexes, der massiv nach aussen projiziert wurde, da der Vater den Sohn äusserst kränkend und brutal behandelte. Damals waren in Deutschland ähnliche Vaterkomplexe weit verbreitet, da viele Väter meinten, ihre Söhne brutal bestrafen zu müssen. So identifizierten sich viele Männer mit Hitler nach den Kränkungen durch die Siegermächte, und so konnte es zur Katastrophe des Holocausts und des Zweiten Weltkrieges kommen. Auch im Vaterkomplex sind epigenetisch vererbte und archetypische Anteile vorhanden.

Archetypen

C.G. Jung untersuchte unterschiedlichste Kulturen und Religionen und stellte fest, dass es im Unbewusstsein der Menschen aller Kulturen gemeinsame Grundvorstellungen, Symbole und Inhalte gibt. Er nannte dies das *„kollektive Unbewusste“*. Das Wort Archetypus heisst griechisch: archē, „Ursprung“ typos, „Prägung“. Archetypen sind Inhalte, Bilder und Vorstellungen, die man im Unbewusstsein aller Menschen findet. Sie gehen in die unvorstellbare, Millionen Jahre lange Reihe unserer Ahnen zurück. Auch sie beeinflussen unser Fühlen, Denken und unseren Willen. Typische Beispiele sind: die Sonne, der Mond, die Sterne, als Symbole von lichtbringenden, bewusstseinsbringenden Gottheiten. Einige Archetypen entsprechen Urerfahrungen der Menschheit wie z.B. „weiblich“, „männlich“, Geburt, Kindheit, Pubertät, Wandlung und Tod. Auch wird die Vielfalt religiöser Erfahrungen als archetypisch betrachtet, da man sie in verschiedensten Religionen findet. Archetypen erscheinen bei verschiedensten Menschen in symbolischen Bildern, in Träumen, Visionen, in Wahnvorstellungen geisteskranker Menschen, in künstlerischen Werken, Märchen und Mythen. Sie sind angeborene Inhalte des kollektiven Unbewussten[24]. So gilt ein Engel zum Beispiel als ein archetypisches Symbol eines Vermittlers zur höchsten Gottheit als spirituellen Wert.

Carl Gustav Jung beobachtete in Träumen und Fantasien von Menschen „typische Mythologeme“, von denen die betreffenden Personen aus ihrem Umfeld nie etwas hätten hören oder sehen können[25,26,27]. Archetypische Symbole bringen unser Bewusstsein in Kontakt mit dem kollektiven Unbewussten. Archetypische Symbole können zum Beispiel sein: ein Kind, ein Krieger, ein Wanderer, ein Beschützer, ein Heilsbringer, Früchte, ein Hausbau, ein Feuer, ein Fluss, ein See oder ein Meer. Was diese Symbole für jeden Menschen bedeuten, hängt von seiner Kultur und seinen persönlichen Lebenserfahrungen ab. Doch gibt es Assoziationen, welche Menschen zu diesen Bildern haben, die in vielen Kulturen sehr ähnlich sind. Zum Beispiel kennen alle Menschen den Kreis von der Gestalt der Sonne und des Mondes, wie auch von den Bahnen der Gestirne im Tageslauf. Darum wurde der Kreis in den meisten Kulturen zu einem Symbol für die himmlische Sphäre und ihrer sich immer wiederholenden zeitlichen Abläufe. Ein Ring, eine Krone, ein Heiligenschein oder der Kreis mit den Symbolen Yin und Yang. Diese Symbole symbolisieren Unendlichkeit und Würde, Verbundenheit eines umfassenden Ganzen. Ein gleichseitiges Kreuz wird in allen Kulturen mit vier Himmelsrichtungen, vier Jahreszeiten oder vier Mondphasen, also den vier Wochen eines Monats assoziiert, als Gegensätze um einen Mittelpunkt.

Häuser und Felder gestalten die Menschen überall meist in rechteckigen Formen. Das Mandala findet man in China, Indien, Tibet, in verschiedenen neolithischen Kulturen, bei den Platonikern und in der Alchemie. Meistens enthält es das Symbol eines Kreises, kombiniert mit fein ausgearbeiteten Kreuzstrukturen. Ein archetypisches Tiersymbol ist die Schlange. Man findet sie als religiöses Symbol im Hinduismus, beim griechischen Gott

Asklepios, bei der „Erbsünde“ im Christentum und sie erscheint in Träumen auch bei Menschen Mitteleuropas, furchterregend oder heilsam, obschon hier Schlangen im täglichen Leben kaum eine Rolle spielen.

Weltweit gibt es den Mythos des Archetypus der Mutter als „Grosse Göttin“. So gab es in der Altsteinzeit bereits Venusfigurinen. In verschiedensten Religionen findet man sie in Gestalt „Grosser Göttinnen“: der sumerischen Inanna, der ägyptischen Nut und Hathor, in der indischen Shakti, in der germanischen Freya, in der japanischen Amaterasu, und in der altgriechischen Religion in mehrfacher Gesta, mit verschiedenen Eigenschaften: als Demeter, Kore oder Persephone. Im Christentum erschien die „grosse Mutter“ als Maria.

Auch den Archetypus des Helden und seiner Widersacher findet man weit verbreitet: als sumerischen Gilgamesch, ägyptischen Re, inkarniert als Pharao, als germanischen Donar/Thor, griechischen Perseus und Herakles, im Christentum als die Drachentöter Sankt Michael und St. Georg und im alten Testament erscheinen sie als „himmlische Heerscharen“. Heldengestalten erschienen in Märchen auch öfter weiblich, als Heldin, wo man sie oft als sich behauptendes Ich-Bewusstsein verstehen kann und die Widersacher erscheinen oft als Schatten der Persönlichkeit[28].

Auch ist der Baum ein archetypisches Motiv in der Kultur- und Religionsgeschichte wie auch im Traumleben der Menschen. Er erscheint in der Kabbala als „Weltenbaum“ oder „Lebensbaum“, im alten Testament als „Bäume des Lebens und der Erkenntnis“. In der germanischen Mythologie erscheint er als Weltenbaum Yggdrasil, bei den Maya als Yaxche-Baum, in China als Baum mit Früchten: als Symbol der Unsterblichkeit, oder die Eiche erscheint als heiliger Baum bei Zeus oder Donar oder bei den Ägyptern als Ort der Göttin Hathor und im Buddhismus als Bodhibaum. Weitere Archetypen sind diejenigen des Kindes, des Königs und der Königin.

Animus und Anima

C.G. Jung beschrieb in eindrücklicher Weise unser gegengeschlechtliches Selbst und bezeichnete es bei der Frau als Animus und beim Mann als Anima. Unser gegengeschlechtliches „Selbst“ ist in der Regel verdrängt. Archetypische Symbole der Anima können z.B. eine romantische Schönheit, eine unerreichbare geistige Geliebte sein. Die Anima kann positiv oder negativ erlebt werden, so auch der Animus. Typische Symbole des Animus können zum Beispiel ein Magier, ein starker Held, ein zauberhafter Künstler oder ein spiritueller Führer sein. Beide Archetypen projizieren wir meist unwillkürlich in Personen des anderen Geschlechts. Unser gegengeschlechtliches Selbst zu entdecken ist für unsere Selbsterkenntnis und seelische Entwicklung von grosser Bedeutung, denn auch dieses möchte leben und sich verwirklichen können.

Archetyp, Trieb und Instinkt

Nach C.G. Jung haben sich die instinktiven Verhaltensmuster des Menschen einerseits aus den archetypischen Bildern und anderseits aus der Triebdynamik heraus entwickelt[29,30], sodass sich in der Evolution des Menschen die Archetypen, die Triebe und der Instinkt als „Niederschlag alles menschlichen Erlebens“ gemeinsam entwickelten und die Kultur und das Bewusstsein des Menschen prägten[31]. So erklärte er das instinktive Verhalten des Menschen in den verschiedenen Lebensphasen: die Mutter-Kind-Beziehung, das typische Verhalten in der Kindheit, der Drang, die Umwelt zu erforschen, das Erlernen der Sprache, das Verhalten in der Jugendzeit, bei der Partnerwahl und bei der Teilnahme am wirtschaftlichen Leben, das Verhältnis zur Religion und die Übernahme sozialer Verantwortung. Die Gesamtheit der Archetypen bildet die Struktur des kollektiven Unbewussten, im Gegensatz zum individuellen Unbewusstsein eines jeden Menschen.

Auch die Tendenz des Menschen, ein Bewusstsein hervorzubringen, ist archetypischen Ursprungs. Die Sonne ist ein archetypisches Symbol des Bewusstseins, so auch die Mythen um Sonnenhelden. So wandert „König Sol“ als Archetypus des Bewusstseins durch die Welt des Unbewussten, als Symbol für jene vielen Menschen, die eines Bewusstseins fähig sind[32]. Auch der ägyptische Sonnengott Re ist ein archetypisches Bild des menschlichen Bewusstseins, mit seiner allnächtlichen Erneuerungsreise durch die Unterwelt, ins Unbewusste. Dem entspricht, dass Christus als „Sol Novus“ bezeichnet wurde, der als neuer Lichtbringer ein neues Bewusstsein auf die Welt brachte. Auch dem Mond und den Planeten wurden archetypische Symbole für Aspekte des Bewusstseins zugeordnet.

Archetypische Symbole des Schattens sind zum Beispiel „dunkle Doppelgänger“ oder „böse Widersacher des Helden“. Unbewusste Schattenprojektionen auf den jeweils anderen Menschen sind typisch für persönliche, wie auch kollektive Konflikte. Gelingt es uns, diese bewusst zu machen, so kann dies für das Lösen von Konflikten von grosser Hilfe sein[33].
Typische Archetypen des „Selbst“ sind zum Beispiel: das „göttliche Kind“, der oder die „alte Weise“, der „Stein der Weisen“, das „Mandala“ und verschiedene andere Symbole in unserer Seele. Das Selbst kann für uns förderlich sein, aber auch „dunkel“ und als „Widersacher“ dem Ich gegenüberstehen. Oft wird das archetypische Selbst in politische oder religiöse Führer projiziert, auch in Ideologien oder soziale Massenbewegungen[34].

Wird ein archetypisches Verhalten unterdrückt, so kann daraus eine Neurose entstehen. Es kann sich aber auch als persönlicher Schatten manifestieren. So können Tendenzen, die einen höchst heilsamen Einfluss ausüben können, sich in Dämonen verwandeln, wenn sie verdrängt werden. Darum haben viele wohlmeinende Leute Angst vor dem Unbewussten und vor jeder Psychologie. Je mehr die Schattenseiten der eigenen Persönlichkeit verdrängt werden, desto stärker durchdringen sie die gesamte Persönlichkeit in Form einer Neurose[35].“

Die Wandlung der Libido und die Entwicklung der Sexualität

Beim neugeborenen Kinde ist die Libido auf das Stillen, die mütterliche Brust, das Saugen und den Mund orientiert. Darum bezeichnete Sigmund Freud die Säuglingszeit als *„orale Phase“* der Sexualität. Diese erstreckt sich über die Entwicklungsphase der paranoid-„schizoiden Position“ Melanie Kleins, die bis zum Alter von 4 bis 6 Monaten reicht, über die Phase der „depressiven Position“ hinaus und kann auch beim älteren Kind und beim Erwachsenen immer wieder in Erscheinung treten, da der Mund eine erogene Zone bleibt.

Dann kommt beim Kleinkind die Zeit, wo es trocken wird und allmählich fähig wird, seine Stuhlgewohnheiten zu beherrschen. Dabei empfindet es rund um den Stuhldrang und das Zurückhalten der Defäkation libidinöse Gefühle im Analbereich. Die Psychoanalyse bezeichnet diese Zeit als *„anale Phase“* der sexuellen Entwicklung. Solche Gefühle können auch bei älteren Kindern und bis ins Erwachsensein in Erscheinung treten, da auch die Analgegend eine erogene Zone bleibt.

In der weiteren Entwicklung des Kleinkindes verlagert sich die kindliche Sexualität zu den Genitalien, sodass es, um sich zu beruhigen und zu befriedigen mit diesen spielt. Dies bezeichnet man als *„genitale Phase"* der Sexualität und sie bleibt in der Regel beim Erwachsensein dominant. Für eine gesunde Entwicklung der Sexualität ist es ganz wichtig, dass die Eltern dieses Spielen mit den Genitalien nicht bestrafen.

Mit dem Gestaltwandel um das 7. Altersjahr kommt das Kind in eine *„Latenzphase"*, indem es seine Sexualität teilweise verdrängt, zugunsten seiner übrigen seelischen und geistigen Entwicklung. Diese Latenzphase dauert bis zur Pubertät. Während der Latenzphase ist es ganz wichtig, dass die Eltern das Kind wohl liebkosen, dass sie es aber von Bildern, Spielen und Filmen, die seine Sexualität erregen, verschonen, da seine seelische Entwicklung sonst massiv gestört wird.

Das Entstehen der sexuellen Orientierung

In Sigmund Freuds Schrift: „3 Abhandlungen zur Sexualtheorie", befreite er das Thema der Sexualität und der Homosexualität von ihrem Tabu. Nach Freuds Ansicht ist die Homosexualität eine natürliche Variation der sexuellen Orientierung. Die Homosexualität bezeichnete er als „sexuelle Inversion", da sie sich auf das eigene Geschlecht richtet. Unter seinen Patienten gab es Menschen mit „absoluter, amphigener und gelegentlicher homosexueller Orientierung". Menschen mit absoluter homosexueller Orientierung verspüren bei Personen des Gegengeschlechts keine sexuelle Erregung oder gar nicht selten eine Abneigung. Menschen mit „amphigener" sexueller Orientierung werden durch Personen des gleichen und des anderen Geschlechts erregt, was man heute als *Bisexualität* bezeichnet. Freud beobachtete, dass bei einigen seiner Patienten die homosexuelle Neigung erst in der Pubertät entstand, während sie bei anderen schon seit frühesten Erinnerungen vorhanden war. Er gelangte zur Ansicht, dass sowohl äussere, als auch angeborene Faktoren für das Entstehen der sexuellen Orientierung von Bedeutung sein müssen.

Bei seinen Patienten fand er bedeutende Ursachen in der Lebensgeschichte. Er stellte fest, dass in einem bestimmten Moment des Lebens homosexueller Menschen eine so starke Identifikation, meist mit der Mutter, seltener mit einer anderen Frau, stattfand, sodass eine narzisstische Orientierung entstand wodurch sie selbst zu ihrem Liebesobjekt wurden. Dadurch waren sie so stark mit der Weiblichkeit ihrer Mutter identifiziert, dass sich ihre sexuelle Orientierung auf junge Männer richtete, die unbewusst an das eigene „Selbst" erinnern und so geliebt werden, wie die Mutter einst ihr Kind liebte.

Freud beobachtete aber auch, dass traumatische Erlebnisse mit Personen des anderen Geschlechts die sexuelle Orientierung beeinflussen können. Die eigene Akzeptanz der sexuellen Orientierung seiner Patientinnen und Patienten war sehr unterschiedlich. Für manche war ihre Homosexualität kein Problem, da dies mit ihren eigenen Werthaltungen, Einstellungen und Selbstbildern durchaus vereinbar war. Andere Patienten empfanden ihre Homosexualität als krankhaften Zwang und litten sehr darunter, sodass sie wünschten, ihre sexuelle Orientierung durch die Psychoanalyse zu ändern, was nicht möglich ist.
Bis weit ins 20. Jahrhundert galt die Homosexualität unter manchen Psychologen als Krankheit, als eine psychische Störung.

Vergeblich versuchte man die Homosexualität zu therapieren. Wie damals Sigmund Freud betrachten die Wissenschaftler heute die Homosexualität als normale Variante der sexuellen Orientierung.

Familien- und Zwillingsstudien weisen darauf hin, dass gewisse Gene eine Rolle spielen könnten. Doch fand man nicht heraus, welche Gene dies sein könnten. Es kann sich also eher um eine epigenetische Erbkomponente handeln, durch eine Veränderung der Expressivität der Gene durch Erlebnisse der Vorfahren, ohne dass die Gene selbst verändert wurden und welche epigenetisch weitervererbt wurden. Zudem wurde ein Einfluss des mütterlichen Immunsystems auf die sexuelle Orientierung von Männern diskutiert. Es bleibt aber spekulativ, wie dieser Einfluss wirken könnte.

Dass in der zweiten Hälfte der Schwangerschaft ein Testosteronanstieg bei der Mutter das fetale Gehirn in Richtung einer männlichen Orientierung vorbereitet, wurde nachgewiesen. Tritt ein solcher Testosteronanstieg nicht auf, so entsteht eine weibliche Orientierung bei der Entwicklung des Gehirns. In der Natur gibt es eine grosse Variabilität der sexuellen Differenzierung des Gehirns. Manche Wissenschaftler sind der Meinung, dass zu den Einwirkungen, die an der sexuellen Differenzierung des Gehirns beteiligt sind, Hormone, Erbfaktoren, epigenetische Prägungen und Immunantworten von Bedeutung seien. Auch wurden strukturelle und funktionelle Unterschiede des Hypothalamus in Bezug auf die geschlechtliche Orientierung festgestellt. Deshalb sind manche Wissenschaftler der Meinung, dass die Grösse der Strukturen im Gehirn, die Anzahl an Nervenzellen (Neuronenzahl) und die molekulare Zusammensetzung von Strukturen des Gehirns, unsere Geschlechtsidentität und die sexuelle Orientierung beeinflussen[36].

Dass das Testosteron während der Schwangerschaft einen Einfluss auf die Entwicklung des Gehirns in die männliche Richtung haben könnte, wurde erforscht, ist aber bis heute eine Hypothese geblieben. Dagegen spricht auch die Tatsache, dass bei vielen Menschen erst während der Kindheit oder Pubertät die geschlechtliche Orientierung klar festgelegt wird. Genetische Studien zu einem Einfluss der Hormone liefern ebenfalls keine überzeugenden Hinweise für die Ursache der Homosexualität. Hingegen wurden in mehreren Studien zu Autopsien homosexueller Menschen im Gehirn Veränderungen nachgewiesen, die untypisch sind für ihr Geschlecht. Es ist nicht klar geworden, wie derart komplexe Funktionen im Gehirn verarbeitet werden. Vermutet wird, dass neuronale Schaltkreise im Hypothalamus eine Rolle spielen könnten[37,38].

Dass gewisse Gene des X-Chromosoms für die geschlechtliche Entwicklung entscheidend sind, ist nicht erstaunlich. Bei Mädchen sind 2 X-Chromosomen aktiv und erzeugen eine weibliche Entwicklung, während das eine X-Chromosom bei der männlichen XY-Konstellation inaktiv bleibt. Mehrere Gene wurden auf dem X-Chromosom gefunden, die an der neuronalen Differenzierung und Bildung geschlechtsspezifischer Veränderungen im Gehirn beitragen. Es wurde gezeigt, dass Neurone im Hypothalamus bei doppeltem X-Chromosom, wie dies Mädchen haben, schneller wachsen, längere Axone (Nervenfasern) bilden und mehr Neurogenin 3 (Ngn3) produzieren, welches das Wachstum von Verbindungen zwischen den Nervenzellen (Neuriten) fördern, als bei der männlichen XY-Konstellation der Geschlechtschromosomen[39].

Eineiige Zwillinge sind genetisch genau gleich, während zweieiige Zwillinge nur zu 50 % gleiche Gene haben. Zwillingsstudien zur sexuellen Orientierung weisen auf genetische und biografische Einflüsse auf die sexuelle Orientierung hin. Doch ist die Grösse der Stichproben meistens sehr klein und da eineiige und zweieiige Zwillinge meistens in der gleichen Familie aufgewachsen, ist nicht klar, ob die Ursache teils genetischer oder nur biografischer Natur ist.

Ein Team um Niklas Langström vom Karolinska-Institut in Stockholm untersuchte 43 808 Zwillinge aus dem schwedischen Zwillingsregister, dem grössten der Welt. Wer zwischen 1959 und 1985 in Schweden geboren war, wurde eingeladen, an einer Umfrage teilzunehmen, mit vielen Fragen zu persönlichen Verhaltensweisen und Erfahrungen. Daraus wurde eine Stichprobe von 3826 Zwillingspaaren ausgewählt, von denen 2320 eineiig und 1506 zweieiig waren. 5 % der Männer und 8 % der Frauen gaben an, mindestens einmal in ihrem Leben sexuelle Aktivitäten mit einer Person gleichen Geschlechts gehabt zu haben. Durch ein mathematisches Standardmodell wurden eineiige und zweieiige Zwillinge je eines Paares miteinander verglichen. In einer anderen Zwillingsstudie mit 38 eineiigen Zwillingspaaren, 34 männlichen und 4 weiblichen Paaren, hatte der zweite eineiige Zwilling zu 65,8 % ebenfalls eine homosexuelle Orientierung und bei 23 zweieiigen Zwillingspaaren zu 30,4 %. Dies wurde als Hinweis für eine genetische Grundlage für die sexuelle Orientierung interpretiert, kann aber auch durch epigenetische Vererbung erklärt werden[40].

Falls genetische Faktoren ins Gewicht fallen würden, sollten unter eineiigen Zwillingen mehr Geschwister zu finden sein, die beide homosexuell sind, als unter zweieiigen. Dies hat sich bestätigt. Allerdings ist zum Beispiel bei Weitem nicht jede eineiige Zwillingsschwester einer lesbischen Frau ebenfalls lesbisch, was zeigt, dass auch das Aufwachsen in der Familie und die Biografie die geschlechtliche Orientierung bedeutend mitbestimmen. Die Ergebnisse einer englischen Zwillingsstudie ergab, dass eineiige Zwillinge nur wenig mehr gleichgeschlechtlich orientiert waren, als zweieiige Zwillinge: Bei Männern war dieser Unterschied nur zu 39 % vorhanden und bei Frauen zu 19 %. Dieses Ergebnis stimmt mit anderen Forschungsergebnissen überein und zeigt, dass die sexuelle Orientierung bei Frauen wesentlich weniger starr bestimmt ist als bei den Männern[41].

Dies alles zeigt, dass das Aufwachsen in der Familie und die Lebensgeschichte wahrscheinlich den grösseren Einfluss auf die geschlechtliche Orientierung hat als die Vererbung und dass die Erbkomponente wahrscheinlich nicht durch genetische Vererbung geschieht, sondern durch eine epigenetische Prägung, die weiter vererbt wird. Vielen Menschen macht Homosexualität Angst. Dies kann man daraus erklären, dass es in der unbewussten Seele jedes heterosexuell orientierten Menschen homosexuelle Elemente gibt. Homosexuelle Eheschliessungen sind harmlos und haben ihre eigene Romantik. Problematisch wird es erst, wenn lesbische Paare sich durch irgendeinen Mann befruchten lassen und Kinder aufziehen. Da gibt es einerseits ein moralisches Problem gegenüber dem in diesem Sinne eigennützig benützten Mann und andererseits meist grosse Probleme mit der Entwicklung der Kinder, da sie keine Möglichkeit erhalten, ihren Vater kennenzulernen und sich mit ihm zu identifizieren.

Die Schichten unseres Bewusstseins und unserer Wahrnehmung

Die direkte, kognitive Ebene

Die direkte Wahrnehmung mit unseren Sinnen ist unsere bewusste Wahrnehmung der Welt und unserer selbst. Vieles, was wir denken und mitteilen möchten, bleibt in dieser Wahrnehmungsebene. Doch ist uns oft nicht bewusst, dass das, was wir denken und mitteilen möchten seinen Ursprung in unserer Intuition und in der Gefühlswelt unserer unbewussten Seele hat.

Die Ebene der Gefühlswelt und unserer Intuition

Sie befindet sich tiefer in unserer Seele und bestimmt weitgehend unser Denken und Handeln. Wenn unsere Gedanken sich ständig mit ein und demselben Thema beschäftigen, sollten wir einen Moment anhalten, um nachzudenken und sollten uns fragen, wie wir uns in jenem Moment, von welchem wir reden, fühlten und wie wir uns jetzt gerade fühlen. Dadurch kommen wir in die Ebene unserer Gefühle und uns wird bewusst, was uns eigentlich bewegt.
Unsere Gefühle sind uns sehr nahe und um sie anderen Menschen mitzuteilen, müssen wir ihnen vertrauen können, damit wir nicht verletzt werden. Durch die Mitteilung der Gefühle entfällt der Schutz, den wir behielten, solange wir uns in der kognitiven Ebene bewegten. Die Ebene der Gefühlswelt ist teils im Bewusstsein, teils unbewusst. Verdrängte Inhalte sind uns nicht bewusst. Sie können sich zu einer Neurose entwickeln. Dann melden sie sich, sobald die Lebenssituation sie anspricht und erscheinen als eigenständiger Komplex mit einer Art Ersatzbewusstsein, das vom eigentlichen Bewusstsein unabhängig ist und dieses für kurze Zeit auslöscht. Neurosen können immer wieder Konflikte in den Beziehungen verursachen, da andere Menschen nicht verstehen können, was man aussagt und wie man handelt.

Heute bleiben viele Ärzte im Gespräch mit ihren Patienten ausschliesslich in der kognitiven Ebene, um sich nicht auf die Gefühlswelt ihrer Patienten einzulassen und sich vor diesen zu schützen. Auch wenn es nicht zur Mitteilung unserer Gefühle kommt, so übertragen sich diese trotzdem unbemerkt auf den Arzt oder andere Menschen und wenn sie sich der Übertragung nicht bewusst sind, erkennen sie diese nicht und reagieren mit einer Gegenübertragung mit dem, was unsere auf sie übertragenen Gefühle bei ihnen für Gegengefühle hervorrufen. So kommt es unbewusst zu Sympathie oder Antipathie, zu Akzeptanz oder Ablehnung. Jeder Arzt und jeder Therapeut sollte diese Phänomene stets beobachten und erkennen können und sich stets dessen bewusst sein, dass das Erste, was er mit einem Patienten fühlt, nicht seine Gefühle sind, sondern diejenigen seines Patienten. Leider sind Ärzte, die hierzu fähig sind, sehr selten. Im alltäglichen Umgang mit Menschen erzeugen diese Übertragungen die Phänomene, ob man sich sympathisch oder unsympathisch ist. Da ist es wichtig, soweit dies eben möglich ist, sich mit Menschen zu umgeben, die einem sympathisch sind und von denen man sich verstanden fühlt, und von anderen Abstand zu nehmen.

Die Ebene der Illusionen, Träume und Wahnideen

Diese Eben liegt tief unter der Welt unserer Gefühle. In der Rem-Phase des Schlafes erscheint sie regelmässig in unseren Träumen, die dazu da sind, seelische Konflikte und Traumen zu heilen. Die Realität von Zeit und Raum sind in Träumen und Wahnvorstellungen meist aufgehoben. Diese Ebene enthält vererbte, archetypische Inhalte des kollektiven Unbewussten und Fantasien unseres Trieblebens, in Form von Ängsten, Aggressionen, oder angenehmen, libidinösen Inhalten. Zu jeder Krankheit gehört eine tief in uns verborgene Illusion, welche die Krankheit unterhält und die bei der Heilung ins Bewusstsein gelangt. Nach unserer Erfahrung gibt es keine echte Heilung, ohne eine starke Vertiefung unseres Bewusstseins. Darum ist es von grossem Wert, die Mitteilungen aus dieser tiefen Ebene wahrzunehmen, indem wir unsere Träume ernst nehmen. Entscheidend für die Deutung der Träume ist nicht deren präziser Inhalt und nicht die Symbole, sondern das Gefühl, das wir während und gerade nach dem Träumen oder morgens beim Erwachen in uns haben. Durch dieses teilen sich diese tiefen Inhalte unserer Gefühlswelt und damit unserem Bewusstsein mit.

Die Ebene der Empfindungen

Noch tiefer in unserer unbewussten Seele befinden sich unsere Empfindungen. Jeder Mensch hat eine eigene Art der Empfindung. Dies kann eine innere Empfindung von Drehen sein, von Einengung, Schwere, von Schweben, zusammengedrückt zu sein u.v.a. Empfindungen wahrzunehmen ist wichtig. Dabei können wir erkennen, wie wir uns bei unserer inneren Empfindung fühlen. Damit erreichen sie unser Bewusstsein und tragen zum Verständnis unsres selbst bei.

Die Neurose

1776 hat William Cullen den Begriff der Neurose eingeführt. Altgriechisch bedeutet er: νεῦρον = neuroné = Nerv und -ose = Krankheit. Damals war damit eine nervlich bedingte Krankheit gemeint, bei der man keine anatomische Läsion findet. Zum Beispiel sprach man damals von „Herzneurosen". Neurosen wurden damals den Psychosen als die schwereren seelischen Störungen gegenübergestellt. Heute wird der Begriff teils in unklarer Verwässerung seiner ursprünglichen Bedeutung sehr weitläufig gebraucht: als Zwangsneurose (anankastische Neurose), Charakterneurose, neurotische Depression, Herzneurose, hypochondrische Neurose, Magenneurose, psychasthenische Neurose, Rentenneurose, soziale Neurose, traumatische Neurose usw.[42]. In der Verhaltenstherapie werden Neurosen als erlernte fehlerhafte Verhaltens- und Einstellungsmuster verstanden, die durch Verletzlichkeit und Stress entstehen[43].

Sigmund Freud betrachtete aufgrund seiner psychoanalytischen Erkenntnisse die Neurose als „Folge eines Konflikts, durch welchen Energien im Menschen mobilisiert und blockiert werden"[44]. Heute verwendet die Psychoanalyse den Begriff für eine Persönlichkeitsstörung, die durch Verdrängung eines Konflikts, meist aus der Kindheit, entstanden ist. Durch die Verdrängung ins Unbewusste führt dieser Konflikt ein eigenes, von der derzeitigen Realität losgelöstes Dasein in uns, mit einem eigenen untergründigen „Bewusstsein" des damaligen Konflikts. Entstehen im Umgang mit Menschen im realen Leben ähnliche Gefühle wie damals, so kann dies den sonst verdrängten Konflikt und sein verdrängtes „Bewusstsein" aktivieren und die Wahrnehmung der Realität ausblenden, sodass wir uns aufgrund damaliger Gefühle äussern und danach handeln. Dadurch kommt es zu Fehlleistungen und Konflikten, die für uns selbst und für die Mitmenschen grosses Leid verursachen. Während der Aktivierung der Gefühle aus dem früheren Konflikt ist uns dies aber nicht bewusst, sodass wir diesen als „Realität" erleben und es nicht möglich ist, den verdrängten Konflikt als solchen zu erkennen. Neurosen können durch eine Psychoanalyse geheilt werden, indem mit Hilfe des Analytikers, durch freies Assoziieren, die Elemente des ursprünglichen Konflikts nach und nach in unserem Bewusstsein erscheinen. Bei jedem Menschen gibt es mehr oder weniger starke neurotische Verdrängungen. Dazu gehört auch der Mutter- und der Vaterkomplex eines jeden Menschen. Diese zu heilen ist ein wunderbarer Weg zu neuer geistiger Freiheit.

Vom Willen zur Freiheit

Was wir wollen, steht uns eigentlich nicht frei. Der Wille bildet sich aus äusseren und inneren Bedürfnissen und Ängsten. Oft werden wir gezwungen zu wollen; dann bleibt uns dieses Wollen fremd, ein Entschluss, sich äusseren Umständen anzupassen. Fehlt äusserer Zwang, so können wir nach eigenem Willen entscheiden, oft aber nicht aus freiem Willen, denn die Entscheidungen unseres Tuns entstehen in den Tiefen unserer unbewussten Seele, in unseren Gefühlen und Illusionen und nur zu einem kleinen Teil in unserem Bewusstsein. Eine Katze ist willensstark, sie handelt gezielt nach ihren Bedürfnissen, aber sie hat keine Vernunft. Wir Menschen sind nicht viel anders. In neuropsychologischen Untersuchungen durch fMRT-Bildgebung wird sichtbar, dass der Wille zum Handeln in verschiedenen Arealen unseres Gehirns entsteht, und dies bevor der Entschluss ins Bewusstsein gelangt.

Seit 2500 Jahren rätseln Philosophen darüber, wie sich der Wille bildet. Meist kamen sie zum Schluss, dass es keinen freien Willen gebe. Können wir zwischen verschiedenen Umständen wählen, so erlaubt uns dies wohl einen eigenen Willen. Aber auch dann schränken innere Umstände, die uns nur teilweise bewusst sind, die Freiheit unserer Entscheidung ein, denn unsere Werte und Überzeugungen, moralischen Vorstellungen und Ängste sind durch unsere Vergangenheit und diejenigen der Ahnen bedingt.

Im 1658 erschienenen Werk „De Homine" betrachtete der englische Philosoph Thomas Hoppes den Willen als dann frei, wenn er durch Gründe motiviert ist, die im Einklang mit den Werten und Überzeugungen der wollenden und handelnden Person steht *(Kompatilismus)*. Allerdings lassen auch unsere Werte und Überzeugungen uns nicht frei zu entscheiden, was wir wollen. Darum bestritten andere Philosophen jegliche Freiheit des Willens, da er wie alles andere in der Welt durch innere und äussere Umstände bedingt sei *(Inkompatibilismus)*: „Der Mensch kann tun, was er will, aber er kann nicht wollen was er will", so fasste Arthur Schopenhauer das Problem zusammen. In den meisten Religionen gilt der Wille des Menschen als göttlich vorbestimmt *(Prädestinationsglaube)*. Nur in der jüdischen Auffassung stellt die Idee einer Willensfreiheit des Menschen ein zentrales Dogma dar. Dabei sieht sich der Wollende eigener moralischer Verantwortung gegenüber.

Unsere Wahrnehmung geschieht in Schichten. Dem Erkennen äusserer Umstände und unserer Existenz, liegt die Welt der Gefühle zugrunde. Sie arbeitet nicht mit Logik, sondern in Bildern und freien Assoziationen und bildet die Grundlage unserer Ideen und unserer Fantasie. Dies erlaubt uns gar manches gleichzeitig intuitiv zu erfassen, dringt aber nur teilweise in unser Bewusstsein ein. Viel tiefer und von der äusseren Realität weit entfernt, liegt, wie schon beschrieben, die Welt der Illusionen und Wahnideen. Sie kennt keinerlei Bezug zur Zeit und erscheint nachts in den Träumen, um in unser Bewusstsein zu gelangen. Die Welt der Illusionen in uns ist gewaltig. In den Tiefen unseres unbewussten Seins, sind Bilder, Erlebnisse und Triebregungen aus der unvorstellbaren, über Jahrtausende zurückreichenden Kette unserer Ahnen gespeichert: Bilder von Drachen, Kriegen, Feuer, Verfolgung, Überschwemmungen, von Kannibalen, Gespenstern, bizarren Gestalten und Göttern: wilde Geschichten aus der Urzeit. Manches ist den Menschen aller Kulturen gemeinsam (Archetypen). Diese Tiefen unseres unbewussten Seins bestimmen unser Lebensgefühl. Dabei bleibt das Schlimmste verdrängt. Doch erscheint es immer wieder in der Faszination mancher Menschen für grausame, furchterregende Geschichten und Filme in seltsamen, bizarren Fantasien und in unvorstellbaren Gräueltaten.

Diese Tiefen unseres unbewussten Seins fliessen ganz heimlich in unseren Willen und unsere Entscheidungen mit ein, zusammen mit allen unbewusst übernommenen Meinungen und Beeinflussungen, denen wir ausgesetzt sind. Nur wenn es uns gelingt, dies alles zu erkennen sind wir der grossen, alltäglichen Aufgabe der Kontrolle unserer unbewussten Regungen gewachsen und in der Lage, durch eine gesunde moralische Überzeugung, freies unabhängiges Denken und eigene Vernunft, einen Weg aus einem Dasein als „Primatentier Mensch“ zu finden, ein Weg zu innerer Freiheit, Vernunft und Menschlichkeit. Reine Vernunft ist nicht möglich, es sei denn wir finden Zugang zu den unbewussten Tiefen unseres Seins. Dann öffnet sich ein Weg zu innerer Freiheit, zu neuer, objektiver Wahrnehmung, unabhängigem Denken und verantwortungsvollem Handeln, ein Weg, der sich lohnt.

1783 mahnte Immanuel Kant die Menschheit: „Aufklärung ist der Ausgang des Menschen aus seiner selbst verschuldeten Unmündigkeit. Nehmt an, was euch nach sorgfältiger und aufrichtiger Prüfung am glaubwürdigsten scheint, es mögen nun Facta, es mögen Vernunftgründe sein; nur streitet der Vernunft nicht das, was sie zum höchsten Gut auf Erden macht, nämlich das Vorrecht ab, der letzte Probierstein der Wahrheit zu sein“. In diesem Sinne muss man heute ergänzen: schütze man sich vor dem Einfluss von Handys, Computer- und Fernsehprogrammen, sie zwingen uns anzunehmen, was wir nicht überprüfen können.

Gesichter der Angst

Kein Mensch ist frei von Angst. Als Furcht beschützt sie uns ständig das Leben, wenn wir über die Strasse gehen, Auto fahren, einem Abgrund entlanggehen, wenn wir schwer krank sind, in ein Gewitter geraten, nachts die Haustüre schliessen müssen, um uns vor Einbrechern zu schützen, und wenn wir uns allein im Dunkeln vortappen. So gehen wir stets durch die alltäglichen Bedrohungen des Lebens, meist ohne uns dessen gewahr zu sein.

Angst ist anders als Furcht. Angst steigt auf aus den tiefen der unbewussten Seele. Nicht immer wissen wir wovor wir Angst haben, auch nicht warum. Wir fühlen uns eingeengt, beklommen. Die Aufmerksamkeit ist gesteigert, die Pupillen, die Augen weit aufgerissen, die Sinne geschärft, die Muskulatur angespannt, der Blutdruck hoch mit schnellem Puls, die Atmung flach bis zu Atemnot. Ein Hitze- oder ein Kälteschauer kann uns befallen, mit Schweiss besonderen Geruchs[45], Zittern, Übelkeit, Atemnot, Schwindel mit Ohnmachtsgefühl. Sind wir ständig von Angst geplagt, spricht die Psychologie von einer Angststörung. Dann ist die Angst zu 25 % von chronischen Schmerzen begleitet[46].

Die Angst hat den Sinn, unsere Aufmerksamkeit zu steigern, damit wir bereit sind, auf Gefahren zu reagieren. Steigert sie sich zu Panik, so blockiert sie uns, sodass wir nicht reagieren können. Ist sie zu gering, so riskieren wir, auf Gefahren nicht zu reagieren[47].

Obwohl die Angstsyndrome erst im 20. Jahrhundert erkannt wurden, hat der Glaube, dass die Emotion ängstlicher Besorgnis körperliche Krankheiten verursachen könnte, eine viel längere Geschichte. Griechische und lateinische Ärzte und Philosophen der Antike unterschieden die Angst von anderen Arten negativer Affekte und identifizierten sie als medizinische Störung. Von Hippokrates stammen früheste Berichte über Phobien, als eine Angst, die bei bestimmten Umständen entsteht. Antike epikureische und stoische Philosophen schlugen bereits Techniken vor, um „einen angstfreien Geisteszustand zu erreichen", die an die moderne kognitive Psychologie erinnern. Zwischen der klassischen Antike und dem späten 19. Jahrhundert gab es eine lange Zeitspanne, in der die Angst nicht als eigenständige Krankheit klassifiziert wurde. Immerhin beschrieb William Shakespeares in „The Merchant of Venice" eine phobische Angst vor Katzen. Immer wieder wurden typische Fälle von Angststörungen gemeldet, wenn auch unter anderen Namen. Im 17. Jahrhundert beschrieb Robert Burton die Angst in seinem Hauptwerk „The Anatomy of Melancholy". James Vere schrieb 1778 ein Buch mit dem Titel „Eine physische und moralische Untersuchung der Ursachen dieser inneren Ruhelosigkeit und Unordnung des Menschen, über die sich alle Zeiten beklagten". Boissier de Sauvages beschrieb im 18. Jahrhundert in „Panophobien" Panikattacken, während damals Panikattacken und Angstsymptome Bestandteile neuer Krankheitskonstrukte wurden, die im 19. Jahrhundert im Begriff „Neurasthenie" gipfelten. Später widmete Emil Kraepelin schweren Angstzuständen bei manisch-depressiven Erkrankungen grosse Aufmerksamkeit.

Die psychoanalytische Sicht der Angst

Sigmund Freud beschrieb drei Ursachen der Angst: Die *Furcht* nannte er Realangst: Sie zeigt uns Gefahren und ermöglicht uns, zu reagieren, indem wir fliehen, ausweichen, in Panik geraten können oder wütend werden und uns wehren. Dazu gehört auch die sogenannte *Vitalangst* oder besser gesagt, *Todesangst*, welche bei lebensbedrohlichen Erkrankungen und Situationen wie z. B. Angina Pectoris oder Asthma bronchiale erscheint[48]. Wie stark wir uns fürchten, wird von frühkindlichen Erfahrungen geprägt und ist stärker, wenn wir erschöpft sind. Weiter beschrieb Sigmund Freud eine sogenannte *„Binnenangst"* oder *„neurotische Angst"*: Er war zur Ansicht gekommen, dass wir Angst bekommen würden, wenn uns droht, dass wir von Triebansprüchen des „Es" überwältigt würden. Die *„moralische Angst"* äussert sich nach Freud als Scham- und Schuldgefühl, wenn wir Regeln und Tabus verletzt haben, sodass sich das *„Über-Ich"*, unser Schuldbewusstsein, meldet. Anders sah dies die Kinderanalytikerin Melanie Klein. Sie führte die tiefsten Ängste, wie schon beschrieben, vor allem auf frühkindliche Erfahrungen zurück, die jedes neugeborene Kind macht. Der Psychoanalytiker Stavros Mentzos hält die Angst für ein „angeborenes und biologisch verankertes Reaktionsmuster" und vergleicht sie mit der Schmerzreaktion aufgrund der sie „begleitenden vegetativen Erscheinungen sowie ähnlichen Erscheinungen bei Tieren"[49].

Das Wesen der Phobie

Ängstigt uns eine bestimmte Situation stets oder ein bestimmtes Tier oder Objekt, so nennt man dies Phobie. Schlangen und Spinnen sind archetypische Symbole, vor denen viele Menschen phobische Angst haben. Können wir eine Phobie mit Vernunft überwinden, so hat sie keinen Krankheitswert. Ist eine Phobie so stark, dass sie unser Leben behindert, hat dies die Bedeutung einer Krankheit, die geheilt werden muss. Haben wir Angst vor Spinnen und Schlangen, beeinträchtigt uns das aber kaum.

Kann man keinen Lift benützen, ohne in Panik zu geraten, nicht durch ein Tunnel fahren oder durch eine schmale Gasse gehen, da man meint, die Wände würden auf einen herunterstürzen, muss man im Theater beim Ausgang sitzen, um jederzeit fliehen zu können, gerät man in Panik, wenn der Laden voller Menschen ist und man an der Kasse in eine Warteschlange gerät, so bedeutet dies unsägliches Leid. Oft kann man dann kaum mehr das Haus verlassen, da man sich nur noch zu Hause sicher fühlt und schon gar kein Flugzeug besteigen, wo es keinen Fluchtweg gibt. Auch kann es schwierig werden, über eine Brücke zu gehen, über einen Abgrund, auf einen Turm oder einen Berg, da es einen unwillkürlich hinunterzieht. Diese Art der Phobie ist sehr häufig und bedeutet grosses Leid.

Zugrunde liegt eine Angst, räumlich eingeengt zu werden, mit einem Gefühl von Hilflosigkeit und Ohnmacht, das tief in unserer unbewussten Seele liegt. In all diesen Situationen steigt sie aus den Tiefen auf in unser Bewusstsein. Dieses Gefühl lebensgefährlicher Enge entsteht auch, wenn man zeitlich eingeengt wird, vor einer Abreise, vor einem festgesetzten Termin. Um sie zu vermeiden, bereitet man alles ganz früh vor, geht vorzeitig auf den Weg. Geschieht ein Unfall, etwas Schlimmes, so kann man die Situation besonders gut meistern, da man es gewohnt ist, Krisen mit klarem Kopf zu bewältigen.

Die Ursache dieser Art von Phobien liegt oft bei traumatischen Erlebnissen unserer Vorfahren. Oft haben sie den Krieg erlebt, mussten bei den scheusslichen Bombardierungen in den Keller fliehen und wussten nie, ob sie da unten lebendig begraben werden. Solche Erlebnisse prägen sich tief ins Unbewusstsein ein, prägen sich ein in die Aktivität der Gene, ohne Veränderung deren Sequenzen. Diese epigenetische Prägung bleibt bestehen, wenn diese traumatischen Ängste nicht geheilt werden und werden epigenetisch weitervererbt. Epigenetische Prägungen solcher Art können auch entstehen, wenn unsere Mutter während der Schwangerschaft ähnlichen Bedrohungen ausgesetzt war oder wir während der Geburt unter Einengung und Sauerstoffmangel gelitten hatten.

Bei solchen Phobien können wir in einer Verhaltenstherapie Strategien einüben, mit welchen wir trotz der drohenden Panik die Situationen besser bewältigen können. Das kann von grosser Hilfe sein, auch wenn die zugrunde liegende Ursache dadurch nicht geheilt wird. Es kann helfen, die Eltern und Grosseltern nach ihren biografischen Erlebnissen zu fragen, über Erlebnisse im Krieg oder andere Traumen, über die sie oft von sich aus nicht sprechen mögen, da solche Erinnerungen für sie zu schmerzhaft sind. Auch über die eigene Geburt berichten Mütter nur selten, wenn diese für sie und das Kind traumatisch war.

Zur Überwindung phobischer Vermeidung kann die Verhaltenstherapie von grosser Hilfe sein. Zur Heilung der Phobien ist die klassische Homöopathie ganz wichtig, denn sie erreicht die epigenetische Prägung und kann diese allmählich löschen. Dies ist in diesem Buch auf Seite 59 beschrieben.

Von der Überwindung von Angst und Schüchternheit

Viele Menschen leiden unter *Beklommenheit, Scheu, Zaghaftigkeit und Schüchternheit*. Sie leiden unter einer Furcht vor fremden Menschen, die sich bis zu einer Phobie steigern kann. Dies kann in unserer Kindheit entstehen, wenn unsere Fantasie, unsere Ideen und unser Wille nicht ernst genommen wurden. Oft leidet das jüngste Kind einer Familie an Schüchternheit und überwindet diese im Laufe seines Lebens, sodass es besondere Leistungen erbringt. Zu ihnen gehörte Wilhelm Busch, der dazu schrieb: „Früher, da ich unerfahren und bescheidner war als heute, hatten meine höchste Achtung andre Leute. Später traf ich auf der Weide ausser mir noch mehre Kälber und nun schätz‘ ich, sozusagen, erst mich selber."

Schüchtern zu sein hat auch grosse Vorteile: Man zieht sich immer wieder auf sich selber zurück, was C.G. Jung „Introversion" nannte. Dadurch entsteht in unserer Seele ein reiches Innenleben, das unser Bewusstsein und unsere Gedanken vertieft. Es entsteht eine innere Weisheit, eine Begabung zur Introspektion, zum Verständnis für andere und zum Überdenken dessen, was das Leben einem bringt.

In Grimms Märchen *„Die goldene Gans"* wurde der jüngste von drei Söhnen verachtet und verspottet, bei jeder Gelegenheit zurückgesetzt und „Dümmling" genannt. Dadurch zog er sich innerlich zurück und entstand in seiner Seele stille Weisheit, Ehrlichkeit und Mitgefühl. Durch seine Bereitschaft, anderen zu helfen, Verständnis für deren Not, erlangte er die Heirat des Königs Tochter und das Königreich.

In Grimms Märchen *„Die drei Federn"* hatte ein König drei Söhne, von denen zwei als klug und gescheit galten, aber der dritte sprach nicht viel, war einfältig und hiess nur „der Dummling". Als der König alt und schwach ward und an sein Ende dachte, wusste er nicht, welcher von seinen Söhnen nach ihm das Reich erben sollte. Da sprach er zu ihnen: „Zieht aus, und wer mir den feinsten Teppich bringt, der soll nach meinem Tod König sein." Und damit es keinen Streit unter ihnen gab, führte er sie vor sein Schloss, blies drei Federn in die Luft und sprach: „Wie die fliegen, so sollt ihr ziehen". Die eine Feder flog nach Osten, die andere nach Westen, die dritte flog aber geradeaus, und flog nicht weit, sondern fiel bald zur Erde. Nun ging der eine Bruder rechts, der andere ging links, und sie lachten den Dummling aus, der bei der dritten Feder, da wo sie niedergefallen war, bleiben musste. Der Dummling setzte sich nieder und war traurig. Da bemerkte er auf einmal, dass neben der Feder eine Falltüre lag. Er hob sie in die Höhe, fand eine Treppe und stieg hinab. Da kam er vor eine andere Türe, klopfte an und hörte, wie es inwendig rief: „Jungfer grün und klein, Hutzelbein, Hutzelbeins Hündchen, Hutzel hin und her, lass geschwind sehen, wer draussen wär." Die Türe tat sich auf, und er sah eine grosse dicke Kröte sitzen und rings um sie eine Menge kleiner Kröten. Da fragte die dicke Kröte, was sein Begehren sei und er antwortete: „Ich hätte gerne den schönsten und feinsten Teppich." Da rief sie eine junge Kröte und sprach: „Jungfer grün und klein, Hutzelbein, Hutzelbeins Hündchen, Hutzel hin und her, bring mir die grosse Schachtel her". Die junge Kröte holte die Schachtel, und die Dicke machte sie auf und gab dem Dummling einen Teppich daraus, so schön und so fein, wie niemand auf der Erde ihn hätte weben können. Da dankte er ihr und stieg wieder hinauf. Es folgten noch drei weitere Proben, die der „Dümmling" bestand, da er in den Tiefen seiner Seele die Lösung fand und er wurde König.

Das Märchen *„Der Vogel Greif"* der Brüder Grimm verbindet das Motiv des Dummlings mit der Wanderung zum Bösen (der Vogel Greif entspricht hier dem Teufel). Im ersten Teil empfiehlt sich der dumme Hans, im Gegensatz zu seinen beiden älteren Brüdern, zu Höherem. Denn dank seiner Aufrichtigkeit, Ehrlichkeit und Arglosigkeit kann er die kranke Tochter des Königs mit ein paar frischen Äpfeln heilen. Doch bevor er sie heiraten darf, muss er es mit dem bösen Vogel Greif aufnehmen, der alle Christen verschlingt und muss eine Feder von ihm auszupfen und drei Dinge von ihm erfahren. Mit Hilfe der Frau des Vogels und seiner Klugheit, erfährt er alles, erlöst drei Menschen von deren Leid und erhält das Reich des Königs.

Im norwegischen Märchen *„Die Jungfrau auf dem Glasberg"* heisst der Dummling „Aschenper": Ein Bauer besitzt eine Bergwiese, die zwei Jahre in Folge in der Johannisnacht ratzekahl abgefressen wurde. Nun hat er kaum noch Heu und schickt deshalb im dritten Jahr den ältesten seiner drei Söhne auf den Berg, wo er im Heuschober übernachten und die Wiese bewachen soll. Doch in der Nacht gibt es Gewitter und der Bursche flüchtet zurück ins Dorf. Am nächsten Morgen ist die Wiese wieder ratzekahl abgefressen. Im nächsten Jahr wird der zweite Sohn geschickt, der sich, als es donnert und die Erde bebt, als ebenso furchtsam erweist wie sein Bruder. Also muss im übernächsten Jahr der jüngste, Aschenper genannte Bruder auf den Berg, obwohl dem keiner etwas zutraut, am wenigsten seine Brüder, die ihn verspotten wo es nur geht. Wieder gewittert es, dass die Wände wackeln und die Erde bebt, doch Aschenper hat keine Angst. Als es wieder still wird, geht er hinaus und sieht ein schönes Pferd weiden. Auf seinem Rücken liegt eine Rüstung aus blankem Kupfer. Aschenper bewirft den Übeltäter mit einem Stein, woraufhin es sich brav von ihm führen lässt. Aschenper bringt es zu einem abgelegenen Ort und geht nach Hause. Er macht wenig Worte, denn das prächtig auf der Alm stehende Gras spricht für ihn. Auch in den beiden folgenden Jahren verbringt Aschenper die Johannisnacht auf der Bergwiese. Jedes Mal wird das Gewitter schlimmer, dafür aber auch das ihm zufallende Pferd prächtiger. Die beiden neuen Rüstungen sind aus Silber und Gold. Dann trägt es sich zu, dass der König seine Tochter verheiraten will. Und natürlich gibt's das halbe Königreich dazu. Jeder darf um sie werben, doch sie zu erobern erweist sich als schwierig. Sie sitzt auf einem Glasberg, nahe genug, um ihre Schönheit zu erkennen, doch unerreichbar. Wer sie haben will, muss zu ihr reiten und die drei goldenen Äpfel holen, die in ihrem Schoss liegen. Niemand kommt auch nur einen Meter hoch, denn der Glasberg ist viel zu glatt. Doch dann kommt Aschenper, den seine Brüder nicht mitnehmen, auf dem Pferd aus der ersten Nacht und in die kupferne Rüstung gekleidet. Problemlos nimmt er das erste Drittel des Berges, dann kehrt er um. Die Prinzessin kann ihm gerade noch einen der Äpfel zuwerfen. Am nächsten Tag wiederholt sich das Spiel und alle scheitern an dem glatten Berg, doch dann kommt der prächtige, unbekannte Reiter, diesmal in silberner Rüstung. Er nimmt zwei Drittel des Berges und kehrt um, wieder mit einem goldenen Apfel als Belohnung. Am dritten Tag schliesslich reitet er in seiner goldenen Rüstung ganz bis nach oben und bekommt den dritten Apfel. Noch immer weiss niemand, wer der beeindruckende Fremde ist, und Aschenper bekennt sich selbst nicht. Erst als der König ohne Ergebnis im ganzen Land nach dem Eroberer der Äpfel geforscht hatte und nur ein einziger, völlig unbedeutender Mann, nämlich Aschenper übrig blieb, da zeigt der König die Äpfel und Aschenper entledigt sich seiner Lumpen, unter denen schon die goldene Rüstung schimmert. So bekommt Aschenper die Prinzessin und das halbe Königreich dazu. Dieses Märchen zeigt, wie man durch Verinnerlichung immer mutiger und edler werden kann und dadurch sein grosses Lebensziel erreichen kann.

Schüchterne Kinder haben Angst vor fremden Menschen und Personen, die Autorität ausstrahlen. Kann man sie dazu bringen, in einer immer vertrauter werdenden Gruppe mitzuspielen, so kann dies ihnen helfen, die Schüchternheit zu überwinden. Auch die Homöopathie hat ein grosses Mittel, um die übermässige Furcht vor fremden Menschen zu heilen. Lycopodium clavatum ist aus dem Keulenbärlapp potenziert. Diese Pflanze stammt von früheren Zeiten und lebt das Thema der Schüchternheit in dieser Welt. In hoher Potenz verarbeitet, vermittelt es deren biologische Information und ist ein grosses Mittel um diese Art der Schüchternheit zu überwinden.

Es gibt aber andere Arten der Schüchternheit. Fühlt man sich zu nachgiebig, unsicher und schüchtern und im Tiefsten verloren auf dieser Welt, sodass man sich danach sehnt, von einer kräftigeren Person Halt und Trost zu empfangen, ist das homöopathische Mittel Pulsatilla pratensis von grosser Hilfe. Es gibt noch andere Arten von Schüchternheit und Furcht vor Menschen. Es lohnt sich, einen in klassischer Homöopathie sehr erfahrenen Arzt oder Heilpraktiker aufzusuchen um das richtige Mittel zu finden.

Angst und Zwangshandlungen

Leidet man unter Zwangshandlungen, so drängen sich wiederholt Gedanken, Handlungen oder Handlungsimpulse gegen den eigenen Willen auf. Man erkennt, dass dies keinen Sinn macht, doch wenn man sich dagegen wehrt, so erscheint unerträgliche Angst und Anspannung. Nicht jedes zwanghafte Verhalten ist eine Zwangsstörung. Erst, wenn zwanghafte Denkmuster oder Verhaltensweisen ein derartiges Ausmass annehmen, dass man darunter leidet, da dies viel Zeit in Anspruch nimmt und das tägliche Leben beeinträchtigt, gilt dies als Zwangsstörung. Heute leiden etwa 2 % der Menschen an einer Zwangsstörung. Oft leidet man jahrelang still vor sich hin, bis es einfach nicht mehr zu ertragen ist und man in eine Depression gerät und Hilfe sucht.

Zwangshandlungen entstehen, wenn ein Kind zur Strafe geschlagen oder sonst wie brutal behandelt wird. Das noch schwache „Ich“ des wehrlosen, kleinen Kindes erfährt die Angst, die durch brutale Strafen und Schlagen entsteht als Todesangst. Sie prägt sich tief in seine unbewusste Seele ein. Wann immer im späteren Leben man etwas denkt oder tut, das an die früheren Verbote und Strafen erinnert, meldet sich diese Angst aus den Tiefen des Unbewussten zurück und zwingt uns zu Gedanken und Handlungen mit dem Zweck, das „Verbotene“ zu meiden.

In der Verhaltenstherapie wird versucht, Methoden einzuüben, die helfen können, die Zwangshandlungen zu umgehen. Dies ist aber nicht wirklich möglich, ohne dass man sich mit den zugrunde liegenden Ängsten auseinandersetzt. Dadurch kommen diese allmählich dauerhaft ins Bewusstsein und werden immer besser ertragen. Dies ist ein psychoanalytischer Anteil der Therapie. Manchmal kann es helfen, die Angehörigen mit einzubeziehen oder bei Kindern die ganze Familie. Auch ist oft weitere Hilfe notwendig. Zwangshandlungen bewirken meistens eine Arbeitsunfähigkeit, sodass man nach der Heilung Hilfe benötigt, um sich beruflich eingliedern zu können.

Das wahre Selbst und das falsche Selbst

Menschen, die an Zwangsgedanken und Zwangshandlungen leiden, wurden als Kinder oft zu frühzeitigem Erwachsensein „dressiert". Der englische Kinderarzt und Psychoanalytiker Donald Winnicott führte die Begriffe des „wahren Selbst" und des „falschen Selbst" in die Psychoanalyse ein. Durch eine dominierende und zu frühem „Erwachsenwerden" dressierende Erziehung wird die Entwicklung des eigentlichen Wesens des Kindes, des „wahren Selbst" blockiert und verdrängt. Damit werden die eigentlichen Wünsche, Fantasien und die eigene Kreativität des Kindes verdrängt und in ihrer Entwicklung blockiert. Das Kind ist in seiner tiefen Seele zutiefst unglücklich, zeigt ein „frühreifes" Verhalten und oft eine scheinbare „Fröhlichkeit", die eigentlich keine ist, da es sie nicht wirklich empfindet. Erziehen die Eltern mit Schlägen oder anderen harten Strafen, die das kleine Kind massiv ängstigen, so verdrängt es die massive Angst, welche solche Strafen verursachen und vermeidet sie durch Zwangsgedanken und Zwangshandlungen, die bis ins Erwachsensein bleiben. Auch wenn wir dann erwachsen sind, bleibt unser eigentliches Wesen, unser „wahres Selbst" in der Verdrängung blockiert und kann sich nicht entwickeln. Beim Kinde kann durch eine analytisch orientierte Spieltherapie das Wesen des „wahren Selbst" entdeckt und zum Leben erweckt werden und wenn wir erwachsen sind, durch eine Psychoanalyse. Man kann aber auch selbst daran arbeiten, das „Kind" in sich selbst zu entdecken, es sozusagen an die Hand zu nehmen und sich von ihm zu allem hinführen zu lassen, was es entdecken möchte. Gar manches mag man als unerlaubt empfinden. Darum ist es ganz wichtig, sich den als unerlaubt empfundenen Gedanken und Gefühlen anzunehmen und sich Handlungen zu erlauben, die von der Erziehung her verboten waren, allem, was anderen Menschen nicht schadet.

Oft werden Menschen mit Zwangsideen und Zwangshandlungen Antidepressiva verschrieben, um den Serotoninspiegel, und damit die Stimmung, etwas anzuheben. Diese Medikamente haben viele Nebenwirkungen und sobald man sie absetzen will, sind wir von denselben Ängsten und noch stärkeren Schlafstörungen geplagt. Wir empfehlen stattdessen Johanniskrauttinktur, welche in derselben Weise wirkt, mit wesentlich weniger Nebenwirkungen. Auch das Johanniskraut darf man nicht überdosieren und es kann eine Überempfindlichkeit auf Sonnenlicht erzeugen, sodass man sich besonders gut schützen muss. Die Homöopathie kennt das Arzneimittel Carcinosinum, das in hoher Potenz zusätzlich zur Psychotherapie die Heilung unterstützen kann.

Manche Menschen fordern Angst heraus, um Ängstlichkeit zu überwinden. Sie empfinden die Angst lustvoll und fordern sie durch allerhand gefährliche Handlungen und Sportarten heraus. So geschah es, dass ein junger Mann, der als Kind krank war und sich durch seine Mutter übermässig behütet fühlte, weshalb er keine Nähe von Frauen vertrug, seinen Mut, Weite, Freiheit und sein Selbstvertrauen durch Fallschirmspringen trainierte.

Eine Angst kann sich so steigern, dass wir Angst vor der Angst bekommen. Dies nennt man Angstsensitivität oder „Phobophobie"[50]. Dies bedeutet unsägliches Leid und kann nur geheilt werden, wenn es gelingt, die Ursache der Angst anzugehen. Dies ist in einer analytischen Therapie möglich.

Die Angst überwinden

Wege zum Erkennen der Illusion

Angststörungen können überwunden werden. Ganz wichtig ist es, angstauslösende Situationen nicht zu vermeiden, sondern sich ihnen zu stellen. Wenn wir der Angst ausweichen, werden wir in unserem Leben durch die „Angst vor der Angst" massiv eingeschränkt.

Solange wir unsere Angst- oder auch Panikanfälle als Katastrophe erleben, besteht die Gefahr, dass wir alles meiden, was sie auslösen könnte. Doch jedes Mal, wenn wir das tun, verstärkt sich die Angst. Oft denken wir dann zum Beispiel: „Zum Glück musste ich heute den Lift nicht nehmen, ich hätte das gar nicht ausgehalten". Leidet man an sehr starken Ängsten, so besteht die Gefahr, dass man sich isoliert. Meist fühlt man sich unverstanden und allein gelassen mit seinem Leiden, denn viele Menschen legen Angst als Schwäche aus, sodass ein gewisses Schamgefühl entsteht.

Meidet man die Situationen, welche die Angst hervorrufen immer mehr, so entstehen immer mehr Begleitsymptome und verschlimmert sich die Angst zusehends. Darum ist es ganz wichtig, jedes Mal, wenn die Angst uns befällt, einen Moment anzuhalten und dass wir uns fragen: „Was ist denn eigentlich das Allerschlimmste, das mir passieren könnte?" Dies kann man für sich allein tun und während einer Therapiestunde mit dem Therapeuten besprechen. Angst ist nicht Furcht. Sie befindet sich in den Tiefen unserer unbewussten Seele und wir können bald erkennen, dass der Lift, der Tunnel, ja gar nicht gefährlich sind. Allmählich können wir immer besser erkennen, dass unsere Angst eine Illusion ist und gar keinen Sinn macht in der derzeitigen Lebenssituation, da diese ja gar nicht gefährlich ist. Sobald wir dies auch in dem Moment erkennen können, wo die Angst uns befällt, so können wir sie heilen, denn wir können nun das, was uns stets so ängstigte, absichtlich herbeiführen, um zu erleben, dass ja gar keine Gefahr besteht. Wir können auch auf innere Bilder und Gedanken achten, die unser Gefühl der Angst hervorbringen. Es kann helfen, diese bewusst wahrzunehmen, statt ihnen auszuweichen. Dadurch können wir ebenfalls die Illusion erkennen, die unserer Angst zugrunde liegt. Sobald es uns gelingt, zu erkennen, dass unsere Angst eine Illusion ist, verliert sie an Bedeutung und heilt aus.

Entspannungstraining

Entspannungsübungen können helfen, Begleitsymptome der Angst, wie Herzrasen und Schwitzen, zu vermindern. Dabei werden wir innerlich ruhiger und werden die Angstanfälle allmählich schwächer. Sie können dazu beitragen, allgemein gelassener zu werden und die Angst zu vermindern. Das autogene Training nach Schulz oder die sogenannte progressive Muskelentspannung nach Edmund Jacobson haben sich hierzu bewährt. Dabei lernt man, die Muskulatur bewusst zu entspannen und einen Zustand innerer Ruhe und Gelassenheit zu erzeugen. Auch das Yoga oder die Atemtherapie können von grosser Hilfe sein.

Viele ängstliche Menschen leiden unter Stress. Oft werden Angstzustände durch Stressbelastungen ausgelöst. Nicht allen Menschen, die unter Stress leiden, ist dies bewusst und nicht selten bringt man sich selbst unter Zeitdruck, indem man immer so viel erledigen möchte, wie gar nicht möglich ist. Nicht immer, aber doch oft, ist Stress vermeidbar, indem wir für alles, was wir tun müssen oder möchten, mehr Zeit einplanen.
Es ist ganz wichtig, regelmässige Pausen einzuplanen und sich auch für kleine Erfolge zu belohnen. Die Entspannungsübungen und regelmässige Bewegung an der frischen Luft helfen mit, unnötigen Stress abzubauen.

Die Psychotherapie zur Überwindung der Angst

Die kognitive Verhaltenstherapie

Mithilfe des Therapeuten setzt man sich schrittweise Situationen aus, welche die Angst hervorrufen. Man nennt dies „Expositionsverfahren". Dabei setzt man sich so lange einer angstauslösenden Situation aus, bis die Angst langsam nachlässt. Es ist das Ziel, zu lernen, diese Situationen immer weniger vermeiden zu müssen, indem man sich allmählich an diese gewöhnt. Dieses Verfahren hat sich vor allem gegen Phobien und Panikanfälle bewährt. Auch haben sich Therapiegruppen bewährt. Man erlebt, dass andere ähnliche Probleme haben und kann sich mit ihnen austauschen. Manchmal, aber nicht immer, bringt die Teilnahme in einer Selbsthilfegruppe eine gewisse Erleichterung. Doch besteht unter Laien immer eine gewisse Gefahr, dass man durch unkontrollierte Übertragungen verletzt wird, da kein erfahrener Therapeut dabei ist, der dies verhindert.

Die analytische Psychotherapie

Indem man mit Hilfe des Analytikers sich so weit entspannt, dass aus dem Unbewussten Assoziationen auftauchen und man ihm diese mitteilt, kann man in die tiefen Ebenen innerer Wahrnehmung eindringen und allmählich erkennen, dass die Angst, an der man leidet, eine Illusion ist, welche in der derzeitigen Realität keinen Sinn macht. Sobald wir dies erkannt haben, legt sich die Angst für immer. Dies ist der therapeutische Weg zur Ursache und zu einer dauerhaften Heilung. Dabei kann es sehr helfen, die analytische Therapie mit der klassischen Homöopathie zu kombinieren. Ideal ist, wenn der Analytiker darin selbst viel Erfahrung hat. Ansonst lohnt es sich, zusätzlich einen in klassischer Homöopathie sehr erfahrenen Arzt oder Heilpraktiker aufzusuchen, mit welchem der Analytiker bereit ist, zusammenzuarbeiten.

Die medikamentöse Therapie mit Anxiolytika

Der Name „Anxiolytikum" bedeutet „Angstauflöser". Diese Medikamente werden auch „minor tranquilizer" oder seltener „Ataraktika" genannt.

Benzodiazepine

Leo Henryk entdeckte, als er in den 1950er-Jahren in den Forschungslaboratorien der Basler Firma Hoffmann-La Roche arbeitete, teils zufällig die beruhigende Wirkung von Chlordiazepoxyd. Wenig später wurde diese Substanz als „Valium®" auf den Markt gebracht und bald wurden daraus verschiedene Varianten entwickelt.

Benzodiazepine wirken angstlösend, beruhigend (sedierend), entspannen die Muskulatur wirken einschläfernd (hypnotisch). Sie löschen das Erinnerungsvermögen für die Zeit ihrer Wirkung aus (Amnesie) und sie erhöhen im Gehirn die Krampfschwelle und wirken dadurch antiepileptisch (antikonvulsiv). Darum werden gewisse Benzodiazepine als Antiepileptika vermarktet. Im Tierversuch wirken sie schmerzstillend (analgetisch)[51]. Einige Benzodiazepine werden als Psychopharmaka eingesetzt. Diazepam (Valium®), Lorazepam (Temesta®) und Midazolam (Dormicum®) bezeichnet die WHO als unentbehrliche Medikamente[52]. Im Vergleich zu den Barbituraten haben die Benzodiazepine eine grössere therapeutische Breite. Dies bedeutet, dass die Differenz der Dosis zwischen der Wirksamkeit und der Toxizität grösser ist. Darum haben sie die Barbiturate weitgehend verdrängt. Sie wirken auf die sogenannten GABA-Rezeptoren der Nervenzellen. Dies sind die wichtigsten hemmenden Rezeptoren im Gehirn.

Anfangs wurden diese Medikamente mit grosser Begeisterung verschrieben, bis endlich eingesehen wurde, dass man rasch davon abhängig wird. Die Wirkung, für welche Ärzte ein Medikament zu verschreiben pflegen, ist die *Primärwirkung*. Sie hält so lange an, wie der Wirkspiegel im Blut vorhanden ist. Danach erscheint aber die Gegenregulation des Organismus, was eine gegenteilige *Sekundärwirkung* erzeugt. Nimmt man ein Beruhigungsmittel ein gegen seine Angst, so ist die Primärwirkung, dass man sich ruhiger fühlt. Danach kommt aber die Unruhe und Angst umso stärker zurück, als Sekundärwirkung, sodass man sich gezwungen fühlt, dasselbe Medikament wieder einzunehmen. Darum erzeugen alle allopathischen Medikamente gegen Angst oder Schlaflosigkeit eine starke Abhängigkeit. Dies ist eine chemische Abhängigkeit und die Fähigkeit zu Schlafen wird nach und nach behindert, bis sie ganz zerstört ist. Die Primärwirkung lässt allmählich nach, sodass die Dosierung erhöht werden muss.

Als dieses Drama allmählich anerkannt wurde, begann man auf Anxiolytika anderer Substanzgruppen auszuweichen. Menschen mit Myasthenia gravis, Ataxie, Engwinkelglaukom, Schlaf-Apnoen, Allergien gegen Benzodiazepine, sowie Alkohol-, Drogen- oder Medikamentenabhängigkeit dürfen auf keinen Fall Benzodiazepine einnehmen. Bei einer Vergiftung in suizidaler Absicht kann als Gegenmittel Flumazenil (Anexate®) intravenös injiziert werden. Dieses hebt die Wirkung der Benzodiazepine aber nur während knapp einer Stunde auf, sodass oft weitere Gaben notwendig sind. Die folgende Tabelle zeigt die gebräuchlichen Benzodiazepine, dies um zu ermöglichen, sich ein Bild darüber zu beschaffen, wie eine eventuell verschriebene Substanz wirkt und wie lange sie wirkt:

Substanz	**Markennamen®**	**Besonderheit der Wirkung**	**Wirkdauer**
Adinazolam	Deracyn	beruhigend, angstlösend	1½ bis 3 Stunden
Alprazolam	Xanax, Tafil, Xanor, Kasol	beruhigend, angstlösend	12–15 Stunden
Bromazepam	Lexotanil, Bromazanil, Gityl, Lexostad, Normoc	beruhigend, angstlösend	15–28 Stunden
Camazepam	Albego	angstlösend, Schlafmittel	6–11 Stunden
Chlordiazepoxid	Librax, Libotrol, Limbitrol	beruhigend	5–30 bzw. 48–96 Stunden
Cinolazepam	Gerodorm	Schlafmittel	4–6 Stunden
Clobazam	Urbanyl, Frisium, Urbazam, Noiafren, Castilium	beruhigend, angstlösend, antiepileptisch	18 Stunden bzw. 36, 80, 120 Stunden
Clonazepan	Rivotril, Antelepsin	antiepileptisch	30–40 Stunden
Clorazepat	Tranxene, Tranxilium	beruhigend	30–90 Stunden
Cloxazolam	Olcadil, Lubalix, Akton, Elum	beruhigend	55–75 Stunden

Substanz	Markennamen®	Besonderheit der Wirkung	Wirkdauer
Delorazepam	Dadumir, EN	angstlösend	80–115 Stunden
Diazepam	Valium, Diazep-CT, Stesolid, Pazepum, Caliquid, Psychopax, Paceum, Faustan, Gewecalm	angstlösend, beruhigend, antiepleptisch	24–48 Stunden Für den aktiven Metaboliten: 30–90 Stunden
Dioxefazepam	Doxans	hypnotisch	3–4 Stunden
Estazolam	Nuctalon, Dormnalid	hypnotisch	10–24 Stunden
Fludiazepam	Erispan	hypnotisch	10–30 Stunden
Flunitrazepam	Rohypnol, Fluninoc	hypnotisch	10–30 Stunden
Flurazepam	Dalmadorm, Staunadorm	hypnotisch	1 ½ Stunden. Für den aktiven Metaboliten: 30–90 Stunden
Halazepam	Pacinone, Alapryl, Paxipam	beruhigend	60–90 Stunden
Loprazolam	Sonin	beruhigend	8–9 Stunden
Lorazepam	Temesta, Tolid, Tavor, Ativan, Merlit	beruhigend, antiepileptisch	13–16 Stunden
Lormetazepam	Loramet, Noctamid, Loretam, Ergocalm, Sedalam	hypnotisch	10–14 Stunden
Ketazolam	Unakalm, Ansieten, Anxon, Loftran, Anseren	beruhigend, angstlösend, antiepileptisch	50 Stunden
Medazepam	Nobrium, Rudotel	beruhigend	2–5 Stunden, für den aktiven Metaboliten: 30–90 Stunden
Metaclazepam	Talis	angstlösend	16 Stunden
Mexazolam	Melex, Sedoxil	angstlösend	74 Stunden
Midazolam	Dormicum, Sedoxil	angstlösend, hypnotisch	1½–2½ Stunden
Nimeazepam	Erimin	hypnotisch	18–30 Stunden
Nitrazepam	Mogadon, Imeson, Novanoyx, Radedorm, Dormopuren	hypnotisch, antiepileptisch	18–30 Stunden
Oxazepam	Seresta, Anxiolit, Adumbran, Durzepam, Praxiten	beruhigend	5–15 Stunden
Oxazolam	Sera, Serebon, Serenal	beruhigend	1½ Stunden, für den aktiven Metaboliten 30–90 Stunden
Phenazepam	Fenazepam, Fenazepin	beruhigend	60 Stunden
Pyrazolam	Pyrazolam	angstlösend	16–18 Stunden
Quazepam	Doral, Quiedorm	hypnotisch	25–41 Stunden
Temazepam	Normison, Planum, Remestan, Temazep	hypnotisch	5–13 Stunden
Tetrazepam	Musaril, Myolastan, Rilex	die Muskulatur entspannend	18 Stunden
Triazolam	Halcion	hypnotisch	1,4–4,6 Stunden

Zur hypnotischen Wirkung: dies bedeutet, dass das Mittel uns in einen künstlichen Schlafzustand hineinzwingt.

Zur Wirkdauer: Diese Medikamente werden im Stoffwechsel zu Metaboliten umgebaut, die oft noch eine teilweise Wirkung haben. Gerade bei langer Wirkdauer besteht darum die Gefahr einer Kumulation und dadurch einer immer stärker werdenden Langzeitwirkung.

Zur Sekundärwirkung: Jedes allopathische Medikament erzeugt seine Wirkung durch Verschiebungen im Stoffwechsel oder durch Verdrängung an gewissen Rezeptoren. Sobald die Wirkung nachlässt, setzt die Gegenregulation des biologischen Systems ein, als Entzugswirkung. Diese erzeugt eine Verstärkung des Zustandes, gegen welchen das Medikament genommen wurde. Das bedeutet bei den Anxiolytika, dass das Medikament eine Verstärkung der ursprünglichen Angst hinterlässt, bei den Hypnotika (Schlafmitteln) eine Unfähigkeit zu schlafen, bei den Antiepileptika eine erhöhte Anfallsbereitschaft und bei den muskelentspannenden Medikamenten eine erhöhte Verspannung der Muskulatur, stärker als dies vor der Einnahme des Medikamentes der Fall war. Daraus folgt der Zwang, das Medikament immer wieder einzunehmen und die *Gefahr eines dauerhaften Schadens im Sinne einer Abhängigkeit, Unfähigkeit zu schlafen, Unfähigkeit sich zu entspannen usw*. Bei Medikamenten deren Abbauprodukte noch wirksam sind, ist diese Gefahr besonders gross.

Die Ärzte wurden sich über das Problem der Abhängigkeit immer mehr bewusst. Darum ging in Deutschland die Zahl der verordneten Tagesdosen von Benzodiazepinen von 228 Millionen im Jahr 1995 auf 68 Millionen im Jahr 2004 zurück[53]. Allerdings wurden vermehrt Privatrezepte ausgestellt, die in dieser Statistik nicht erfasst wurden.

Antihistaminika

Diese Medikamente besetzen im Gehirn die H1-Rezeptoren für Histamin und reduzieren dadurch dessen Wirkung als Übertragungsstoff (Neurotransmitter) im Gehirn. Dadurch vermindern sie Angstgefühle und wirken sedativ (einschläfernd). Sie haben eine geringere Suchtwirkung als die Benzodiazepine, jedoch wesentlich mehr Nebenwirkungen, wie Kopfschmerzen, Schläfrigkeit, Mundtrockenheit, Erregungszustände bis zu Halluzinationen, Schwindel, verschwommenes Sehen, Erhöhung des Augendrucks, Herzrhythmusstörungen, Asthma bronchiale u.a. Für Personen über 65 Jahren werden sie offiziell nicht empfohlen. Das gegen Ängste am meisten verschriebene Antihistaminikum ist Hydralazin (Atarax®).

Neuroleptika

Der Name Neuroleptikum wurde aus altgriechisch νεῦρον = neũron = „Nerv" und λῆψις = lepsis = „ergreifen" gebildet. Diese Medikamente werden auch als Antipsychotika bezeichnet, da sie gegen die schizophrene Geisteskrankheit eingesetzt werden. Ihnen wird eine sedierende und den Realitätsverlust bekämpfende Wirkung zugeschrieben.

Am Ende des 19. Jahrhunderts stellte die deutsche Farbstofffabrik BASF chemische Farbstoffe her, die auch in der Histologie verwendet wurden. Beim Farbstoff Promethazin stellte man eine sedierende Wirkung und eine Antihistamin-Wirkung fest, die man gegen die Traumen des Krieges einzusetzen begann. Auch blockieren diese Drogen das vegetative Nervensystem, sodass sie während Narkosen als Zusätze zu Opium-Alkaloiden eingesetzt wurden. Dies bezeichneten die Ärzte damals als „Neuroleptanästhesie".

Dann entdeckte der französische Militärchirurg Henri Marie Laborit die starke Wirkung von Chlorpromazin auf die Psyche. Im Jahr 1950 wurde Chlorpromazin als Antihistaminikum eingeführt. Seine antipsychotische Wirkung wurde zu jener Zeit noch nicht erkannt. Im Jahr 1952 wurde schliesslich dessen sedierende und angstlösende Wirkung entdeckt und als „Neurolepsie" bezeichnet und man setzte Chlorpormazin unter dem Namen Largactil® bei schizophrenen Patienten ein und wenig später in den USA unter dem Namen Thorazine®. Bald beobachtete man, dass diese Medikamente, ähnlich wie das Blutdruckmittel Reserpin, als Nebenwirkung extrapyramidale Bewegungsstörungen verursachen. Dies sind Bewegungsstörungen ähnlich denjenigen der Parkinsonkrankheit.

Es zeigte sich bald, dass Chlorpromazin besonders gegen Verfolgungsängste (paranoide Ängste) wirksam ist. Dies veränderte die Therapie in psychiatrischen Kliniken radikal, Zuvor bewirkten die psychiatrischen Zwangsmassnahmen unsägliches Leid. Menschen, die an einem akuten psychotischen Schub litten, wurden gegen ihren Willen in Zwangsjacken gezwängt, mit kalten Duschen übergossen, mit Elektroschocks behandelt, angekettet und im Mittelalter wurden sie ausgepeitscht oder auf dem Scheiterhaufen verbrannt[54]. Wenn die Kranken sich selbst oder andere gefährdeten, mussten sie oft lebenslänglich in einer psychiatrischen Klinik bleiben, es sei denn, dass ihre Symptome mit der Zeit abklangen. In den USA zwang man die Patienten noch bis zur Mitte des 20.Jahrhunderts zu einer „Lobotomie", einer neurochirurgischen Operation, bei der man die Nervenbahnen zwischen dem Thalamus und dem Stirnlappen und Teile der grauen Substanz des Gehirns durchtrennte. Durch die Einführung der Neuroleptika sind all diese brutalen Methoden aus den psychiatrischen Kliniken verschwunden, hat sich die Dauer der Hospitalisierung massiv verkürzt und können viele Therapien ambulant durchgeführt werden.

Massive Angstzustände und ganz besonders die Verfolgungsängste und Halluzinationen behandelt die Psychiatrie heute mit Neuroleptika. Auch für weniger starke Angstzustände werden heute sogenannte „niederpotente Neuroleptika" verwendet. Da diese ein wesentlich grösseres Nebenwirkungspotenzial haben als Benzodiazepine, gelten sie jedoch als zweite Wahl. Am häufigsten werden Promethazin, Melperon und Pipamperon verschrieben.

Alle Neuroleptika haben sehr starke Nebenwirkungen
Extrapyramidale Bewegungsstörungen, wie Zittern, Tremor, Rigidität, Speichelfluss, verlangsamter Puls, unwillkürliche rastlose Bewegungen, Schaukeln, Gehen auf der Stelle, Schlurfen, Stampfen oder Schwingen von einem Bein auf das andere während des Sitzens (Akathisie). Manche Menschen gehen ständig auf und ab, um das Gefühl der Unruhe zu lindern, leiden unter unwillkürlichen Muskelkontraktionen mit verdrehenden Bewegungen oder schmerzhaften Haltungen (Dystonie). Diese extrapyramidalen Bewegungsstörungen sind Abhängig von der Dosierung und nicht bei jedem Patienten gleich stark. Bei älteren Patienten sind sie jedoch häufig. Melperon (Pipiperon®) senkt die Krampfschwelle des Gehirns, sodass es auch zu epileptischen Anfällen kommen kann. Alkohol verstärkt diese Nebenwirkungen bedeutend. Allergische Hautreaktionen kommen vor. Wie bei allen Neuroleptika wird das Hormonsystem gestört. Bei Männern kann es zum Brustwachstum, bei Frauen zu Menstruationsstörungen und pathologischem Milchfluss aus der Brustdrüse kommen, durch eine zu starke Ausschüttung von Prolaktin (Hyperprolaktinämie).

Promethazin (Prazin®, Phenergan®) dämpft die Aktivität des Gehirns und des vegetativen Nervensystems (anticholinerg), reduziert allergische Reaktionen und wird bei Unruhe- und Erregungszuständen, gegen Übelkeit und allergischen Reaktionen verabreicht. Im Gegensatz zu anderen Phenothiazinen wirkt es weniger stark antipsychotisch. Promethazin beeinflusst andere Medikamente zum Teil sehr stark (Interaktionen) und kann Herzrhythmusstörungen auslösen, da es im Elektrokardiogramm das Q-T-Intervall verlängert, welches die Phase der Repolarisation des Herzens widerspiegelt. Es hat starke Nebenwirkungen, wie Verwirrungszustände, Schläfrigkeit, Sehstörungen, Mundtrockenheit, Stuhlverstopfung und Störungen der Blasenentleerung u. a. In Kombination mit Codein wird Promethazin nicht selten als Rauschdroge missbraucht.

Melperon (Pipiperon®) wirkt ebenfalls nur schwach antipsychotisch. Es wird vorwiegend gegen Schlafstörungen, Verwirrtheits- und Unruhezuständen eingesetzt. Da es relativ gut verträglich ist, wird es besonders älteren Patienten verschrieben. Häufige Nebenwirkungen sind: Kopfschmerzen, Regulationsstörungen der Körpertemperatur, Sehstörungen, Mundtrockenheit, verstopfte Nase, Erhöhung des Augeninnendrucks (Glaukom), Stuhlverstopfung, Schwierigkeiten beim Wasserlassen, Übelkeit, Erbrechen, Durchfall und Appetitverlust.

Pipamperon: (Dipiperon®) wird bei chronischen Psychosen (Schizophrenien) eingesetzt.
Bei älteren Menschen mit psychotischen Störungen durch Demenz erhöht es die Mortalität um 4,5 %, am häufigsten durch einen plötzlichen Herztod oder durch eine Lungenentzündung. Pipamperon kann die Leber und die Nieren schädigen.

Besonderheiten einiger weiterer Neuroleptika
Buspiron (Truxal®) und *Opipramol* (Insidon®) sollen weniger abhängig machen, trotzdem kann es ganz schwierig werden, von diesen Medikamenten wieder loszukommen[55].

Fabomotizol (Afobazol®) ist ein Anxiolytikum das in Russland entwickelt wurde und als ideales Medikament angepriesen wurde. Sein Wirkungsmechanismus ist noch wenig erforscht. Es soll ein moderater reversibler MAO-A-Hemmer sein und den Serotoninspiegel erhöhen. MAO-Hemmer sind verschiedene Psychopharmaka gegen Depressionen (Antidepressiva). Die Übertragungsstoffe Serotonin, Noradrenalin und Dopamin des Gehirns sind Monoamine. MAO-Hemmer (Monoaminoxidasehemmer) nennt man Medikamente, welche den Abbau dieser Übertragungsstoffe hemmen, sodass deren Wirkspiegel im Gehirn erhöht werden. Fabomotizol soll Ängste mildern und geistig eher aktivieren. Besonders für asthenische, ängstlichen Menschen soll es geeignet sein und Misstrauen, Unsicherheit, Verletzlichkeit und die Gefühlsschwankungen mildern. Die Wirkung beginnt am 5.–7. Tag, mit Maximum am Ende der 4. Woche. Meistens wird es während höchstens 3 Monaten verschrieben und zwei Wochen nach Absetzen klingt die Wirkung wieder ab. Im Gegensatz zu den Benzodiazepinen soll Febomotizol weder schläfrig machen, noch Muskelschwäche erzeugen und die Konzentrationsfähigkeit und das Gedächtnis nicht beeinträchtigen. Zudem soll es keine Entzugssymptome erzeugen und nicht süchtig machen.

Pflanzliche Mittel gegen Angst und Depressionen

Die Pflanzenheilkunde kennt gut wirksame Arzneien gegen Angst, mit viel geringeren Nebenwirkungen als die chemischen Anxiolytika.

Die Baldrianwurzel (Valeriana offizinalis)
Der Name stammt von lateinisch valens = kräftig. Baldrian enthält ätherische Öle: Valerensäure, Isovaleriansäure, Valepotriate, Alkaloide[56] und das Flavonoid Linarin mit beruhigender und einschläfernder (sedierender) Wirkung[57]. Er enthält das Alkaloid Actinidin, ein Lockstoff für Katzen.

Baldrian wirkt gegen Unruhe- und Angstzustände, Schlafstörungen, nervös bedingte Herzbeschwerden und Krämpfe im Magen-Darm-Bereich. Am meisten wird die Trockensubstanz aus den Wurzeln verwendet[58]. Auch als Badezusatz wirkt er beruhigend. Wissenschaftliche Belege für manche dieser Wirkungen fehlen jedoch. Die Wirkung entsteht durch die Kombination verschiedener Inhaltsstoffe, denn sie konnte keiner einzelnen Substanz zugeordnet werden. Es gibt Hinweise, dass Lignane einen Teil der schlaffördernden Wirkung ausmachen. Darum bezeichnet man diese als „Schlaflignane". Ihre Wirkung setzt an den Rezeptoren der Neurone des Gehirns für Adenosin an, den Adenosin-A1-Rezeptoren. Sind die Nervenzellen unseres Gehirns überlastet, so produzieren sie Adenosin und dieses hemmt in den Dendriten der Neurone den Eingang weiterer Information, um sie zu schützen, sodass wir müde werden. Während das Koffein das Adenosin von diesen Rezeptoren verdrängt und diesen Schutzvorgang sabotiert, bewirken die Schlaflignane von Valeriana diesen Schutz und wirken dadurch beruhigend, angstlösend und machen schläfrig. Darum bezeichnet man die Schlaflignane des Baldrians auch als „pflanzliches Adenosin"[59,60,61,62]. In vielen Fertigarzneimitteln wird die Baldrianwurzel mit anderen Arzneien, die ebenfalls beruhigend wirken, kombiniert: mit Hopfen, Melisse, Passionsblume (Passiflora incarnata), Frauenmantel und Wacholderbeeren.

Zur Akutbehandlung einer Angstkrise ist der Baldrian nicht geeignet, denn seine Wirkung erscheint erst nach individuell verschieden langer Zeit. Dies kann mehr als zwei Wochen dauern. Als Nebenwirkungen kann er Magen-Darm-Beschwerden, Übelkeit oder auch Bauchkrämpfe verursachen. Nimmt man ihn zur Beruhigung ein, so darf man zwei Stunden danach weder Autofahren noch Maschinen bedienen, da er schläfrig macht und das Reaktionsvermögen vermindert. Er soll nicht mit chemischen Schlafmitteln und nicht mit Alkohol kombiniert werden, da sonst ungünstige Interaktionen entstehen können.

Der Baldrian ist ein sehr gutes Beruhigungs- und Schlafmittel, denn im Gegensatz zu allen chemischen Schlafmitteln macht er nicht süchtig. Auch gibt es keinen Wirkungsverlust, sodass die Dosierung nicht gesteigert werden muss, um die Wirksamkeit zu erhalten. Die höchste Dosis ist abhängig von der Zubereitungsform. Darum muss sie der Packungsbeilage entnommen werden. Bei Trockenextrakt beträgt die Dosierung abends 500 mg/Tag. Dosiert man ihn höher als täglich 900 mg, so muss man damit rechnen, dass man tagsüber müde ist. Baldrian hat eine hohe therapeutische Breite, sodass, im Gegensatz zu chemischen Beruhigungs- und Schlafmitteln selbst eine bedeutende Überdosis nicht lebensgefährlich ist. Dabei würde starke Müdigkeit, Zittern, sowie Sehstörungen und Magenkrämpfe entstehen. In jedem Fall einer Überdosierung muss sofort ein Arzt konsultiert werden.

Im Gegensatz zu allen chemischen Beruhigungs- oder Schlafmitteln kann der Baldrian über längere Zeit angewandt werden. Gemäss mehreren Studien gilt die Einnahme während 4 Wochen als sicher. Über Folgen einer noch längeren Einnahme gibt es keine Daten. Nach dem Absetzen kann es zu Entzugserscheinungen kommen, wie Schwindel, Herzrasen und Orientierungsstörungen. Darum sollte ein oder zwei Wochen vor dem Ende der Behandlung die Dosis langsam reduziert werden. Der Baldrian enthält Valepotriate. Durch Laboruntersuchungen mit grossen Mengen an Valepotriaten wurde nachgewiesen, dass diese in hoher Dosis Krebs erregen können. Baldrian, der in Europa angebaut wird, enthält jedoch diesen Inhaltsstoffe zu höchstens 1 %, jener aus Asien und Südamerika 3–8 %. Die auf dem europäischen Markt erhältlichen Baldrianpräparate sind europäischen Ursprungs, sodass kein Grund zur Sorge besteht. Wir können diese Therapie unter ärztlicher Überwachung empfehlen.

Der Echte Hopfen (Humulus Lupulus)

Als Arznei werden die Hopfenzapfen (Lupuli flos, Strobuli Lupuli, Strobulus Lupuli) verwendet. Dies sind die getrockneten, vollständigen weiblichen Blütenstände der Pflanze und die Hopfendrüsen (Lupuli glandula, Hopfenmehl, Lupulin), die von den Fruchtständen abgesiebten Drüsenhaare. Seit dem 18. Jahrhundert wird der Hopfen als leichtes Einschlaf- und Beruhigungsmittel verwendet. Diese Wirkung ist wissenschaftlich bestätigt[63]. Es wurde nachgewiesen, dass Bestandteile des Hopfens sich an die Rezeptoren des Schlafhormons Melatonin binden. Wie Melatonin senkt es die Körpertemperatur, was das Einschlafen erleichtert. Durch die Verbindung von Humulon und Lupulon entsteht aus Bitterstoffen 2-Methylbut-3-en-2-ol. Man vermutete, dass dieses die beruhigende Wirkung erzeugt. In der Aromatherapie verwendet man Hopfenblüten als „Aromakissen“ und Hopfenauszüge als Badezusatz. Der Hopfen enthält Hopein (8-Prenylnaringenin), das eine Östrogenwirkung hat. Da der Hopfen ähnlich wie unser Schlafhormon Melatonin wirkt, wird er als „pflanzliches Melatonin“ bezeichnet[64,65]. Als mittlere Tagesdosis werden 0,5 g der Arznei bzw. 1–2 ml der Tinktur empfohlen. Als Tee werden ca. 0,5 g der zerkleinerten Hopfenzapfen mit siedendem Wasser übergossen und nach 10–15 Minuten durch ein Teesieb gegeben (1 Teelöffel entspricht etwa 0,4 g). Da der Tee recht bitter ist, empfiehlt sich die Kombination mit anderen beruhigend wirkenden Pflanzen wie Melisse oder Lavendel. Neben- oder Wechselwirkungen oder Gegenanzeigen für Hopfenzapfen sind nicht bekannt. Trotzdem sollten Schwangere und Stillende Frauen und Kinder den Hopfen nur mit Vorsicht geniessen.

Bei Kontakt zu frischen, ungetrockneten Hopfenzapfen kann die sogenannte Hopfenpflückerkrankheit entstehen, mit Kopfschmerzen, Schläfrigkeit, Gelenkbeschwerden, Bläschenbildung auf der Haut und Bindehautentzündung. Sind sie getrocknet, so besteht hierfür keine Gefahr. Der Hopfen muss trocken und vor Licht geschützt gelagert werden. Der Tee sollte in eine Dose eingefüllt und vor jeder Zubereitung kräftig geschüttelt werden. Da sich die Drüsenhaare bei längerer Lagerung absetzen können, sodass die Bitterstoffe ungleich verteilt werden[66]. Wir können diese Therapie empfehlen.

Die Kombination von Baldrian und Hopfen

Die Adenosin-Wirkung des Baldrians ergänzt sich mit der Melatonin-Wirkung des Hopfens in idealer Weise. Dadurch wirkt diese Kombination ähnlich wie die natürliche Schlafregulation. Auch diese Therapie können wir empfehlen.

Das Echte Johanniskraut (Hypericum perforatum)

Volkstümlich wird das Echte Johanniskraut (lateinisch hypericum perforatum), auch als „Herrgottsblut“ bezeichnet. Der Name bezieht sich auf Johannes den Täufer, da die Pflanze um den Johannistag, den 24. Juni blüht. Dies belegt auch die lateinische Bezeichnung „Flores sancti Johannis“, der englische Name „St John’s wort“ und der spanische Name „hierba de San Juan“. Die Pflanzenteile sind leicht giftig. Die getrockneten Blüten des Behaarten Johanniskrauts enthalten bis zu 1,4 % des roten Farbstoffes Hypericin („Johannisblut“). Bei unpigmentierten weissen Weidetieren bewirkt das Hypericin nach Sonnenbestrahlung, dass die roten Blutkörperchen sich auflösen (Hämolye). Die Tierärzte nennen dies eine „Hartheukrankheit“.

Johanniskraut guter Qualität enthält vor allem in den Exkretblättern der Blüten und Knospen 0,1 – 0,15 % Hypericine. Diese enthalten zu 2 – 4 % Flavonoide und Bioflavone, die für die Wirkung verantwortlich sind. Zudem enthält diese Art des Johanniskrauts in den Blüten und Früchten antibiotisch wirksames Hyperforin und Adhyperforin. Heute geht man davon aus, dass die therapeutische Wirkung durch ein Zusammenwirken mehrerer Wirkstoffe und Wirkmechanismen zustande kommt, denn der Gesamtextrakt bewirkt eine deutlich stärkere Hemmung des Enzyms Monoaminoxidase (MAO). Dadurch wird der Serotoninspiegel stärker erhöht und ist die antidepressive Wirkung ebenfalls verstärkt.

Das Echte Johanniskraut gehört unter die in Europa als Beruhigungsmittel und Antidepressivum am häufigsten angewendeten Heilpflanzen. Seine Wirksamkeit ist besser belegt als bei anderen pflanzlichen Präparaten mit ähnlicher Wirkung. Im Vergleich zu allen chemischen Antidepressiva hat das Johanniskraut deutlich weniger Nebenwirkungen[67]. Heute wird diese Arznei zur Behandlung nervöser Unruhe (Angst) und leichter, bis mittelschwerer Depression eingesetzt.

Johanniskraut-Arzneimittel sind im Allgemeinen gut verträglich. Unerwünschte Nebenwirkungen sind gering oder treten selten auf[68]. Nebenwirkungen des Johanniskrauts sind: leichte Magen-Darm-Beschwerden, Kopfschmerzen, Erregung und Müdigkeit und eine vermehrte Neigung zu Sonnenbrand als phototoxische Reaktion. In Einzelfällen wurde von manischen Episoden berichtet, die durch Johanniskraut ausgelöst worden seien[69]. Die Phototoxizität entsteht erst bei einer Überdosierung um das 20-fache der empfohlenen Tagesdosis von 900 bis 1500 mg[70]. Hellhäutige Menschen, die Johanniskraut regelmässig einnehmen und sich in Solarien oder auf Urlaubsreisen bräunen wollen, sollten das Johanniskraut 14 Tage vor der ersten Licht- bzw. Sonneneinstrahlung absetzen. Menschen, die besonders empfindlich sind auf Sonnenlicht, sollten Johanniskraut nicht einnehmen. Allergische Hautreaktionen sind möglich. Auch Rinder und Pferde, die zu viel Johanniskraut fressen, zeigen die genannten Symptome. Bei sehr hohen Dosierungen kann auch bei der Therapie mit Johanniskraut ein leichtes „Serotoninsyndrom“ entstehen, mit Schwindel, Grippegefühl, Bewusstseinstrübung, unwillkürlichen Muskelzuckungen und Angstzuständen. Dabei darf man diese Symptome der Überdosierung nicht mit den depressiven Symptomen verwechseln und die Dosis noch erhöhen, sondern man muss sie sofort stark reduzieren.

Das Johanniskraut ist apothekenpflichtig, da es einen verstärkten Abbau anderer Wirkstoffe bewirken kann. Davon ausgenommen sind Johanniskrautpräparate mit einer kleineren Tagesdosis als 1 g bzw. weniger als 1 mg Hyperforin, Tees, Zubereitungen zur äusseren Anwendung und ölige Zubereitungen (Rotöl). Aufgrund der Wechselwirkungen wurde Johanniskraut in der Republik Irland schon vor einigen Jahren der Verschreibungspflicht unterworfen. Johanniskrautpräparate zur Behandlung mittelschwerer Depressionen sind höher dosiert und rezeptpflichtig.

Johanniskraut verstärkt in der Leber die Bildung der Enzyme Cytochrom P450 3A4 und Cytochrom P450 1A2, sodass viele Medikamente schneller abgebaut werden[71]. Diese Enzyme bauen auch Hormone ab. Darum kann die Wirkung hormoneller Verhütungsmittel unsicher werden[72]. Auch gibt es Wechselwirkungen mit bestimmten AIDS-Medikamenten (HIV-Proteaseinhibitoren), Antibiotika wie Clarithromycin und einigen Antidepressiva. Solche Medikamente können ihre Wirkung teilweise oder auch ganz verlieren. Auch die Wirkung von Immunsuppressiva, die zum Beispiel gegen Abstossungsreaktion von Transplantaten gegeben werden, wird abgeschwächt, was schwere Folgen haben kann. Auch die Wirkung von Finasterid, das oft gegen die Prostatavergrösserung und Haarausfall verschrieben wird, wird durch Hypericum abgeschwächt und die Wirkung trizyklischer Antidepressiva, wie Amitriptylin, Nortriptylin und die Wirkung von Herzglykosiden (Digoxin, Digitoxin), Blutverdünnungsmitteln (Phenprocoumon), Methadon, Buprenorphin und gewisser Antiepileptika, wie Carbamazepin, Valproinsäure und die Wirkung von Benzodiazepinen, wie Diazepam, Alprazolam, Lorazepam und Benzodiazepin ähnliche Substanzen, wie Zolpidem und Zopiclon, wird abgeschwächt[73]. Hypericum sollte nicht mit chemischen Antidepressiva, wie Fluoxetin, Paroxetin, Citalopram etc. kombiniert werden. Wir können die Therapie mit Hypericum anstelle chemischer Antidepressiva unter ärztlicher Überwachung empfehlen.

Die Kombination von Johanniskraut und Hopfen

Wissenschaftlich wurde nachgewiesen, dass die Einnahme von Echtem Johanniskraut kombiniert mit Hopfen den Serotoninspiegel deutlich stärker erhöht, als das Johanniskraut allein. Solche Präparate sind viele im Handel. Unter ärztlicher Überwachung können wir auch diese Therapie sehr empfehlen.

Lavendel (Lavandula angustifolia)

Der Echte oder schmalblättrige Lavendel (Lavandula angustifolia, Lavandula officinalis, Lavandula vera) wird zur Zier, zur Gewinnung der ätherischen Öle und als Heilpflanze genutzt. Er stammt aus den Küstenregionen des Mittelmeeres, wo er an trockenen, warmen, felsigen Hängen wild wächst. Die Benediktiner Mönche führten ihn bis nördlich der Alpen ein. Obschon aus dem Süden stammend, verträgt er die kalten Temperaturen des Winters, wenn unter dem Schnee geschützt, sogar in Höhenlagen der Alpen. Heute ist er auch als Gartenpflanze beliebt. Die grössten Anbauflächen befinden sich in der Hochprovence. Dort wird häufiger anstelle des Echten Lavendels der „Lavandin" angebaut, eine natürliche Hybride des Echten Lavendels und der breitblättrige Speik-Lavendel (Lavandula latifolia), aus welchen kostengünstigeres ätherisches Öl gewonnen werden kann. Dessen Duft ist jedoch schwächer als derjenige des Echten Lavendels. Je kälter die Gegend ist, desto weniger Geruchsstoffe bildet der Lavendel.

Das ätherische Öl wird aus den Blütenständen und Stängeln destilliert. Damit die Ausbeute gut ist, wird am frühen Morgen oder kurz nach dem Regen geerntet, sobald die Blüten wieder trocken sind. Sogenanntes „Lavendel fein" wird aus Lavandula angustifolia gewonnen. „Lavendel extra" aus wildem Berglavendel, der in 1800 m Höhe wild wächst. Getrocknete Lavendelblüten enthalten 1,3 bis

3 Prozent ätherisches Öl und zudem Lamiaceengerbstoffe und Phenolcarbonsäuren, zum Beispiel Rosmarinsäure. Ätherisches Öl, das durch Wasserdampfdestillation gewonnen wird, enthält 20–40 % Linalool und 25–47 % Linalylacetat und als weitere Terpene cis-Ocimen, β-Caryophyllen, Limonen und Terpinen-4-ol.

Als Arzneimittel dienen die kurz vor der völligen Entfaltung geernteten und getrockneten Lavendelblüten (Lavandulae flos). Dann wird das Öl aus den frischen Blüten und Blütenständen durch Wasserdampfdestillation gewonnen. Auch im Badewasser wirkt er beruhigend. Der Lavendel wirkt gegen innere Unruhe, nervöse Erschöpfung, Einschlafstörungen, Migräne und nervöse Magen-Darm- und Gallenbeschwerden. Lavendelöl wirkt antibiotisch, auch gegen Candida albicans Pilze[74,75,76] und wirkt entzündungshemmend. Ätherisches Lavendelöl, unverdünnt, oft aufgetragen, heilt Risse an Fingern oder entzündete Ränder von Finger- und Zehennägeln.

Die Wirkung gegen Angststörungen wurde durch eine Doppelblindstudie nachweisen[77]. Die Aromatherapie verwendet zur Beruhigung das Aroma verdunsteten Linalylacetats. Die Lavendelblüten können als Tee angegossen werden. Er wirkt beruhigend, Galle treibend und gegen Blähungen: 1 Teelöffel frische oder getrocknete Blüten übergiesst man mit heissem Wasser und lässt den Tee zehn Minuten zugedeckt ziehen, damit die ätherischen Öle ins Teewasser übergehen. Davon trinkt man 3-mal täglich 1 Tasse. Wir können die Anwendung dieser Heilpflanze sehr empfehlen.

Piper mythisticum (Kava-Kava, Rauschpfeffer)
Man ist nicht sicher, ob diese Heilpflanze ursprünglich von den Inseln des südlichen Pazifiks herstammt oder aus Neuguinea. In Tongaischer und Marquesischer Sprache nennt man sie „Kava-Kava". Dort trinkt man Tee aus der Kava-Kava Wurzel bei religiösen Zeremonien und kulturellen Veranstaltungen. Die Kava ist mit dem schwarzen Pfeffer verwandt und ähnelt diesem sowohl im Aussehen, als auch im pfefferartigen Geschmack. In den traditionellen Gesellschaften Polynesiens, Mikronesiens und auch Melanesiens war und ist der Konsum von Kava in der Regel reine Männersache, doch wird er heute in touristischen Gebieten bei folkloristischen Anlässen auf Tahiti, Fidschi oder Guam auch weiblichen Gästen angeboten. In Hawaii wurden für medizinische, religiöse, politische, kulturelle und soziale Zwecke von allen sozialen Klassen rund 30 Kava-Arten als Feierabendgetränk genutzt, zum Entspannen und Lockern der Muskeln und zwar von Männern und Frauen. Sogar unruhigen Kleinkindern wurde Kava gegeben, damit sie sich beruhigen und einschlafen können.

Heute findet man in vielen US-Staaten Kava-Bars. Dort verwendet man nur Produkte, die aus der Wurzel gewonnen werden, aus Wurzelpulver oder Extrakten. Diese werden mit Wasser oder mit Milch aufgegossen und es wird Lecithin zugefügt, damit sich die Kavapyrone besser auflösen. Mancherorts werden auch Kava-Getränke angeboten: in den USA als „Bula" oder andernorts als „Kava-Cola" bezeichnet. In vielen Ländern werden pharmazeutische Erzeugnisse aus Kava als Beruhigungsmittel verkauft. In Deutschland erhielt man Kava-Wurzelstockextrakt zur Behandlung leichter Angstzustände unter den Handelsnamen Antares®, Neuronika®, Kava-Ratiopharm®, Kavosporal forte® und Kavatino®. Im Jahr 2002 wurde dies wegen Leberschäden in Deutschland verboten, und 2015 unter entsprechenden Warnhinweisen wieder zugelassen.

Kava-Kava ist reich an Inhaltsstoffen: Die Wurzelstöcke enthalten zu 3 bis 20 %

Kavapyrone, Flavokavin A und B und geringe Mengen an Sitosterol, Stigmastendion, Cepharadion A, geringe Mengen ätherischer Öle, und einige organische Säuren (zum Beispiel: Oxo-n-nonansäure, Phenylessigsäure, Zimtsäure, p-Methoxyphenylessigsäure)[78,79]. Die Blätter und die Rinde enthalten zudem Pipermethystine und Awain, die, wie man vermutete, zu Leberschäden beitragen. In kommerziell erhältlichen Zubereitungen aus den Wurzeln sind diese Alkaloide nicht enthalten.

In einer Plazebo-kontrollierten Studie wurde die anxiolytische Wirkung der Kavapyrone wissenschaftlich nachgewiesen[80]. Kava wirkt aber auch schmerzlindernd (analgetisch) und antioxidativ. Kava-Kava wirkt entspannend, hebt die Stimmung und macht gesprächig (leicht euphorisierend), vermindert innere Unruhe und löst Muskelverspannungen. Man fühlt sich wohl, entspannt und kann klar denken. Im Schlaf erholt man sich in der Regel besser und spürt am anderen Morgen keine Nachwirkungen.

Kava-Kava hat aber auch Nebenwirkungen, wie leichtes, vorübergehendes Taubheitsgefühl in den Lippen und der Zunge, vermindertes Sehvermögen, eine eingeschränkte Reaktionsfähigkeit, Gelbfärbung und allergische Reaktionen der Haut. In der Schwangerschaft und Stillzeit darf es nicht eingenommen werden und auch nicht, wenn die Leber bereits geschädigt ist. Bei hoher Dosierung und langer Dauer der Einnahme können gefährliche Nebenwirkungen, wie ein Gewichtsverlust, Unterernährung, ein Leber- und Nierenschaden, Hautausschläge, Bluthochdruck im Lungenkreislauf (Pulmonale Hypertonie) und bedeutende, krankhafte Veränderungen des Blutbildes entstehen[81]. Kava-Kava ist als Nahrungsergänzungsmittel in Kapseln erhältlich. Es darf unter ärztlicher Überwachung in einer Dosierung von 120 mg/Tag und während höchstens zwölf Wochen eingenommen werden. Wir können diese Therapie nach sorgfältiger klinischer und Laboruntersuchung und unter ärztlicher Überwachung empfehlen.

Die Passionsblume (Passiflora)
Die meisten der über 530 Passiflora-Arten stammen aus Südamerika, dem Mittel- und südlichen Nordamerika, und etwa 25 Arten aus Australien. Christliche Einwanderer sahen in den Blüten Symbole der Passion Christi. Die zehn Blütenblätter symbolisieren die Apostel ohne Judas und Petrus, die violett-weisse Nebenkrone mit dem rotgetüpfelten Nektarienkranz die blutige Dornenkrone, die fünf gelben, pentagon-ähnlichen Staubblätter die fünf Wunden Christi und die oben rotbräunlichen Griffel die Kreuznägel und die Sprossranken wurden als Symbol für die Geissel gedeutet[82]. Dementsprechend entstand der Name Passiflora incarnata bzw. „die fleischgewordene Passionsblume“. Im Laufe der Zeit deuteten die Christen auch andere Pflanzenteile als Leidenswerkzeuge, so zum Beispiel das Blatt als die „Lanze des Longinus“.

Verschiedene Passiflora-Gattungen enthalten Indol-Alkaloide (beta-Carboline Harman, Harmin, Harmol, Harmalol und Harmalin), Flavonoide (Chrysin, Vitexin, Isovitexin, Orientin und Isoorientin) und Saponine, wie Quadrangulosid. Noch sind nicht alle Inhaltsstoffe dieser Pflanze identifiziert und gibt es nicht viele Studien zu den Inhaltsstoffen.

Die Phytotherapie verwendet die Blätter von Passiflora incarnata gegen nervöse Unruhe, Anspannung, Reizbarkeit oder Angstzustände und dadurch bedingte Schlafstörungen, Rückenschmerzen und Verspannungen, Herz- oder Magen-, Darmbeschwerden. Man verwendet sie gegen depressive Verstimmungen, Hysterie oder Asthma bronchiale. Nebenwirkungen sind keine bekannt. In der Schwangerschaft und Stillzeit sollte Passiflora nicht eingenommen werden, da zu wenig Erfahrung mit möglichen Auswirkungen vorhanden ist. Die Blätter und die Stängel können frisch oder auch getrocknet als Tee getrunken werden und sie sind in vielen Präparaten enthalten. Man findet die Passiflora in vielen Kombinationspräparaten, teilweise auch in flüssiger Form, gemischt mit Baldrian, Johanniskraut, Hopfen, Melisse oder Weissdorn. Von Wala gibt es das Mittel Passiflora compositum® als Globuli velati. Wala empfiehlt für Kleinkinder eine Dosierung von 3-mal täglich 3–5 Globuli, und für Kinder ab 6 Jahren und Erwachsene 3-mal täglich 5–10 Globuli, die man unter der Zunge zergehen lässt. Wir können dies durchaus empfehlen.

Weihrauch (Boswellia)
Der Name stammt von Mittelhochdeutsch wīhrou[c]h, was „heiliges Räucherwerk" bedeutet. Das luftgetrocknete Gummiharz wird von verschiedenen Boswellia-Arten gewonnen. Nicht nur kultisch, als Räucherwerk, wird Weihrauch verwendet, sondern auch als Arznei. Weihrauchharz ist grobkörnig bis stückig und von durchscheinend braun-gelber bis rötlich-brauner Farbe. Durch Schnitte in den Stamm und die Äste des Boswelliabaumes tritt eine klebrig-milchige Flüssigkeit aus, die an der Luft zu Weihrauchharz trocknet. Die erste Ernte ergibt nur ein sehr minderwertiges Harz, das früher nicht verwendet wurde, heute aber ebenfalls vermarktet wird. Drei Wochen nach dem Einschneiden kann man eine annehmbare Qualität ernten, die im Laufe weiterer Wochen immer besser und reiner wird. Jeder Baum ergibt zwei bis zehn Kilogramm Harz, je nach dessen Grösse und Alter. Mehr als 82 % des Weihrauchs stammt aus Somalia, der Rest aus dem angrenzenden südlichen Arabien, Eritrea, Äthiopien, Sudan und aus anderen zentralafrikanischen Ländern.

Die Geschichte des Weihrauchs
Der Duft, der beim Verbrennen des Weihrauchs entsteht, machte ihn von alters her beliebt bei kultischen Feiern. Der Ursprung seiner Verwendung war der kanaanäische Räucherkult.

Im alten Ägypten wurde der Weihrauch bei vielen Kulthandlungen verwendet und man nannte die Harzperlen des Weihrauchs „Schweiss der Götter". Damals verwendeten viele antike Kulturen den Weihrauch. Im alten Israel lehnte man dies zunächst als „Neuerung" ab, bis er viel später trotzdem Eingang in den Tempel-Gottesdienst fand. Um das Jahr 540 vor Christus, im nachexilischen zweiten Tempel von Jerusalem, befand sich vor dem „Vorhang des Allerheiligsten" der Rauchopferaltar, auf dem morgens und abends ein Weihrauchopfer dargebracht wurde. Manche Religionen und der orientalische und römische Herrscherkult kannten den Weihrauch ebenfalls. Während der republikanischen Zeit des Römerreiches ersetzte man die zuvor vorgeschriebenen Opfer von Tieren durch Verbrennen von Weihrauch. Während Bitt- und Dankesgebeten verbrannte man die Weihrauchkörner in speziellen Gefässen namens Acerra. Beim Einzug von Kaisern und Statthaltern in eine Stadt wurde Weihrauch als Zeichen der Huldigung vorangetragen, nicht zuletzt aber auch, um den Gestank der Kloaken zu kaschieren. Die römischen Kaiser liessen sich als „Dominus et Deus", „Herr und Gott" verehren und verlangten Rauchopfer vor ihren Bildnissen. Diese göttliche Verehrung eines Kaisers lehnten die frühen Christen ab und nicht zuletzt deswegen wurden sie verfolgt. Darum war der Weihrauch in der christlichen Liturgie anfangs verpönt. So war er in Rom im neunten Jahrhundert noch unbekannt. Erst viel später verwendeten ihn die Christen bei kirchlichen Begräbnisfeiern. Durch die gallikanische Liturgie gelangte er schliesslich in die katholische Kirche.

Die medizinische Verwendung des Weihrauchs
Vor 5000 Jahren verwendeten die Ärzte der indischen Ayurveda den Weihrauch unter dem Namen „Salai Guggal" bei rheumatischen Erkrankungen und Ischialgie. In der Antike war die Medizin eng mit der Religion und Göttern verbunden. Noch heute findet man Spuren davon in der Sprache, im Wort Heilung („heilig"). Die Ägypter nutzten den Weihrauch zur Wundbehandlung und für Salben. Vor dreitausend Jahren gab es bereits Weihrauchstrassen als feste Handelswege, auf welchen das kostbare Harz aus Südarabien nach Ägypten und Mesopotamien gebracht wurde. Hippokrates und andere Ärzte der Antike verwendeten den Weihrauch ebenfalls zur Wundreinigung und gegen Krankheiten der Atemwege, sowie gegen Verdauungsprobleme. In den antiken Lehrschriften, zum Beispiel dem „Kanon der Medizin" (al-Qanun fi t-Tibb) des persischen Arztes Avicenna und des Dioskurides, wird die innere Anwendung von Weihrauchharzperlen (Boswellia serrata, Boswellia sacra) zur „Stärkung des Geistes und des Verstandes" empfohlen. Darum brachten die „Heiligen Drei Könige" den Weihrauch aus Südarabien zum Christkind nach Bethlehem. Auch im Mittelalter, bis zu Hildegard von Bingen, wurde der Weihrauch medizinisch verwendet[83] und bis ins 18.Jahrhundert wurde Weihrauchharz als Pulver oder Heilpflaster zur Behandlung von Wunden und Geschwüren verwendet[84]. Dann ging er durch die Entwicklung der Antibiotika und Glucocorticoide in Vergessenheit.

Die Wiederentdeckung des Weihrauchs
Heute, wo die Grenzen der Behandlung mit Glucocorticoiden erkannt werden, besinnt man sich auf den Weihrauch zurück. An der Universität Jena werden seine Wirkungen derzeit auf molekularer und zellulärer Ebene erforscht, mit dem Ziel, pharmakologische Wirkungen von Inhaltsstoffen des Weihrauchs therapeutisch nutzbar zu machen[85]. Besonders wird die Wirkung standardisierter Arzneien aus dem Weihrauch für die Therapie chronisch entzündlicher Erkrankungen wie dem Morbus Crohn, der Colitis ulcerosa und der rheumatoiden Arthritis wissenschaftlich untersucht[86]. Erste klinische Ergebnisse zeigen eine positive Wirkung bei Patienten mit Morbus Crohn[87] und Colitis ulcerosa[88]. Für eine Therapie des Asthma bronchiale[89] und der rheumatoiden Arthritis[90] liess sich bis anhin noch keine sichere Wirksamkeit nachweisen. Eine kleine randomisierte doppelblinde Studie mit 30 über 40-jährigen Patienten wies eine signifikante schmerzlindernde und abschwellende Wirkung von Boswellia serrata (BSE) nach[91]. Den Patienten wurde dreimal täglich eine Kapsel mit 333 mg BSE über acht Wochen gegeben.

Noch gibt es keine Untersuchung über die Langzeitwirkungen des Weihrauchs. Nur aus Einzelfallberichten gibt es Meldungen über Nebenwirkungen. In Laboruntersuchungen haben sich Boswelliasäuren als krebshemmend erwiesen und zwar gegen Zellinien des malignen Melanoms, des Glioblastoms und des Leberkarzinoms. Im europäischen Arzneibuch ist der indische Weihrauch aufgeführt. In Europa gibt es derzeit keine zugelassene Fertigarzneien, jedoch homöopathische Potenzen. Doch dürfen die Apotheken in Deutschland auf Rezept Weihrauchkapseln herstellen. Alkoholische Trockenextrakte aus indischem Weihrauch sind für die Behandlung schmerzhafter Arthrosen mit Empfehlung einer Dosierung von 250 bis 1200 mg/Tag und zur Therapie chronisch-entzündlicher Darmerkrankungen mit einer Dosis von 900 bis höchstens 3600 mg/Tag zugelassen worden[92].

Gegen Entzündungen wirken Boswelliasäuren durch Hemmung der Prostaglandin E2 Synthese[93] und einer Wirkung auf die Synthese der Leukotriene[94]. Besonders stark entzündungshemmend wirkt

Boswellia papyrifera aus Äthiopien, Somalia, Eritrea, Jemen und Oman[95]. Bei anderen Studien zeigte sich beim Harz des afrikanischen Weihrauchs Boswellia carterii eine hohe entzündungshemmende Wirkung.

Noch gibt es nur wenige wissenschaftliche Untersuchung zur beruhigenden und angstlösenden Wirkung des Weihrauchs. Das Weihrauchharz enthält im Mittel 2,7 % Incensol, für welches in Tierversuchen eine anxiolytische und antidepressive Wirkung nachgewiesen wurde[96]. Incensol wirkt stimulierend auf einen Ionenkanal in der Haut, der an der Wahrnehmung von Wärmereizen beteiligt ist, den sogenannten „Transient-receptor-potential-vanilloid-3-Kanal" (TRPV3). Dieser wurde auch in den Nervenzellen des Gehirns gefunden. Wissenschaftler vermuten, dass das im Harz enthaltene Incensol durch Beeinflussung von Ionenkanälen an den Nervenzellen des Gehirns anxiolytisch und antidepressiv wirke. Incensol ist sehr instabil, doch ist sein Abbauprodukt Incensolacetat bedeutend wirksamer als das Incensol selbst[97,98]. Die Erfahrung aus Jahrtausenden legt nahe, dass der Weihrauch eine bedeutende anxiolytische und antidepressive Wirkung hat, auch wenn diese wissenschaftlich noch nicht genügend untersucht worden ist. Jedoch warnte eine Schrift aus der Antike vor dem Weihrauch, da er auch eine Geisteskrankheit auslösen könne. Wir können diese Arznei gegen Angst und Depressionen derzeit nicht empfehlen, da deren Wirkung, Nebenwirkungen und Risiken wissenschaftlich noch nicht genügend untersucht worden sind.

Die Echte Kamille (Matricaria chamomilla)

Seit Jahrhunderten wird Kamillentee als Beruhigungsmittel verwendet. Mehrere randomisierte, Placebo-kontrollierte Studien wiesen denn auch nach, dass die Echte Kamille *gegen leichte bis mittelschwere Angststörungen wirksam* ist und zwar auch gegen Panikanfälle[99,100,101]. Sogar bei schwerwiegenden Angststörungen führte eine Medikation mit Kamillenextrakt über 8 Wochen zu einer klinisch bedeutenden Verringerung der Angst. Die Ansprechrate war mit derjenigen einer konventionellen, chemischen, anxiolytischen Arzneimitteltherapie vergleichbar und dies bei viel günstigerem Nebenwirkungsprofil[102]. Auch wurde eine bedeutende *antidepressive Wirkung* der Kamille nachgewiesen, besonders bei ängstlicher Depression[103]. In einer Placebo-kontrollierten, randomisierten Studie an 60 über 65-jährigen Patienten wurde gezeigt, dass die Gabe einer Kamillenkapsel von 200 mg 2-mal täglich, während 28 Tagen, die *Schlafqualität deutlich besserte*[104]. In einer weiteren randomisiert kontrollierten klinischen Studie an 80 Frauen mit Ängsten, Schlafstörungen und Depression im Wochenbett wurde nachgewiesen, dass allein die Gabe von Kamillentee sowohl die Ängste, als auch die Depression und den Schlaf gegenüber der Kontrollgruppe deutlich besserte[105]. Eine systematische Übersicht und Metaanalyse untersuchte eine grosse Anzahl von Studien zur Wirksamkeit und Sicherheit der Kamille gegen Angstzustände, generalisierter Angststörungen (GADs) und Schlafstörungen. Dabei zeigte es sich, dass die Kamille eine signifikante Verbesserung der Angststörung und des Schlafs bewirkt, bei nur ganz geringen Nebenwirkungen[106]. Kamillekapseln sind leicht erhältlich. Wir können diese Therapie in einer Dosierung von 2-mal täglich 300 mg sehr empfehlen.

Die traditionell chinesische Therapie gegen Angst

Fernöstliche Medizinsysteme beruhen grösstenteils auf jahrtausendealten taoistischen Naturphilosophien. Obgleich mit unseren wissenschaftlichen Methoden schwer erfassbar, bilden sie die Grundlage vieler naturheilkundlicher Verfahren, so auch in der traditionell chinesischen Medizin/TCM). So ist die Heilkunst der Akupunktur über 2000 Jahre alt. Seit dem Jahr 2010 ist sie bei der UNESCO offiziell als Kulturerbe der Menschheit anerkannt. Während die derzeit wissenschaftlich anerkannte Medizin nach pharmakologisch aktiven Substanzen mit spezifischen Effekten sucht, setzt die fernöstliche Naturheilkunde Methoden ein, welche die Regulation des Organismus kräftig beeinflusst. Sie versteht die Ursache der Krankheit als Folge eines Verlustes des dynamischen Gleichgewichtszustandes des Organismus und zielt darauf hin, durch Heilmittel, Heilmethoden und die Akupunktur dem biologischen System zu helfen, den Gleichgewichtszustand der Gesundheit wieder herzustellen. Dies entspricht auch dem Verständnis der westlichen Naturheilkunde. Trotz der ganz anderen Sichtweise des Menschen, sind manche Verfahren der traditionell chinesischen Medizin mit den heute geltenden Kriterien der Wissenschaftlichkeit untersucht und in ihrer Wirksamkeit bestätigt worden, während andere, im heutigen Paradigma eng verhaftete Ärzte dazu neigen, diese Wirkungen dem Placebo-Effekt zuschreiben, um sich nicht damit befassen zu müssen.

Der Placebo-Effekt ist jedoch nicht kontrollierbar und von ganz unterschiedlichen Faktoren abhängig, er ist Teil jeder Behandlung. Der wissenschaftlichen Medizin ist er ein Dorn im Auge, zeigt er doch die Grenzen ihres therapeutischen Handelns auf. Eine alte Weisheit besagt, dass sich nur etwas Positives ereignen kann, wenn der Ort, die Zeit und die Menschen übereinstimmen. Dies trifft sowohl für jede Arznei zu, die verabreicht wird, als auch für die Verwendung medizinischer Geräte.

Nach Auffassung der traditionell chinesischen Medizin gibt es im Körper drei hauptsächliche Energiezentren: dasjenige der Beckenorgane, der Nieren und Geschlechtsorgane, als „Niere" bezeichnet, dasjenige des Sonnengeflechts, das die Oberbauchorgane versorgt, als „Leber" bezeichnet und dasjenige der Organe im Brustraum und im Kopf, als „Herz" bezeichnet. Diese energetischen Zentren haben einen passiven, kühlen, stabilisierenden Anteil, der als „Yin" bezeichnet wird und einen heissen, aktiven Anteil, der als „Yang" bezeichnet wird. Sind wir gesund, so sind diese energetischen Anteile Yin und Yang in allen drei energetischen Zentren im Gleichgewicht und halten sich gegenseitig unter Kontrolle. Wenn die Aktivität in den Beckenorganen, also der „Niere", der kühle, stabilisierende Anteil der Energie, der als „Yin" bezeichnet wird, stark zurückgeht, sodass der heisse, aktive Anteil, das „Yang", nicht mehr gehalten wird, so entsteht existenzielle Angst, mit Hitze und Schweissausbrüchen, die bis zum Kopf aufsteigen. Dies wirkt sich auch auf die oberen Energiezentren aus, sodass Verdauungsstörungen, Herzklopfen oder Herzrhythmusstörungen entstehen.

In der TCM versucht man bei Angst durch Heilpflanzen, die das Yin der „Niere" stärken und das Yang der „Niere" und der „Leber" beruhigen, ein neues Gleichgewicht in den energetischen Zentren zu schaffen. Einen hohen Stellenwert in dieser Behandlung hat auch in der TCM die Ernährung und die Bewegung. Gewisse Speisen und Getränke stärken das Yang und lösen dadurch Hitzewallungen, Unruhe und Ängste aus. Rohe Pflanzennahrung stärkt das „Yin" und beruhigt Ängste. Stimulanzien wie Kaffee, Alkohol, scharfe Gewürze und Fleisch stimulieren das „Yang" und müssen bei Angstzuständen gemieden werden. Wandern und Sport wirkt ausgleichend auf die Energie in den drei Zentren. Mit der Akupunktur kann man diesen Ausgleich unterstützen. Dabei wird an beiden Beinen ein Akupunkturpunkt gewählt, der das Yin der unteren beiden Energiezentren stärkt (MP6) und kräftig stimuliert, an beiden Handgelenken einer, der das Yin des Herzens kräftigt (H7) und einer, der das Yin der Niere mit demjenigen des Herzens und des Kreislaufs verbindet (KS6) und zudem wird von der obersten Stelle, dem Vertex des Kopfs mit vier Nadeln die Energie aus dem Kopf nach unten geleitet.

Nach traditionell chinesischem Verständnis entsteht aus dem dynamischen Gleichgewicht des Yin und Yang die Kraft des „Tao", das auch als „zehntausend Dinge" bezeichnet wird. Höchstes Ziel ist es für den Menschen, sich mit dem „Urgrund des Seins" im Einklang zu befinden. Dies ist nur möglich, wenn die Dynamik von Yin und Yang im Gleichgewicht ist.

Bei der Phobie wird, wie schon gesagt, die Angst durch eigentlich ungefährliche Situationen hervorgerufen, sodass man diese meidet. Man hat Angst, die Kontrolle über die Situation und über sich selbst zu verlieren und hat oft eine Vorahnung zu sterben. Der Körper reagiert mit einem Ohnmachtsgefühl. Man fürchtet sich davor, das Haus zu verlassen, Geschäfte zu betreten, in Menschenmengen und auf öffentlichen Plätzen zu sein oder allein mit der Bahn, dem Bus oder dem Flugzeug zu reisen. Bei der „sozialen Phobie" machen bestimmte Situationen mit anderen Menschen so stark Angst, dass man sie meidet, zum Beispiel aus Angst prüfend betrachtet und Verurteilt zu werden. Sogenannte „spezifische (isolierte) Phobien" beziehen sich auf eng umschriebene Situationen wie die Annäherung gewisser Tiere, auf einer Anhöhe zu sein, Gewitter, Dunkelheit, auf gewisse Speisen, ein Besuch beim Zahnarzt den Anblick von Blut. Die Arten von Angst und Phobie nach westlichem Verständnis können in der traditionell chinesischen Medizin (TCM) mit verschiedenen Arten der Disharmonie in Verbindung gebracht und entsprechend behandelt werden[107].

Die homöopathische Therapie der Angst

Die homöopathische Forschung ist anders als diejenige der Allopathie. Randomisierte Doppelblindstudien ergeben keine vernünftigen Resultate, da die homöopathische Arznei nach ganz sorgfältigem Zuhören und Untersuchen des Patienten ganz individuell gewählt werden muss, damit sie wirksam ist. Dies ist eine hohe ärztliche Kunst. In jedem Fall ist es sinnvolle, einen in klassisch homöopathischer Therapie erfahrener Arzt oder Heilpraktiker aufzusuchen. Die Homöopathie kann hoch wirksam sein, wenn das gewählte Arzneimittel der Symptomatik und der Persönlichkeit des Patienten exakt entspricht. Wie bereits dargelegt, ist einzig die Homöopathie in der Lage, epigenetisch vererbte Ängste allmählich zu heilen, denn diese Informationstherapie wirkt tief in jede Zelle und in die Aktivität der Gene hinein. Nicht an Tieren, sondern durch freiwillige Arzneimittelprüfungen an gesunden Menschen wird die Homöopathie erforscht, indem eine möglichst grosse Gruppe von Menschen, ohne deren Kenntnis die Arznei erhält. Jeder Teilnehmer protokolliert sorgsam alle Symptome, Gefühle, Empfindungen und Träume, die in der Folge erscheinen. Danach vergleichen die Examinatoren diese Protokolle und notieren alle Erscheinungen, die bei allen oder fast allen Probanden aufgetreten sind und beschreiben sie als „Arzneimittelbild". Wenn das „Krankheitsbild" des Patienten dem „Arzneibild" sehr genau entspricht, entfaltet die Arznei eine löschende Information auf die Erscheinungen der Krankheit. Am schnellsten wirkt die Arznei auf die seelischen „Symptome", denn diese sind, genau wie die Arznei selbst, vorerst immaterielle Besonderheiten der biologischen Information unseres Lebens. Die homöopathische Forschung bewertet die Symptome des Arzneimittelbildes entsprechend der Erfahrung, wie sie in den folgenden Jahren nach der Arzneimittelprüfung geheilt worden sind. Das Arzneimittelbild muss mit der Angst und dem Wesen des Patienten ganz genau übereinstimmen. Trotzdem beschreiben wir hier einige Beispiele von Arzneien, die sich auf besondere Arten der Angst beziehen:

Arsenicum album
Diese Arznei hat starken Bezug zum Thema des Todes. Besonders in mitten der Nacht erscheint die Angst und man hat das Gefühl, dass das, was man noch hat und das eigene Leben bedroht wird. In der Begleitung von Menschen, die vor dem Tod stehen, ist es von ganz grosser Hilfe, wenn der Augenblick des Strebens zu einer furchtbaren Bedrohung geworden ist. Aber auch in der unbewussten Seele ganz junge Menschen, auch kleiner Kinder, gibt es Todesangst, die nicht selten sich in Träumen äussert. Auch kann das Gefühl vorhanden sein, dass das, was man noch hat, der Rest des Lebens oder materielles Gut, durch Diebe oder anderswie bedroht wird, sodass man es hüten muss und geizig wird. Arsenicum album hat viele körperliche Symptome, die mit der Giftigkeit dieses Halbmetalls übereinstimmen. Doch muss man die Potenz der Arznei ganz hoch wählen, mindestens die zweihundertste C-Potenz, sodass sie lediglich die Information und nichts mehr von der Materie enthält und deshalb nicht mehr toxisch ist.

Carcinosinum
Diese Arznei ist aus Gewebe von Krebsgeschwülsten potenziert und enthält die Information, welche die Krebskrankheit in uns verbreitet. Die Angst bei Gefährdung durch eine Krebsgeschwulst, einer drohenden Erkrankung an Krebs oder an einem Rezidiv, ist eine ganz tief im Unbewussten schwelende Angst vor dem Chaos. Der Alltag, das ganze Leben wird zu einem übermenschlichen Kampf gegen einen Untergang durch das tödliche Chaos, das die Krebsgeschwulst in uns anrichtet. Dieser unbewusste Kampf führt zu übermässiger Exaktheit in allen Dingen und ästhetischem Bewusstsein. Carcinosium ist eines der wichtigen Mittel zur homöopathischen Therapie der Krebskrankheit. Sobald diese übermenschliche Anstrengung gegen das Chaos in der unbewussten Seele verschwunden ist, ist nach unserer Erfahrung auch das Risiko eines Rezidivs überwunden.

Sepia officinalis
Diese Arznei ist aus der Tinte des Tintenfischs potenziert. Dieses Tier lebt mit seinen Fangarmen das Thema des Gefangenseins auf dieser Welt, die Angst, dass die Lebenssituation vor lauter Pflichten das eigentliche, eigene Leben nicht mehr möglich macht. Dies ist so stark, dass die Energie im Körper absinkt, der Kreislauf schwach wird, Benommenheit entsteht, was sich nur durch Sport und rasche Bewegungen bessert. Diese Art der Angst entsteht oft bei Müttern kleiner Kinder, von denen jedes den ganzen Tag, oft auch noch nachts, „an einem Ärmel zieht" und wenn der Ehemann mit seinen Ansprüchen heimkommt, kommt es leicht zu einer Abneigung gegen ihn, die sich durch Nörgeleien Luft macht und zu starken Schuldgefühlen. Auch diese sind ein Teil der Angst. Diese Arznei kann in hoher Potenz eine grosse Hilfe gegen diese Angst sein.

Pulsatilla pratensis
Diese Arznei ist aus einer Anemonenart potenziert. Menschen, denen sie hilft, haben im tiefsten Unbewusstsein als Angst die Illusion, ganz alleine und verloren zu sein. Dies bewirkt ein Suchen nach Trost und Anlehnung und einer grossen Familie, in der man sich nicht verlassen fühlt. Pulsatilla ist ein grosses Mittel mit vielen körperlichen Sympto-

men. Bei dieser Art der Angst vor Verlorenheit kann die Hochpotenz dieser Arznei von grosser Hilfe sein.

Delphinium staphysagria
Diese Arznei ist ein pflanzliches Mittel, das aus dem Rittersporn potenziert wird. Es entspricht der Angst, dass man tief in seiner Würde verletzt wird. Diese Angst bewirkt, dass man seine Würde pflegt, sich in jeder Situation möglichst würdig verhält, dass man möglichst niemals sich aggressiv verhält. Diese unbewusste Angst und fehlende Bereitschaft sich aggressiv zur Wehr zu setzten, spüren andere Menschen intuitiv, sodass man immer wieder Kränkungen ausgesetzt wird, gegen die man sich nur ungenügend wehren kann. Anstelle der Wut, welche dazu notwendig wäre, verwandelt sich bei Kränkungen in ein Gefühl von Ohnmacht und richtet sich gegen einen selbst, sodass man für schwere Krankheiten und Krebs gefährdet ist. Die Hochpotenz dieser Arznei kann dazu verhelfen, dass man sich endlich gegen weitere Kränkungen wehren kann.

Ignatia amara
Diese Arznei hilft Menschen, die sich in ihrem tiefsten Unbewussten verlassen fühlen, verlassen von Menschen, denen man Vertrauen schenkte. Dies führt dazu, dass es einem nun schwerfällt, Vertrauen zu schenken, sodass man leicht in stillen Kummer verfällt und sich lange nicht äussert, wenn es notwendig wäre. Dadurch wird man leicht als trotzig und widerspenstig verkannt. Oft entsteht diese Art der Angst vor Verlassenheit, wenn man von einem geliebten, vertrauten Menschen „verlassen" wird, weil er stirbt oder einen irgendwie sonst verlässt.

Lycopodium clavatum
Diese Arznei hilft Menschen, die Angst haben, als minderwertig und schwach zu erscheinen. Es ist eine Angst vor fremden Menschen und Autoritäten. Oft zieht man sich zurück in Schüchternheit. Diese Arznei kann grosses Leisten, sodass man sich weniger minderwertig fühlt und zu mehr Menschen Kontakt findet. Diese Art der Angst hat Bezug zu vielen körperlichen Symptomen, besonders zur Leber und zum Darm.

Aconitum napellus
Diese Arznei ist aus dem blauen Eisenhut potenziert. Sie betrifft die Angst, die als Folge einer Furcht durch einen grossen Schreck entsteht, den man erlebt hat.

Gelsemium sempervirens
Diese Arznei betrifft die Angst, die einen vor Prüfungen, vor einem Vortrag oder einem Auftritt auf der Bühne befällt. Man leidet an der Illusion, mit Sicherheit zu versagen, sodass man blockiert ist und kaum mehr lernen kann. Die Hochpotenz dieses Mittels hat vielen Schülern, Studenten, Musikern, Schauspielern geholfen, ihre Herausforderungen zu bestehen.

Tuberculinum
Diese Arznei ist aus tuberkulösem Material potenziert. Dieses Mittel heilt die Angst zu ersticken und die Illusion, das Leben unbedingt verändern zu müssen, da man das was ist als einengend empfindet.

Die homöopathische Therapie der Phobien

Die Homöopathie ist eine ganz wichtige Ergänzung zur Verhaltenstherapie. Sie ist die einzige Möglichkeit, um die epigenetisch eingeprägte Information zu löschen. Die Wahl der richtigen homöopathischen Arznei muss durch eine ganz sorgsame Anamnese, durch sorgsames Zuhören und Verstehen des Patienten, seiner Symptome und Gefühle, gefunden werden. Dies ist eine grosse ärztliche Kunst, die viel Ausbildung und Erfahrung erfordert. Wir empfehlen Ihnen, sich an einen in dieser Kunst erfahrenen Arzt oder Heilpraktiker zu wenden.

Claustrophobie

Argentum nitricum MMK
Diese Arznei ist eine millionste Potenz, die aus Silbernitrat herausgearbeitet wurde. Diese hohe Potenz enthält nicht die Substanz, sondern nur die Information, welche dieser Art von Panik entspricht. Es ist gut, diese stets auf sich zu tragen und bei geringsten Anzeichen sofort alle 5 Minuten davon zu nehmen, bis die Angst sich legt. Die Claustrophobie wurde auf Seite 37 Beschrieben.

Wenn Prüfungsangst zur Phobie wird

Wenn die Prüfungsangst das Bestehen unmöglich macht, wird sie zu einer Phobie. Viele Schüler und Studenten leiden so stark an *Prüfungsangst,* dass sie blockiert sind und sich kam mehr vorbereiten können. Auch hochbegabte Musiker leiden an dieser Angst vor ihrem Auftritt. Auch vor einem Vortrag kann uns dies befallen.

Dabei ist man von der Illusion überzeugt, dass das, was bevorsteht, nicht gelingen wird. Man fühlt sich erschöpft und schwach. Hier ist das homöopathischer Mittel *Gelsemium sempervinus MMK* von grosser Hilfe. Auch dieses Mittel darf, je nach der Ausprägung der Angst, oft wiederholt werden, bis man sich viel besser und ruhig fühlt. Es kann auch sein, dass bei der Prüfungsangst Stuhldrang und Durchfall entsteht. Dann ist das richtige Mittel nicht Gelsemium, sondern *Argentum nitricum.*

Verfolgungsangst

Wenn wir nicht wirklich verfolgt werden, so ist die Idee und das Gefühl, verfolgt und bedroht zu werden eine Illusion. Sie entstammt aus der ganz frühen Kindheit, der „paranoid-schizoiden Position“ des Säuglings, die wir auf Seite 18 beschrieben haben. Wenn das noch ganz schwache kindliche „Ich“ die Bedrohung, nicht sofort gestillt und beruhigt zu werden, noch nicht aushalten kann, projiziert es dies nach aussen. Als Verfolgungsangst kann sie auch beim Erwachsenen wieder erscheinen, wenn uns das Leben nicht genug Geborgenheit gibt. Die Homöopathie unterscheidet vor allem drei Arten der Verfolgungsangst:

Stramonium
Das Arzneimittel Stramonium ist aus dem Strychnin-haltigen Stechapfel potenziert. Es ist hoch wirksam, wenn wir das Gefühl haben, aus dem „Dunkeln“ heraus bedroht zu werden und die bedrohende Gestalt uns töten will. Es ist die Angst,

welche in Kriegszeiten Realität war. Von überall konnten dunkle Gestalten auftauchen und uns erschiessen. Oft leiden Menschen, die den Krieg erlebt haben, später an dieser Angst. Sie kann aber auch bei Kindern erscheinen, wenn Kriegstraumen durch epigenetische Prägung an sie weitervererbt wurden. Stramonium soll in ganz hoher Potenz und oft wiederholt genommen werden, sobald diese Angst erscheint, bis man sich wieder ruhig fühlt.

Belladonna
Diese Arznei ist aus der Atropin-haltigen Tollkirsche potenziert. Belladonna ist angezeigt, wenn die Idee der Verfolgung sich auf wilde oder bissige Tiere bezieht. Oft erscheint diese Idee in Träumen von Kindern und befinden sie sich beim Erwachen daraus in einer Art Delirium, sodass sie kaum ansprechbar sind. Solche Kinder nässen auch oft ein im Schlaf. Belladonna in hoher Potenz ist für die Heilung dieser Art der Verfolgungsangst hoch wirksam.

Hyoscyamus
Diese Arznei ist aus dem giftigen schwarzen Binsenkraut potenziert. Es ist das wichtigste Mittel zur Heilung von Wahnideen, zur Heilung einer Schizophrenie. Diese Art der Verfolgungsangst erzeugt oft massive aggressive Ausbrüche. Die Triebe sind enthemmt, so auch die Libido. Oft ist dieses Mittel für unruhige Kinder und Menschen mit dem ADHS-Syndrom angezeigt. Hören wir Stimmen oder sehen wir Fratzen in den Bäumen und ähnliches, so ist dieses Mittel in der millionsten Potenz hochwirksam. Eine frisch ausgebrochene Schizophrenie kann damit in aller Regel rasch geheilt werden, solange noch keine Neuroleptika gegeben wurden, welche die Krankheit chronisch werden lassen. Aber auch danach ist der Einsatz dieser Arznei dennoch wirksam.

Die Überwindung der Depression

Vom Wesen und den Ursachen der Depression

Zeiten von Traurigkeit und Lustlosigkeit gehören zum Leben jedes Menschen. Wenn dies aber nicht mehr weicht und weder durch Ablenkung, noch durch Trost und Aufmunterung gebessert werden kann, ist man in eine Depression geraten und sobald man immer wieder denkt, dass man eigentlich gar nicht mehr leben möchte, besteht Suizidgefahr. Man fühlt sich niedergeschlagen, innerlich leer und findet an nichts Interesse. Nichts macht mehr Freude. Kaum hat man noch Gefühle und sieht keinerlei Hoffnung mehr, mag niemanden sehen und findet keinen Antrieb, Dinge zu tun, auch wenn man sie früher mochte. Man fühlt sich kaum noch in der Lage, alltägliche Aufgaben zu erledigen und fühlt sich geistig und körperlich elend und erschöpft. Das Aufwachen morgens wird zur Qual, sodass man riskiert, das Bett kaum mehr zu verlassen und an der Sexualität fehlt jedes Interesse. Man zweifelt an sich selbst, leidet unter Schuldgefühlen und Selbstvorwürfen, wird unaufmerksam und kann sich kaum konzentrieren, wird vergesslich, fühlt sich innerlich unruhig und ungeborgen und möchte immer schlafen, ohne dass man schlafen kann.

Wenn man sich so fühlt, wird man erst recht durch Vorurteile anderer Menschen gekränkt. Oft wird man für schwach, faul und willensschwach gehalten. Oft hören depressive Menschen die Aufforderung: „Nun reiss dich doch zusammen!“ Menschen mit solchen Vorurteilen haben keine Ahnung, dass dies nicht die Persönlichkeit ist, sondern die Anzeichen einer schweren seelischen Erkrankung, die jeden treffen kann, auch sie selbst, denn jeder zehnte Mensch der „zivilisierten“ Welt erkrankt im Laufe seines Lebens an einer schweren Depression. Wohl kennt jeder Mensch das Gefühl, überfordert, erschöpft, traurig oder verzweifelt zu sein, ohne in eine Depression versunken zu sein. Mit Willenskraft kann man solche vorübergehenden Tiefpunkte des Lebens überwinden. Aber eine echte Depression ist anders. Da kommt man aus eigener Kraft, ohne Hilfe, kaum mehr heraus aus dieser seelischen Finsternis. Man ist wie versteinert und fühlt sich innerlich ohne jegliches Leben.

Manchmal gehen belastende Lebensumstände voraus, der Tod eines Familienangehörigen, eine schmerzhafte Trennung oder eine berufliche Überforderung, aber manchmal auch scheinbar positive Ereignisse, wie etwa eine bestandene Prüfung, eine Hochzeit oder eine berufliche Beförderung, welche Angst oder Gefühle der Überforderung verursachen. Aber die Depression taucht meist aus den Tiefen der unbewussten Seele auf, ohne dass man so leicht eine Ursache erkennen kann.

Depressionen gehen oft mit körperlichen Beschwerden einher, wie Kopf- oder Rückenschmerzen, Ohrgeräuschen oder Herzbeschwerden. Krankheiten können eine Depression auslösen, aber wenn man in einer Depression gefangen ist, ist es viel schwerer, körperliche Beschwerden zu ertragen. Manchmal stehen diese so stark im Vordergrund, dass die seelische Ursache lange unbemerkt bleibt.

Die Diagnose „Depression" wird bei Männern seltener gestellt als bei Frauen. Sie äussert sich bei Männern oft anders, durch Aggressionen, Reizbarkeit, eine geringere Impulskontrolle und verminderte Stresstoleranz. Viele depressive Männer gehen unbewusst mehr Risiken ein als gesunde, fahren viel zu schnell Auto. Oft konsumieren sie auch mehr Alkohol oder sie rauchen ständig. Oft machen depressive Männer ihren Mitmenschen Vorwürfe und sind unzufrieden mit sich und der Welt. Aufgrund ihrer Depression fühlen sie sich schwach und unmännlich und kompensieren dies unbewusst durch waghalsiges Verhalten.

Die Depression gilt heute als „Volkskrankheit". Nach Schätzungen der WHO ist sie weltweit die zweithäufigste Erkrankung. Epidemiologische Studien haben aufgezeigt, dass die Depression nach jeder Form einer Kurz-Psychotherapie, mit oder ohne Antidepressiva, zu 10–30 % wiederkehrt und oft chronisch wird[108]. Oft ist sie mit anderen Leiden verbunden.

Doch kann die Depression dauerhaft geheilt werden, unter der Bedingung, dass man die Ursachen in den Tiefen der unbewussten Seele kennenlernt, sodass sie ihre Wirkung auf das bewusste Leben verlieren. Dies ist einzig durch eine Therapie mit psychoanalytischem Verständnis möglich.

Wir erinnern an Melanie Kleins „depressive Position" des Säuglings, die wir auf Seite 18 Beschrieben haben. Sie entsteht im Alter von 4–5 Monaten, sobald das Kind die Mutter als ganze Person erkennen kann, sodass es versteht, dass sein ganzes Schicksal von ihr abhängt. Wir erinnern auch an den Todestrieb, den wir als Todesangst oder als Aggression erleben. Durch die Verinnerlichung (Introjektion) der Mutter entsteht ein inneres Bild von ihr, das nicht immer der Realität entspricht. Es entsteht durch die Summe der positiven, beruhigenden Erfahrungen, die uns Sicherheit und Geborgenheit gaben und die Gewissheit, dass wir gut sind, so wie wir sind und durch negative Erfahrungen, bei denen wir uns verlassen, verloren, im Stich gelassen, kritisiert oder bedroht fühlten. Wie auf Seite 25 erklärt, entsteht der „Mutterkomplex" aus all diesen Erfahrungen. Er ist unser inneres Mutterbild und ebenso entsteht der „Vaterkomplex" aus allen Erfahrungen mit dem Vater als unser inneres Vaterbild. In diesen inneren Bildern von den Eltern gibt es bergende, behütende Erfahrungen, welche die Liebesfähigkeit, die Libido prägten und negative Erfahrungen, die Angst und Schuldgefühle hinterliessen. Auch andere Personen wirkten in dieses innere Mutter- und Vaterbild mit hinein.

Die Psychoanalyse versteht die Depression als ein Überwiegen der negativen Erfahrungen in unserem verinnerlichten Bild der Eltern, sodass in unserer unbewussten Seele Angst, Aggression und Schuldgefühle so stark über die guten Erfahrungen überwiegen, dass wir diese nicht mehr erkennen können. Alles, was das noch unreife, kindliche „Ich" nicht verkraften konnte, wurde ins Unbewusste verdrängt und was allzu bedrohlich war, wurde nach aussen projiziert und kommt uns im Leben als Angst und Bedrohung entgegen, bis hin zur Verfolgungsangst.

Eine der grössten Aufgaben zur Heilung der Depression, ist das Erkennen unseres „Mutter- und Vaterkomplexes", sodass diese verinnerlichten Bilder der Eltern nicht mehr unser Denken und Tun bestimmen können. Dabei können wir immer besser lernen, echte und falsche Schuldgefühle zu unterscheiden, so wie dies „Aschenputtel" im Märchen symbolisch tat, durch das Herauslesen guter aus schlechten Linsen, mit Hilfe der Vögel, als Symbol des Geistes, seines neuen Bewusstseins. Es musste dies lernen, um sein eigenes Leben, seine Freiheit zu erhalten und zu seinem Prinzen zu kommen.

Durch diese Vertiefung unseres Bewusstseins über uns selbst können wir immer besser erkennen, was wir in der Kindheit und in unserem erwachsenen Leben denken und tun, ohne dass es unserem innersten Wesen, unserem „wahren Selbst" entspricht, wie D. Winnicott es nannte. Wir haben dies auf Seite 41 eingehend beschrieben. Alles was wir täglich denken und tun, ohne dass es unserem innersten Wesen entspricht, ist unser „falsches Selbst" und je mehr es uns gelingt, dies zu erkennen, desto eher können wir den Weg zu unserem eigentlichen Wesen, unserem „wahren Selbst" finden. Wir müssen sozusagen selbst für uns „Mutter" und „Vater" werden und unser „Kind", das leblos in unserer Seele wohnt, das endlich leben und sich verwirklichen möchte, an der Hand nehmen und es dorthin begleiten, wo immer es hingehen möchte. Dies wird zu einer faszinierenden Entdeckungsreise. Sobald wir zu diesem „inneren Kind" gefunden haben und wir gelernt haben, wie wir sein Leben verwirklichen können, ist die Depression dauerhaft geheilt.

Das Überwinden von Suizidgedanken

Manchmal überwiegen die negativen Erfahrungen und alles, was zu unserem „falschen Selbst" gehört so stark, dass das noch unerkannte „Kind" in uns nicht mehr leben möchte und unser „Todestrieb", unsere Aggression sich so stark gegen uns selbst richtet, dass wir nach Wegen suchen, unser Leben zu beenden. Es ist, als wäre uns alles genommen, was wir zum Leben brauchen und als wären wir nicht in der Lage, uns im Leben zu behaupten. In dieser Situation besteht Selbstmordgefahr. Nicht immer erkennen wir sie als Gefahr und suchen stets nach Wegen, unsere Angst davor, uns selbst zu töten, zu überwinden. Es sind Momente im Leben, während denen man nicht mehr erkennen kann, dass es auch ganz anders sein könnte und dass es an uns selbst ist, einen Weg in ein neues Leben zu finden.

Für Muslimen ist das Töten seiner selbst eine ebenso grosse Sünde, wie die Ermordung eines anderen Menschen. Auch wenn wir in dieser Dunkelheit wünschen mögen, dass die Mutter uns nie geboren hätte, so ist doch das Leben ein Geschenk der Schöpfung, dem man Sorge zu tragen hat. Dieses Verständnis des Lebens ist der modernen, sogenannt „zivilisierten" Welt, abhanden gekommen. Selbstmord wird akzeptiert und die Beihilfe dazu legalisiert, so auch der intrauterine Mord an einem unerwünschten Kinde. Doch die Natur spricht eine andere Sprache. Jede Abortion hinterlässt tiefe Schuldgefühle, die wir anfangs verdrängen, um diesen Schritt zu gehen, die aber irgendwann im späteren Leben sich melden und grosses Leid, nicht selten eine schwere Depression verursachen können.

Wenn einen die Idee ergreift, seinem eigenen Leben ein Ende zu setzen, so denkt man oft nicht an das Leid und die Schuldgefühle, unter denen die Angehörigen danach leiden werden oder man wünscht dies sogar mit Genugtuung. Selbstmord erscheint uns in dieser Finsternis als eine Erlösung von allem Leid. Doch weiss niemand wirklich, was nach dem Tod mit unserer eigenen Seele geschieht. Da gibt es viele Theorien, je nach der Religion. Das Leben ist wie ein Bogen, von der Geburt bis zum Tode und wenn wir das Glück haben, eigene Kinder zu haben, so geht ein Teil davon in ihnen weiter in die Unendlichkeit.

Wenn wir in die Finsternis der Suizidgedanken versunken sind, ist es fast unmöglich die vielen Möglichkeiten zu erkennen, um unserem eigenen Leben neuen Sinn zu geben. Dann ist es ganz wichtig, wenigstens geistig sich vor Augen zu halten, dass wir, sobald wir diese Krise überwunden haben, in der Lage sein werden, einen neuen, annehmbaren Weg zu sehen und ihn zu gehen, bis unsere innere Leere und Trostlosigkeit weichen wird und wir Freude empfinden werden und ein neues Lebensgefühl entstehen wird. Dann erst können wir annehmen, dass es sich gelohnt hat, durchzuhalten. Auf diesem schwierigen Weg des Durchhaltens ist es ganz wichtig, das homöopathische Arzneimittel Aurum metallicum, in der millionsten Potenz, so lange immer wieder einzunehmen, bis die Idee, sich das Leben zu nehmen, verschwunden ist. Aurum metallicum MMK hat seit mehr als 200 Jahren unzähligen Menschen das Leben gerettet.

Die psychoanalytische Therapie der Depression

Wenn einen die Mollusken befallen und man in der Finsternis depressiver Leere versinkt, ist es ganz wichtig, Hilfe zu suchen, selbst wenn man glaubt, dass sowieso niemand helfen kann und dass man ohnedies niemandem vertrauen könne. Um Menschen helfen zu können, die in einer schweren Depression versunken sind, benötigen wir einen Therapeuten oder eine Therapeutin mit grosser Selbsterkenntnis durch eine Lehranalyse und viel Selbsterfahrung. Er oder sie wird einem klarmachen, dass man für das eigene Leben selbst verantwortlich ist, dass er aber alles daransetzen wird zu verstehen, wie wir uns fühlen und dass er bereit ist, gemeinsam den Weg aus dieser Krise zu suchen, bis man ganz gesund sein wird. Dies ist nicht der schnelle Weg der „Kurztherapie" und der medikamentösen Therapie, jedoch derjenige, welcher die Depression von Grund auf heilt, sodass das Leben wieder Sinn und Freude macht.

In der ersten Zeit wird man in der Therapie immer wieder einen „Vertrag" abschliessen, in welchem man vereinbart, dass man bis zur nächsten Therapiestunde sich nichts antut. An diese Vereinbarung muss man sich unbedingt halten, das ist Ehrensache. Sie ist eine wichtige Hilfe, um die gefährlichste Zeit zu überbrücken. Je mehr wir dann spüren, dass unsere tiefe Not verstanden wird, entsteht ein erstes Vertrauen und können wir spüren, dass wir als Mensch geachtet und geliebt werden. Liebe ist nichts anderes als verstanden zu werden und zu verstehen. Wenn wir verstehen, lieben wir, wenn wir verstanden werden, werden wir geliebt.

In der Therapie kommt es zur Übertragung unseres inneren Mutter- und Vaterbildes auf den Therapeuten. Wir erleben das gemeinsam mit ihm oder mit ihr und mit seiner Hilfe können die verschiedenen Elemente unseres Mutter- und Vaterkomplexes nach und nach bewusst werden, sodass deren negative Inhalte ihre Macht verlieren. Dadurch können positive Elemente aufleben, bis die Depression weicht.

Die Depression hat auch einen familiendynamischen Aspekt. In fast jeder Familie gibt es eine Person, welche für die Stimmung massgebend ist, welche in der Familie herrscht. Es ist diejenige Person, welche ihre Gefühle auslebt. Dafür sind andere Angehörige der Familie, die sensibel sind und diese Launen schlecht vertragen, stets bemüht, eine friedliche, heitere Stimmung zu bewahren. Ist einem nicht bewusst geworden, wie das in unserer Familie war, so neigt man später dazu, einen Lebenspartner zu wählen, der ähnlich ist, sodass man diese „Aufgabe" weiter hat. Falls man später plötzliche alleine leben muss, kann es geschehen, dass man in eine tiefe Depression fällt, da diese „Aufgabe" fehlt. Falls man aber zu sehr unter den Launen gelitten hatte, sodass dies einem bewusst geworden ist, so wird man eher einen gegenteiligen Partner suchen.

Während der analytischen Therapie zur Heilung der Depression kann es sinnvoll sein, dass der Therapeut die Familienangehörigen zu einer Therapiestunde mit einlädt, gemeinsam oder auch einzeln, sodass man diese mit ihm gemeinsam erleben und beobachten kann. Oft bestehen starke Schuldgefühle unter den Familienmitgliedern. Darum ist es wichtig, dass man diese auf keinen Fall anklagt, sondern sie zum Sprechen bringt und ihnen ganz gut zuhört. Die Einladung soll man dem Angehörigen nicht selbst überbringen, sondern der Therapeut soll sie einladen, mit der Mitteilung, dass man ihre Hilfe für die Heilung dringend benötigt. Dann wird er sich nicht angeklagt fühlen und gerne kommen.

Eine Depression kann auch als sogenannte „narzisstische Krise" entstehen, wenn man die Mutter idealisiert, da sie stets so viel Anerkennung gibt, dass man von ihr abhängig bleibt. In dieser Situation bleibt man, wie einst als ganz kleines Kind, in einer symbiotischen Beziehung zur Mutter und dadurch bleibt man so stark abhängig, dass das Selbstvertrauen und die Achtung vor sich selbst nicht entstehen kann und sich als Ablehnung und Aggression gegen einen selbst wendet, sodass man in eine tiefe Depression fällt. Dann erlebt man das fehlende Selbstvertrauen als Willensschwäche. In dieser Situation besteht die Aufgabe darin, die Idealisierung der Mutter zu hinterfragen. Oft fällt es gerade wegen der Idealisierung schwer, die Mutter oder den Vater anzuklagen. Es ist aber notwendig, dies zu tun, da man sonst die Realität der Eltern nicht erkennen wird und aus der symbiotischen Abhängigkeit nicht herauskommen kann. Da ist es wichtig, den Unterschied zwischen Anklagen und Verurteilen vor Augen zu haben. Wir müssen anklagen, aber es ist nicht sinnvoll, die Eltern zu verurteilen, denn sie sind ein Teil von uns selbst und sie waren selbst befangen in ihrem unbewussten Sein, sodass sie das Drama, das sie anrichteten nicht erkennen konnten.

Je chronischer die Erkrankung, je konfliktreicher das Leben, je mehr die Symptomatik mit der gesamten Persönlichkeit verwoben ist und je differenzierter die Innenwelt eines Menschen ist, desto klarer ist die Indikation für eine analytische Psychotherapie gegeben. Gemäss den offiziellen Richtlinien übernehmen die Krankenkassen bei nachgewiesener Indikation und ausreichend guter Prognose die Kosten für die analytische Therapie der Depression derzeit bis zu 240 Therapiestunden. Auch im Alter haben Depressionen durchaus eine gute Prognose bei psychoanalytisch orientierter Therapie.

Die medikamentöse Therapie

Antidepressiva werden auch „Thymoleptika" genannt. Sie werden nicht nur gegen Depressionen verschrieben, sondern auch gegen andere seelische Probleme, gegen Zwangsstörungen, Panikanfälle Phobien, Essstörungen, Schlafstörungen, prämenstruelle Verstimmungen und chronischen Schmerzen. Die Wirksamkeit von Antidepressiva ist stark abhängig vom Schweregrad der Erkrankung. Während sie bei mildem und mässigem Schweregrad der Depression kaum oder gar nicht wirken, ist ihre Wirkung bei einer schweren Depression manchmal deutlich spürbar[109,110]. Aber auch bei den schwersten Formen wirken Antidepressiva nur zu 30 % besser als ein Plazebo[111]. Aus Metaanalysen ist ersichtlich, dass die Wirksamkeit von Patient zu Patient sehr verschieden ist. Deshalb werden nicht selten verschiedene Medikamente miteinander kombiniert[112,113]. In der S3-Leitlinie wird darauf hingewiesen, dass die Fachleute die Wirksamkeit der Antidepressiva eher überschätzen, da Studien, die eine bessere Wirkung als ein Placebo nachwiesen in Fachzeitschriften viel eher publiziert wurden, als Studien, die keine Wirksamkeit nachgewiesen hatten[114].

Die verschiedenen Antidepressiva unterscheiden sich hinsichtlich ihres Wirkungsprofils. Neben einer stimmungsaufhellenden Wirkung können sie je nach dem Präparat auch antriebssteigernd (thymeretisch), antriebsneutral oder antriebsdämpfend, beruhigend (sedierend) oder angstlösend (anxiolytisch) wirken. Die häufigsten Nebenwirkungen der Antidepressiva betreffen das Herz-Kreislauf-System, das Nervensystem und die Sexualität. Auch hier gibt es beträchtliche Unterschiede zwischen den einzelnen Medikamenten.

Bei vielen Antidepressiva entfaltet sich die volle Wirkung erst nach einigen Tagen bis Wochen. Dazu gibt es Hypothesen, jedoch keine wissenschaftlichen Nachweise. Man vermutet, dass sich mehr Rezeptoren bilden oder sich die Nervenzellen allmählich anpassen würden.

In den europäischen Leitlinien wird die Wirkung der Antidepressiva während schweren Depressionen als etwa gleich gut beurteilt, wie eine kurzzeitige Psychotherapie. Das ist nicht erstaunlich, da beides nicht an die Ursache geht. Bei schweren Depressionen empfiehlt man beides. Bei schweren Depressionen besteht die Ansicht, dass Antidepressiva dazu verhelfen würden, dass man sich gegenüber dem Therapeuten besser öffnen kann. Andererseits nehmen Patienten, wenn sie eine Psychotherapie erhalten, die Medikamente zuverlässiger ein[115,116]. Aus Untersuchungen an Mäusen gibt es Hinweise, dass Antidepressiva nicht nur auf die Überträgersubstanzen, die Neurotransmitter, einwirken, sondern auch durch eine Erhöhung des Wachstumsfaktors BDNF im Gehirn[117,118]. Im Folgenden beschreiben wir die wichtigsten Arten von Antidepressiva, damit man sich selbst ein Bild darüber machen kann, wie ein Mittel wirkt, das man erhalten hat.

Trizyklische Antidepressiva

Der Name dieser Substanzen kommt von ihrer dreifachen Ringstruktur. Unterschiede in der Wirkung beruhen auf Veränderungen der Seitenketten dieses Moleküls. Das erste trizyklische Antidepressivum war Imipramin. Dann folgten Clomipramin und Amitriptylin. Sie hemmen die Wiederaufnahme der Übertragungsstoffe Serotonin, Noradrenalin und Dopamin aus dem synaptischen Spalt, wo die Informationen von einer Nervenzelle auf andere übertragen wird und hemmen die Rezeptoren für Acetylcholin-, Histamin- und teilweise für Adrenalin. Dem entspricht die Vielfältigkeit der Nebenwirkungen.

Das Kielholz-Schema unterteilt diese Trizyklika in drei grundlegende Typen:

- Stoffe vom Amitriptylin-Typ wirken eher beruhigend (dämpfend) und sind besonders zur Behandlung der agitiert-ängstlichen Depression geeignet.
- Arzneien vom Imipramin-Typ wirken nicht auf den Antrieb, sondern vor allem stimmungsaufhellend. Sie werden sowohl bei agitiert-ängstlicher, als auch bei gehemmter Depression verwendet.
- Arzneien vom Desipramin-Typ wirken eher antriebssteigernd und aufweckend. Sie werden besonders zur Behandlung von gehemmt-depressiven Patienten eingesetzt.

Heute werden die trizyklischen Antidepressiva auch anhand ihrer Wirkung auf die Monoamin-Neurotransmittersysteme eingeteilt:

- Serotonin-Wiederaufnahmehemmer (SRI, auch SSRI)
- Noradrenalin-Wiederaufnahmehemmer (NRI)
- Serotonin-Noradrenalin-Wiederaufnahmehemmer (SNRI)
- trizyklische Antidepressiva mit andersartigem oder ungesichertem Wirkmechanismus (TZA)

Dass die Wiederaufnahme von Serotonin aus dem synaptischen Spalt, in welchem die Informationen zwischen den Nervenzellen durchgeleitet werden, gehemmt wird, bedeutet, dass das Serotonin länger im synaptischen Spalt bleibt, sodass es stärker und länger wirkt und dadurch die Stimmung stärker aufhellt. Dasselbe geschieht bei den anderen „Wiederaufnahmehemmern" in gleicher Weise. Diese Wirkung ist aber nicht rein selektiv, sodass die Wirkung der anderen drei Neurotransmitter immer ebenfalls mehr oder weniger stark verstärkt wird. Darum werden sie auch als „non selective monoamino reuptake inhibitors (NSMRI) bezeichnet. Beispiele dieser Arzneien sind: Doxepin (Imipramin®, Insidon®), Clomipramin (Anafranil®) Amitriptylin (Saroten®, Limbitrol®), Trimipramin (Surmontil®), Opipramol (Insidon®).

Einige trizyklische Antidepressiva (zum Beispiel Clomipramin) werden besonders bei Angst- und Panikstörungen und bei Zwangsstörungen verwendet, Amitriptylin und Clomipramin bei neuropathischen Schmerzen, die von verletzen Nerven ausgehen und bei anderen chronischen Schmerzen. Man vermutet, dass die schmerzlindernde Wirkung durch eine Wirkung auf das absteigende, schmerzhemmende System entsteht.

In ihrer chemischen Struktur sind die trizyklischen Antidepressiva mit den trizyklischen Neuroleptika verwandt. Je nach der dreidimensionalen Anordnung der drei Ringe wirken sie entweder antidepressiv oder sedativ (einschläfernd). Sind die Ringe nahezu eben zueinander angeordnet, so ist die neuroleptische, angstlösende Wirkung im Vordergrund und wenn die Ringe stark gegeneinander verwinkelt sind, die antidepressive Wirkung.

Der vierte Ring der tetrazyklischen Antidepressiva stabilisiert die räumliche Struktur der anderen drei Ringe des Moleküls in Richtung einer antidepressiven Wirkung. Deren Struktur und Wirkung ist den trizyklischen Antidepressiva sehr ähnlich. Einige dieser Medikamente, zum Beispiel Maprotilin (Aurorix®), beeinflussen aber das Noradrenalin stärker, sodass sie ähnlich wie die trizyklischen Antidepressiva wirken, welche ebenfalls auf das Noradrenalin gerichtet ist, sodass sie eher anregen, als beruhigen.

Als Nebenwirkungen stehen die Mundtrockenheit, Sehstörungen, Kreislaufstörungen, Herzrhythmusstörungen, Delirien, Zunahme des Gewichts und toxische Wirkungen im Vordergrund. Darum werden sie heute nicht als Arzneimittel erster Wahl betrachtet. Bei schweren oder chronischen Depressionen greifen die Psychiater jedoch auf sie zurück, wenn die Wirkung der neueren, verträglicheren Arzneimittel nicht befriedigt. Ältere Menschen und Männer scheinen besonders gut auf trizyklische Antidepressiva anzusprechen[119]. Durch die Mundtrockenheit kann Karies entstehen, da die Bakterienflora im Munde gestört wird[120]. Die Wirkungsweise von Trimipramin wurde noch nicht aufgeklärt.

Einige trizyklische Antidepressiva erhöhen nach neuen Studien das Brustkrebsrisiko. Dazu zählen: Clomipramin (Anafranil®), Desipramin (Seropram®, Serofram®, Citalopram®, Fluoxetin®, Sertralin®, Prezista®, Terbinax®, Mimpara®), Doxepin (Trimipramin®), Imipramin (Anafranil®, Surmontil®, Trimipramin®) und andere, in Deutschland nicht zugelassene Medikamente[121]. Für Amitriptylin (Seroten®, Limbitrol®) konnte keine krebserregende Wirkung nachgewiesen werden.

Serotonin Wiederaufnahmehemmer

Diese Medikamente hemmen die Wiederaufnahme des Neurotransmitters Serotonin (5-HT) in den Synapsen. Synapsen sind die Verbindungen, welche die Information von einer Nervenzelle auf die nächste übertragen. Dadurch wird die Konzentration des Serotonins im synaptischen Spalt erhöht und dessen Wirkung auf die Stimmung. Diese Medikamente wirken höchstens schwach auf die Transportsysteme für Adrenalin, Histamin, Muskarin ein und diese Selektivität ist ihr Vorteil gegenüber den trizyklischen Antidepressiva.

Zu diesen Medikamenten gehören: Fluoxetin (Fluxetin®), Fluvoxamin (Floxival®, Duloxetin®), Paroxetin (Seroxal®, Tagonis®), Sertralin (Seralin®) und Citalopram (Seropram®) und Escitalopram (Cipralex®). Fluvoxamin wird besonders bei Depressionen mit Zwangsstörungen eingesetzt, Fluoxetin zudem bei Bulimie, Paroxetin bei schweren Depressionen, Panikanfällen, Phobien und sogenannten posttraumatischen Belastungsstörungen, Citalopram bei Depressionen mit phobischen Ängsten, Sertralin und Paroxetin zusätzlich bei sogenannter sozialer Phobie (Angst vor Menschen), während Dapoxetin (Piligy®) vor allem zur Behandlung des vorzeitigen Samenergusses vermarktet wird.

Die antidepressive Wirkung setzt oft erst nach einigen Wochen ein, denn der zunächst hohe Serotoninspiegel im synaptischen Spalt überflutet gleichzeitig die Autorezeptoren der Präsynapse, die der Zelle als Rückkoppelungs-Sensoren dienen, sodass die Zelle die Produktion des Serotonins reduziert. Dadurch entsteht ein unerwünschter Mangel an Serotonin. Auf die andauernde Reizung der Serotoninrezeptoren reagiert der Körper vorerst mit reduzierter Empfindlichkeit der Rezeptoren[122]. Auch wird die Anzahl der

Serotoninrezeptoren reduziert. Dabei werden aber diese postsynaptischen 5-HT1A und 2-Rezeptoren empfindlicher, womit man erklärt, dass nach Wochen die antidepressive Wirkung dann doch entsteht.

Auch diese Antidepressiva haben ein hohes Potenzial an Nebenwirkungen, am häufigsten Appetitlosigkeit, Übelkeit, Erbrechen und Durchfall. Das Risiko für Blutungen im oberen Magen-Darm-Trakt erhöhen sie um das 2,5-fache, durch Hemmung der Blutplättchenaggregation[123]. Wenn man zusätzlich ein Rheumamittel einnimmt, ist dieses Risiko 9-fach erhöht. Auch in Kombination mit Clopidogrel oder niedrigdosierter Acetylsalicylsäure ist das Blutungsrisiko stark erhöht[124]. Menschen, welche diese Antidepressiva einnehmen, erleiden wesentlich häufiger eine Gehirnblutung. Oft klagen die Patienten über Impotenz und Ejakulationsstörungen und Schwierigkeiten, zu einem Orgasmus zu kommen und die Spermienqualität verschlechtert sich deutlich[125]. Nach langdauernder Anwendung dieser Medikamente bessert sich manchmal die sexuelle Funktion wieder etwas. Von grosser Bedeutung ist eine gewisse emotionalen Abstumpfung, welche diese Antidepressiva bewirken, eine verminderte Fähigkeit, Gefühle wie Ärger oder Trauer zu empfinden und zu weinen[126]. Sie erhöhen das Brustkrebsrisiko[127]. Sie können die Produktion des antidiuratischen Hormons ADH in der Hypophyse erhöhen, sodass ein gefährlicher Natriummangel entstehen[128]. Die meisten SSRI-Antidepressiva steigern den Antrieb. Daher kann es besonders am Anfang der Therapie zu Nervosität, Erregung und Schlaflosigkeit kommen. Beim Beenden einer Therapie mit diesen Arzneien entstehen Entzugssymptome und sexuelle Funktionsstörungen können wiederum auftreten.

Der Einfluss auf das Suizidrisiko

Durch viele wissenschaftliche Untersuchungen wurde gezeigt, dass die SSRI Antidepressiva im Vergleich zu Placebo das Suizidrisiko bei Kindern und Jugendlichen deutlich erhöhen, und zwar ganz besonders am Beginn der Behandlung[129,130,131,132,133]. Auch bewirken sie nicht selten ein feindseliges Verhalten. Deshalb sind die meisten SSRI-Antidepressiva in Europa ausdrücklich nicht für die Behandlung von Depressionen und Angststörungen von Kindern und Jugendlichen zugelassen. Bei den wenigen, die zugelassen sind, wie Fluoxetin, wird eine strenge Überwachung des Patienten verlangt[134].

Die Wirkung auf das Suizidrisiko Erwachsener ist umstritten[135,136,137,138]. In den Beipackzetteln von SSRI-Medikamenten wird ausdrücklich auf die anfangs erhöhte Suizidgefahr hingewiesen[139]. Der Deutsche Sender ARD strahlte hierzu am 21. Februar 2014 eine Dokumentation *„Gefährliche Glückspillen“* aus[140]. Man vermutet auch bei Erwachsenen einen Zusammenhang zwischen SSRI Antidepressiva und aggressivem Verhalten, bis hin zu einem Amoklauf[141]. Eine weitere Erforschung dieser Risiken wird gefordert[142].

Wenn man diese Antidepressiva hoch dosiert, so besteht die Gefahr eines „Serotoninsyndrom“ durch eine zu hohe Serotoninwirkung, mit starkem Schwitzen, geröteter Haut, trockenen Schleimhäuten, schnellem Puls, hohem Blutdruck, Herzrhythmusstörungen, Übelkeit, Erbrechen, Zittern, Muskelstarre, gesteigerten Reflexen, Unruhe, Aufregung, Bewusstseinsstörungen, bis hin zu epileptischen Anfällen und Organversagen. Da ist sofort ärztliche Hilfe notwendig.

Ältere Menschen werden durch diese Medikation manchmal apathisch[143]. In einer Studie mit 248 dementen Menschen eines Pflegeheims verdoppelten sie das Risiko schwerer Stürze, besonders bei hoher Dosierung und ganz besonders in Kombination mit Beruhigungs- oder Schlafmitteln. Beim Absetzen sind die Entzugssymptome so stark, dass ärztliche Begleitung notwendig ist. Während der Schwangerschaft dürfen SSRI-Antidepressiva auf keinen Fall eingenommen werden. Sie erzeugen beim Fetus einen gefährlichen Bluthochdruck im Lungenkreislauf (pulmonale Hypertonie) und embryonale Fehlbildungen[144].

Selektive Noradrenalin-Wiederaufnahmehemmer
Diese Medikamente werden auch als Antidepressiva eingesetzt, mit dem Ziel, die Patienten zu aktivieren. Zugelassen ist Reboxetin (Solvex®, Edronax®). Diese Arzneimittel haben starke Nebenwirkungen und werden nur noch selten und nur bei sehr schweren Depressionen verschrieben. Reboxetin wird eher gegen Panikattacken oder bei Patienten mit ADHS (attention deficit hyperactivity snydrome) verwendet, da auch sie oft unter panischen Ängsten leiden.

Serotonin-Noradrenalin-Wiederaufnahmehemmer (SSNRI)
Diese Medikamente werden vorwiegend als Antidepressiva verwendet. Sie wirken sowohl an den Serotonin-, als auch in den Noradrenalin-Transportsystemen der Synapsen, welche die Informationen zwischen den Nervenzellen des Gehirns übertragen. Dadurch erhöht sich die Wirkung des Serotonins und des Noradrenalins im Gehirn. Dies verstärkt eine vom zentralen Nervensystem herabsteigende Hemmung. Das Dopaminsystem, welches für die Bewegung und Verhinderung der Parkinsonkrankheit wichtig ist, wird kaum beeinflusst. Diese Antidepressiva haben weniger Nebenwirkungen als die älteren trizyklischen Antidepressiva. Im Handel sind: Ventafaxin (Trevilor®), Milnacipran (MILNAneuraX®), Duloxetin (Yentreve, Cymbalta®), Venlafaxin (Efectin®), Milnacipran (Ixel®), Duloxetin (Cymbalta®) und Venlafaxin (Efexor®).

Das Potenzial an Nebenwirkungen ist bedeutend. Viele Patienten leiden an Übelkeit und Erbrechen, besonders am Beginn der Behandlung, an verstärkter Unruhe und Angstzuständen. Das Risiko einer Magen-Darm-Blutung erhöht sich bis zu 2,9-fach, wenn kein Magenschutzmittel eingenommen wird[145]. Zudem kann der Blutdruck ansteigen. Bei manchen Patienten entstehen Herzbeschwerden, Erregtheit, Schlafstörungen und Appetitlosigkeit, ein fehlender Orgasmus und Impotenz. Duloxetin(Cymbalta®) soll die Entleerung der Blase weniger stören als die anderen Präparate. Bei Kindern und Jugendlichen erhöhen auch diese Antidepressiva die Suizidalität und aggressiven Ausbrüche so stark, dass sie nicht verwendet werden dürfen. Wegen sehr starken Entzugssymptome müssen sie ganz langsam ausgeschlichen werden[146].

Monoaminooxidasehemmer (MAO-Hemmer/MAOI/RIMA)
MAO-Hemmer hemmen das Enzym Monoaminooxidase, welches sogenannte Monoamine, wie Serotonin, Noradrenalin und Dopamin abbauen. Dadurch erhöhen sie im Gehirn die Konzentration dieser Übertragungssubstanzen (Neurotransmitter).

Es gibt selektiv und nicht selektiv wirkende MAO-Hemmer und solche, welche dieses Enzym reversibel oder irreversibel hemmen. Selektive MAO-Hemmer, wie zum Beispiel Moclobemid (Aurorix®) hemmen ausschliesslich den Typ A der Monoaminooxidase. Sie haben eine gewisse antidepressive Wirkung und sind meist gut verträglich. Medikamente, welche die Monoaminooxidase irreversibel hemmen, wie Selegilin (Citalopram®) und Rasagilin (Azilect®) werden vor alem bei

Patienten mit der Parkinsonkrankheit eingesetzt.

Nichtselektive MAO-Hemmer, wie Tranylcypromin (Seroten®, Comtan®, Brintellix®) hemmen die Monoaminooxidasen A und B und werden gegen Depressionen und Angst eingesetzt. Irreversible MAO-Hemmer binden die Monoaminooxidasen dauerhaft. Um dies aufzuheben, muss man mehrere Wochen warten, bis der Körper diese Enzyme wieder neu hergestellt hat. Eine reversible Bindung bedeutet, dass das Medikament sich nur schwach an die Monoaminooxidase bindet, und sie wieder freigibt, sobald das Medikament ausgeschieden ist.

Patienten, die nicht-selektive, irreversible MAO-Hemmer einnehmen, müssen eine strenge, Tyrosin-arme Diät einhalten, denn Tyrosin-haltige Lebensmittel, wie Käse und Nüsse, können eine Bluthochdruckkrise auslösen, auch in Interaktion mit Blutdruckmitteln. Wegen diesen Risiken werden heute fast nur noch reversible MAO-A-Hemmer eingesetzt, wie zum Beispiel Moclobemid (Aurorix®). Moclobemid und Tranylcypromin (Seroten®, Comtan®, Brintellix®)[147].

Noradrenerge und spezifisch serotonerge Antidepressiva (NaSSA)
Diese Arzneimittel bewirken eine verstärkte Ausschüttung von Noradrenalin.

Noradrenalin ist ein Stresshormon, das den Sympathikus stimuliert. Sie bewirken, dass das Nebennierenmark das Stresshormon Adrenalin produziert. Adrenalin steigert die Aufmerksamkeit und die Bereitschaft zu handeln. Sie hemmen aber zudem gewisse Rezeptoren des Stimmungshormons Serotonin (5-HT2A und 5-HT2C) und die H1-Rezeptoren für Histamin, sodass sie wie Antihistaminika einschläfern (sedieren). Diese Medikamente werden bei gehemmter Depression mit Gewichtsverlust, gestörtem Schlaf und Ängsten verschrieben und manchmal als Schlafmittel. Beispiele sind Mirtazapin (Remeron®) und Mianserin (Tolvon®). Sie haben ein grosses Potenzial an Nebenwirkungen.

Serotonin-Antagonist-und-Wiederaufnahmehemmer (SARI)
Diese Arzneimittel hemmen die 5-HT2A-Serotoninrezeptoren und gleichzeitig diejenigen für Noradrenalin. Einer dieser Wirkstoffe, Trazodon (Titrico®), wird für verschiedene Arten von Depressionen verwendet, besonders bei Schlaflosigkeit und Impotenz. Es soll die Bildung des Schlafhormons Melatonin fördern.

Die sogenannte „glutamerge Modulation“ des Gehirns
Bei lang dauernder Depression leidet das Gedächtnis immer mehr, da sich der Hippocampus und die präfrontale Hirnrinde allmählich zurückbilden. Von Tianeptin (Mianserin®, Vortioxetin®, N06AX12 Bupropion®, Venlafaxin®) wird behauptet, dass es dies verhindere und sogar zurückbilden könne[148]. Argometin (Targin®, Metfin®, Acimethin®) soll die Bildung des Schlafhormons Melatonin fördern. Ganz wichtig ist zu wissen, dass der Hippocampus und der präfrontale Cortex auch ohne diese Medikamente nach dem Ausheilen der Depression sich immer zur normalen Grösse regeneriert und das Gedächtnis wieder in Ordnung kommt.

Ketamin
Ketamin wirkt hemmend auf die Rezeptoren für Glutamat. Glutamat ist der einzige aktivierende Neurotransmitter des Gehirns. Ketamin wird bei Notfällen verwendet, bei akuter Suizidgefährdung, da in mehreren Studien nachgewiesen wurde, dass die antidepressive Wirkung schnell eintrete[149]. In einer Untersuchung mit 21 Patienten mit manisch-depressiver Krankheit (bipolarer Störung) wurde mit bildgebenden Verfahren gezeigt, dass Ketamin die Aktivität in Gehirnregionen

steigert, die Bedeutung bei Depressionen haben, so im rechten ventralen Corpus Striatum[150]. Die Besserung nach einer einmaligen Gabe von Ketamin hält nicht an. Doch dauert sie bis zu sieben Tage. Ketamin ist in Europa noch nicht zugelassen, wird aber trotz bedeutender Nebenwirkungen bereits verwendet. In den USA, wird Ketamin Nasenspray (Spravato®) gegen behandlungsresistente Depressionen verschrieben.

Tryptophan, Phenylalanin, Tyrosin
Die natürlichen Aminosäuren werden „Aminpräkursoren" genannt, da sie Vorstufen zur Bildung von Serotonin, Noradrenalin und Dopamin sind. Die Aminosäurevorstufen Levodopa und L-Tryptophan wurden bei einer doppelblinden, Placebo-kontrollierten Studie einer Gruppe hospitalisierter depressiver Patienten verabreicht. Relativ hohe Dosen bewirkten keine genügende Besserung, um sie aus dem Krankenhaus entlassen zu können und die Ergebnisse anderer Studien waren widersprüchlich[151].

Psilocybin
In den USA wurde in einer grossen Studie eine antidepressive Wirkung von Psilocybin nachgewiesen[152]. Psilocybin ist eine Droge, die körperliche Leichtigkeit und Energie, unkontrolliertes Gelächter, Freude, Euphorie und eine veränderte visuelle Wahrnehmung bewirkt. Die Nebenwirkungen sind: Schwindel, Übelkeit, Erbrechen und Panikattacken.

Phasenprophylaktika
Diese Arzneimittel werden zur Stabilisierung der Stimmung zwischen depressiven Krisen verschrieben. Dabei unterscheidet man zwischen einem sogenannten „monopolaren" und einem „bipolaren" Verlauf, einem Wechsel zwischen Manie und Depression.

Lithium
Lithium ist ein chemisches Element mit dem Symbol Li und der Ordnungszahl 3. Es ist ein sogenanntes Alkalimetall und ein Leichtmetall. Wie alle Alkalimetalle ist elementares Lithium hoch reaktiv. Bei blosser Berührung erzeugt es schwere Verätzungen und Verbrennungen. Viele Lithiumverbindungen, die in wässriger Lösung Lithiumionen bilden, sind sehr schädlich für die Gesundheit.

Lithiumsalz ist in gewissen Mineralwässern als Spurenelement enthalten. Im Trinkwasser kommt Lithium in Spuren vor, jedoch je nach der Region, höchst verschieden. In mehreren Studien untersuchte man die Suizidrate verschiedener Regionen und stellte fest, dass in Regionen mit höherem Lithiumgehalt im Trinkwasser deutlich weniger Menschen an einem Suizid sterben[153]. Lithium ist kein notwendiges Element für den Menschen (nicht essenziell) und man kennt keine biologische Funktion. Einige Lithiumsalze haben jedoch eine pharmakologische Wirkung und werden bei manisch-depressiver Krankheit zwischen den Phasen und zur Verstärkung der Wirkung von Antidepressiva eingesetzt, sowie gegen Cluster-Kopfschmerzen und bei therapieresistenter Schizophrenie.

Lithiumsalze machen nicht abhängig und gelten bei richtiger Dosierung als einigermassen verträglich. Wie Lithium wirkt, wird nicht vollständig verstanden. Man vermutet, dass es die Weitergabe der Signale zwischen den Nervenzellen beeinflusse und dass es die Konzentration der Botenstoffe Noradrenalin und Serotonin erhöhe[154]. Man muss regelmässig die Lithiumkonzentration im Blut kontrollieren, denn die therapeutische Breite ist gering. Dies bedeutet, dass die giftige Dosis nur wenig über der therapeutisch wirksamen Dosis liegt. Lithium ist als Retard-Medikament verfügbar, aus dem das Lithiumsalz nur langsam freigesetzt wird.

Die Prognose einer Lithiumtherapie gilt als günstig, wenn die Krankheit erst im höheren Alter beginnt, der Patient eine eher dominante Persönlichkeit ist, aus höherer sozialer Schicht stammt und das Medikament zuverlässig einnimmt. Als ungünstig gilt sie nach langer Krankheitsdauer der ersten Krise mit kurzem krankheitsfreiem Intervall, bei Stress und Arbeitslosigkeit, bei häufigen, kurz aufeinanderfolgenden Krisen, bei einem eher neurotischen Hintergrund der Depression und bei sehr sensibler Persönlichkeit[155].

Eine Therapie mit Lithium hat viele Nebenwirkungen: Gewichtszunahme, Kreislaufstörungen, Zittern, besonders der Hände, Übelkeit, Erbrechen, Durchfall, Vermehrung der weissen Blutkörperchen, Müdigkeit, Durst und vermehrtes Wasserlassen und eine Unterfunktion der Schilddrüse. Der therapeutische Serumspiegel muss zwischen 0,5 und 1,0 mmol/l liegen. Schon ab 1,5 mmol/l kann es zu Schläfrigkeit und in höheren Dosen zu Krämpfen und Bewusstseinsverlust kommen[156]. Ein Kropf kann entstehen[157]. Auch bei korrekter Dosierung kann während einer Langzeitbehandlung ein gefährlicher Wasser- und Natrium-Verlust (Diabetes insipidus), eine Übersäuerung des Blutes (Azidose) und ein irreversibler Nierenschaden entstehen (Lithium-Nephropathie)[158]. Lithium darf nicht einfach abgesetzt werden. Es muss langsam ausgeschlichen werden, sonst kann Reizbarkeit, Ängstlichkeit, eine labile Gemütslage und innere Unruhe entstehen. Bei bipolaren Erkrankungen kann bei abruptem Absetzen eine manische Phase ausbrechen[159].

Die homöopathische Therapie mit Lithium

Die Homöopathie verwendet Hochpotenzen aus Lithiumbicarbonat seit zwei Jahrhunderten.

Lithium wirkt hervorragend, sofern das Krankheitsbild dem Arzneibild genau entspricht: Erwachsene fühlen sich sehr einsam und verlassen. Sie weinen oft und fühlen sich hilflos, besonders nachts. Sie haben Schwierigkeiten sich Dinge zu merken, besonders Namen. Oft leiden die Patienten an Kopfschmerzen während den Mahlzeiten, Magenübersäuerung, Übelkeit, und Magenschmerzen, die durch das Essen sich bessern, an Ekzemen im Gesicht, Angina pectoris und Arthritis. Kinder, denen Lithium hilft, sind spontan und impulsiv. Sie haben wenig Selbstvertrauen, sind schnell entmutigt und leiden unter Angst zu versagen. Auch sie fühlen sich verlassen und sie weinen oft.

Wir können die allopathische Lithiumtherapie nicht empfehlen, wegen ihrer hohen Toxizität.

Die homöopathische Therapie in hoher Potenz ist unter der Bedingung, dass das Krankheitsbild und die Persönlichkeit mit dem Arzneibild exakt übereinstimmt, sehr gut wirksam, ohne jegliche Nebenwirkungen, da die Wirkung nicht materiell ist, sondern durch die Information des Lithiumsalzes entsteht, wie wir dies in der Informatik gewohnt sind.

Valproat (Depakine®, Orfiril®)

In mehreren Studien konnte für dieses Antiepileptikum keine signifikante antidepressive Wirkung festgestellt werden, jedoch eine gute Wirkung gegen manische Krisen[160]. Auch dieses Medikament hat ein grosses Potenzial an Nebenwirkungen.

Carbamazepin (Tegretol®, Timonil®, Carsol®, Trileptal®, Gabapentin®)

Mehrere wissenschaftliche Arbeiten haben eine antidepressive Wirkung dieses Epilepsiemittels bestätigt[161]. Auch dieses Medikament hat ein grosses Potenzial an Nebenwirkungen.

Lamotrigin (Lamictal®, Lamotrin®)
Bei einer sogenannt „monopolaren" Depression, die nicht mit manischen Phasen abwechselt, sprechen einige Daten für eine gewisse antidepressive Wirkung dieses Antiepileptikums, jedoch nicht bei manisch-depressiver Krankheit. Trotzdem wird es von den Herstellern gerade für diese empfohlen und ist in Deutschland hierfür zugelassen worden[162]. Dieses Medikament zeichnet sich durch viele Interaktionen mit anderen Medikamenten aus und hat sehr gefährliche Nebenwirkungen.

Pflanzliche Heilmittel gegen Depressionen

Ein Phytopharmakon besteht aus einem oder mehreren pflanzlichen Wirkstoffen, einem Gemisch aus vielen Inhaltsstoffen.

Johanniskraut (Hypericum perforatum)
Johanniskrautextrakte erhöhen den Serotoninspiegel. Wie stark sie wirken wird unterschiedlich beurteilt. Standardisierte Präparate werden für leichte bis mittelschwere Depressionen empfohlen. Johanniskraut ist als Tee erhältlich oder als Tabletten mit standardisierter Dosierung. Höher dosierte Präparate, die gegen Depressionen helfen, sind apothekenpflichtig. Johanniskraut guter Qualität enthält vor allem in den Blüten und Knospen durchschnittlich 0,1 – 0,15 % Hypericine. Für die Wirksamkeit sind zudem Flavonoide und Bioflavone verantwortlich. Die therapeutische Wirkung entsteht durch ein Zusammenspiel mehrerer Wirkstoffe, denn ein Gesamtextrakt bewirkt eine deutlich stärkere Hemmung der Monoaminooxidase, als isoliertes Hypericin. Durch diese Hemmung wird der Serotoninspiegel angehoben. Die Fachgesellschaften für Psychiatrie empfehlen Präparate einzusetzen, deren klinische Wirksamkeit in eigenen Studien nachgewiesen wurde[163].

Standardisiertes Johanniskrautextrakt erhöht durch eine Wiederaufnahmehemmung der Neurotransmitter Serotonin und Noradrenalin deren Konzentration in den Synapsen. Zusätzlich steigt die Konzentration von Gamma-Aminobuttersäure (GABA), Dopamin und L-Glutamat, eine Eigenschaft, die kein chemisches Antidepressivum hat, Glutamat wirkt im Gehirn aktivierend. Durch Hypericum vermindern sich die β-Rezeptoren für Noradrenalin. Zudem werden die 5-HT2-Rezeptoren vermindert, was die Serotoninwirkung verstärkt[164].

Entsprechend synthetischen Antidepressiva bewirken die Inhaltsstoffe Hyperforin und Hypericin eine geringe bis mittelstarke Wiederaufnahmehemmung von Serotonin, Noradrenalin und Dopamin im Gehirn. Man vermutet, dass auch die Monoaminooxidase gehemmt wird, was aber noch nicht bewiesen werden konnte. Andere Rezeptoren werden nicht beeinflusst.

Johanniskraut in Kombination mit Passiflora
Eine Studie über die Wirkung von Extrakten aus der Passionsblume (Passiflora incarnata) bestätigte, dass diese Heilpflanze die Wiederaufnahmehemmung des Johanniskrauts für das Serotonin steigert, sodass die Serotoninwirkung verstärkt wird. Bewirkt das Echte Johanniskraut alleine eine Wiederaufnahmehemmung von Serotonin zu 60 %, so bewirkt die Kombination mit einem Passionsblumenextrakt eine Hemmung von 90 %, was der Wirkungsstärke des chemischen Antidepressivums Fluvoxamin entspricht. Eine Erhöhung der Dosierung verringert die Wirksamkeit wieder, sodass korrekt dosiert werden muss[165,166]. Auch werden Kombinationspräparate von Johanniskraut, Passionsblume und Baldrian angeboten.

Johanniskraut-Arzneimittel sind im Allgemeinen gut verträglich, unerwünschte

Nebenwirkungen sind gering oder treten selten auf[167]. In Einzelfällen wird von manischen Episoden berichtet, die durch Johanniskraut ausgelöst wurden[168]. Es kann geringe Magen-Darm-Beschwerden, Kopfschmerzen, Erregung und Müdigkeit und eine Neigung zu Sonnenbrand bewirken, da Hypericin die Empfindlichkeit gegenüber dem UV-Licht erhöht. Diese Phototoxizität wird jedoch erst bei einer Überdosierung um die 20-fache empfohlene Tagesdosis von 900 bis 1500 mg erwartet[169]. Hellhäutige Menschen, die Johanniskraut regelmässig einnehmen und sich in Solarien oder auf Urlaubsreisen bräunen wollen, sollten das Johanniskrautpräparat 14 Tage vorher absetzen oder wenn dieses notwendig ist auf die Bräunung verzichten. Allergische Hautreaktionen sind selten. Bei zu hoher Dosierung kann es zu leichten Formen eines Serotoninsyndroms kommen, mit Schwindel, Grippegefühl, Bewusstseinseintrübung, unwillkürlichen Muskelzuckungen und Angst. Diese Symptome können leicht mit den depressiven Symptomen verwechselt werden.

Die homöopathische Therapie der Depression

Die homöopathische Betrachtungsweise der Depression

Die Homöopathie betrachtet depressive Menschen viel differenzierter, denn ihre Gefühle, Empfindungen und körperlichen Beschwerden unterscheiden sich sehr und so auch die Ursachen. Durch ganz sorgsames Zuhören kann diese Individualität erkannt werden und mit den Bildern der homöopathischen Arzneien verglichen werden. Hier ist nicht zu viel Fragen, sondern stilles Zuhören und viel Empathie notwendig. Es kann vorkommen, dass man sich gar nicht äussern mag. Dann stellt der homöopathische Arzt die Frage, wie man sich jetzt gerade fühlt. Über die Bewusstseinsebene der Gefühle kommt man zu den Träumen und von da zu den Ängsten oder manchmal zu Wahnvorstellungen. Wie auf Seite 32 beschrieben, sind diese tiefen Bewusstseinsebenen ganz wichtig für das Verständnis der Krankheit, die Wahl der richtigen Arznei und für die Heilung. Um in dieser Weise vorzugehen braucht der homöopathische Arzt viel Selbsterfahrung und therapeutische Schulung. Er muss über die Übertragungsphänomene Bescheid wissen und sie sofort erkennen, damit es nicht zu Gegenübertragungen kommt. Der homöopathische Arzt kennt keine Urteile über seine Patienten. Er ist darin geschult, alle Aussagen und Beobachtungen, die er vernimmt, so zu erkennen und anzunehmen, dass sie zu einem tiefen Verständnis der Persönlichkeit seines Patienten und seiner Erkrankung gehören und geheilt werden können. Seine Gedanken sind nicht auf das „Kranke" seines Patienten, sondern auf das „Gesunde" gerichtet und auf die Möglichkeit, die Genesung herbeizuführen.

Nur eine Frage muss man immer schon in der ersten Konsultation angehen, nämlich diejenige nach dem Lebensüberdruss, ob manchmal Gedanken kommen, sich das Leben zu nehmen. Wird dies bejaht, so ist es ganz wichtig, dass der Patient mitteilen kann, wie diese Gedanken genau sind und wie genau er in dieser Idee sein Leben beenden würde. Dann ist der Zeitpunkt gegeben, einen Vertrag abzuschliessen, das heisst, eine Vereinbarung, ein Versprechen, bis zu welchem Zeitpunkt, demjenigen einer nächsten Konsultation, er verspricht, sich mit Sicherheit nichts anzutun. Dass er dies nicht kann, ist selten. Doch dann ist für die Sicherheit des Patienten eine stationäre Therapie notwendig, auf einer geschlossenen Abteilung. Werden Suizidgedanken geäussert, so soll in der ersten Konsultation die homöopathische Arznei Aurum metallicum in der millionsten Korsakow Potenz (MMK) verabreicht und zudem mitgegeben werden, mit der Anweisung, sie immer einmal täglich und zusätzlich immer dann mehrmals wiederholt zu nehmen, wenn diese Gedanken erscheinen, und zwar so lange, bis sie verschwunden sind. Im Gegensatz zu den chemischen Antidepressiva, welche die Suizidalität besonders anfangs verstärken, wirkt Aurum metallicum sofort und zuverlässig.

Aus den Einzelheiten des Krankheitsbildes erkennt der in Homöopathie erfahrene Arzt oder Heilpraktiker das individuelle Arzneibild, das dem Wesen und der Art der Depression seines Patienten entspricht. Je grösser die Not, desto höher muss die Potenz der Arznei gewählt werden und desto häufiger muss sie eingenommen werden. Die Homöopathie ist die ideale Ergänzung zur analytisch orientierten Psychotherapie, da sie epigenetisch vererbte Prägungen von Ängsten und Traumen allmählich löschen kann. In jedem Fall lohnt es sich, wenn man in Ängste oder in eine Depression hineingerutscht ist, einen erfahrenen Homöopathen aufzusuchen. Obschon die Arznei ganz individuell gewählt werden muss, sollen hier ein paar Beispiele gegeben werden:

Aurum metallicum
In dieser Arznei ist die Information aus metallischem Gold herausgearbeitet. Gold hat für die Menschen eine ganz besondere Bedeutung. Oft entsteht diese Art der Depression bei sehr tüchtigen und begabten Menschen, wenn das Mass an Gemeinheiten, mittelmässig begabter Menschen zu gross wurde, die aus Neid immer wieder versucht haben, einem das Leben zu zerstören. Nicht umsonst umgaben sich Kaiser und Könige mit Gold. Da ist es schwierig geworden, Vertrauen zu finden und man möchte eigentlich nicht mehr leben und man wird dies kaum jemandem mitteilen, da man kein Vertrauen mehr finden kann. Einzig edle Musik kann trösten. Auf einer Anhöhe kann es einen in den Abgrund ziehen. Es besteht Suizidgefahr.

Ignaita amara
Diese Arznei enthält die Information aus der toxischen Ignazbohne. Diese Art der Depression entsteht, wenn man einem Menschen, mit dem man eng verbunden war, verliert. Nicht nur, dass man sich verlassen fühlt, sondern man empfindet eine tiefe Ungerechtigkeit, dass das geschehen ist und dass dieser Mensch einen einfach so verlassen hat. Leicht fühlt man sich gekränkt und zieht sich zurück und mag nicht darüber reden. Seelisch verlassen, verbleibt man still in seinem Kummer und mag nicht, wenn man dazu angesprochen wird. Diese Arznei ist fast in jedem Todesfall, der in einer Familie geschieht, angezeigt

Natrium muriaticum
Diese Arznei enthält die Information, welche aus Kochsalz potenziert wurde. Auch diese Art der Depression entsteht durch viele Kränkungen, sodass man sich in stillem Kummer zurückzieht. Es besteht die Gefahr einer gewissen Verbitterung. Besonders morgens hat man keine Freude mehr am Leben. Man hat oft zu heiss und Verlangen nach salzigen Speisen.

Sepia officinalis
Diese Arznei enthält die Information des Tintenfischs. Bei dieser Art der Depression gibt es ein Gefühl, in der aktuellen Situation des Lebens gefangen zu sein, sodass das eigene Leben kaum mehr möglich ist. Dies kann entstehen, wenn jedes Kind den ganzen Tag und noch nachts „an einem Ärmel nach unten zieht“. Die Energie ist weg, der Kreislauf schwach und nur wenn man Sport treibt kommt etwas „Lebensgeist“ zurück. Wenn abends der Mann heimkommt, mit seinen Erwartungen und Ansprüchen, dann wird es erst recht zu viel, bis eine Abneigung gegen ihn entsteht und man ohne zu wollen ins

Nörgeln gerät. Sepia ist oft angezeigt für Depressionen von Frauen, kann aber genauso gut für Männer die richtige Arznei sein, wenn sie sich entsprechend fühlen.

Lycopodium clavatum
Diese Arznei enthält die Information aus dem Keulenbärlapp. Diese Pflanze ist ein Überbleibsel aus früheren Zeiten. Bei dieser Art der Depression hat man gegenüber fremden Menschen die Illusion, minderwertig zu sein und sucht nach Möglichkeiten, dies zu verbergen. Durch diesen Mangel an Selbstvertrauen entsteht Schüchternheit, was sich durch diese Arznei rasch bessert.

Delphinium Staphysagria
Diese Arznei enthält die Information aus dem Rittersporn. Sie betrifft sehr feinfühlige Menschen mit hoher Würde, die durch ständige Kränkungen depressiv geworden sind. Sich zur Wehr zu setzen kommt schon in Frage, jedoch nicht durch Wut und Aggression, sondern nur ohne jeden Verlust der eigenen Würde. Wohl gibt es viel berechtigte Wut, doch bewirkt sie ein Gefühl der Ohnmacht und kann nicht ausgelebt werden gegen diejenigen die es verdienen. Oft ist sie so stark verdrängt, dass man sie kaum mehr spüren kann, es sei denn man wird in seiner Würde erneut dermassen stark verletzt, dass die Kontrolle versagt und es zu einem unkontrollierten Ausbruch kommt. Es sind viele unberechtigte Schuldgefühle da, die auf dem Weg zur Heilung erkannt werden müssen. Ohnmacht schwächt das Immunsystem. Darum besteht eine Gefahr für Krebs. Auch ist man nach massiver Kränkung gefährdet für eine Basedow'sche Krankheit.

Carcinosinum
Diese Arznei enthält die Information der Krebskrankheit, da sie aus Krebsgewebe potenziert wurde. Carcinosinum ist von grosser Hilfe für Menschen, die zu früh „erwachsen“ sein mussten, deren eigene Entwicklung in der Kindheit verhindert wurde, indem sie gezwungen wurden, Vorschriften und Verhaltensregeln der Eltern früh in ihrem Leben zu übernehmen, statt den nötigen Raum zu erhalten für die Entfaltung ihrer eigenen Persönlichkeit. So ist ein „falsches Selbst“ entstanden, ein Leben, das nicht wirklich sie selber sind und wenn ihr eigentliches Wesen, ihr „wahres Selbst“ zu sehr in Bedrängnis gerät, erlischt das Lebensgefühlt in ihrer Seele und entsteht eine tiefe Depression. In der Tiefe der Seele gibt es ein Gefühl ständiger übermenschlicher Anstrengung, die notwendig sei, damit das Leben nicht in ein Chaos versinke. Es ist das Gefühl eines jeden krebskranken Menschen, denn ein Krebs ist das grösste Chaos, das in uns entstehen kann. Menschen mit dieser Art der Depression neigen zu zwanghaften Handlungen. Zwänge sind die Folge von Schlägen in der Kindheit und unangemessen harter Bestrafung, welchen das noch schwache „Ich“ des Kindes noch nicht entgegnen konnte. Wir haben dies auf Seite 41 eingehend beschrieben.

Magnesium carbonicum
Der geniale amerikanische Arzt James Tyler Kent betreute vor 150 Jahren Kinder eines Waisenheims. Viele Kinder litten unter Ängsten und wurden von den Betreuerinnen als schwierig und widerspenstig erlebt. Waisenkinder können kein Vertrauen zu Betreuern finden, da sie die Erfahrung, so wie sie sind, geliebt und angenommen zu sein und sich dadurch geborgen zu fühlen und Vertrauen zu finden, nie machen konnten. Sie fühlen sich so, als wären sie nie gut genug, wie immer sie sich verhalten und was immer sie tun. Nach vielen Jahren fand Dr. Kent das richtige Mittel für sie: Magnesium carbonicum. Durch diese Arznei konnten sie sich in die Gemeinschaft einleben, wurden ruhiger und glücklicher und sie konnten ein gewisses Vertrauen zu den

Betreuerinnen finden. Magnesium carbonicum ist auch für Erwachsene Menschen hoch wirksam, wenn in den Tiefen der Seele die Gefühle eines Waisenkindes vorhanden sind.

Dies sind nur ganz wenige Beispiele aus einer grossen Zahl homöopathischer Arzneien, welche zur Heilung von Depressionen angezeigt sein können. Wählt der Arzt die richtige Arznei, so spürt man in der Seele sehr rasch eine positive Wirkung. Geschieht nicht viel, so ist es nicht die richtige Arznei. Eine Depression ist eine stark ausgeprägte Not. Dementsprechend soll die Potenz sehr hoch gewählt werden, mindestens eine zweihundertste C-Potenz, besser eine hunderttausendste oder millionste Korsakowpotenz und sie darf oft genommen werden, bis es deutlich besser geht. Ideal ist, wenn dieselbe Person ein erfahrener Psychotherapeut und Arzt ist und gleichzeitig in Homöopathie grosse Erfahrung hat, doch dies ist sehr selten zu finden. Die psychotherapeutische Erfahrung ist so wichtig, dass es allenfalls besser ist, eine analytisch orientierte Psychotherapie anzunehmen und durch einen erfahrenen Homöopathen zu ergänzen.

Depression und Lebensordnung

Ist man in eine Depression geraten, so ist die Versuchung gross, sich gehen zu lassen, besonders morgens, wenn man aufstehen soll, mit dem Gefühl, dass nichts Freude machen wird und die täglichen Pflichten zur Qual geworden sind. Da ist diese Gefahr besonders gross, wenn man nicht berufstätig ist und der Tag nicht durch die Betreuung der Kinder eine gewisse Ordnung erfährt. Einst war eine feinfühlige, liebevolle Frau in eine tiefe Depression gefallen, da ihr Mann sie zugunsten einer sexuell attraktiven, jüngeren Sekretärin verlassen hatte. Kaum war sie in der Lage, die täglichen Bedürfnisse ihrer beiden Söhne zu befriedigen und sie korrekt zu betreuen. So kam es, dass die Buben sich mehr in anderen Familien aufhielten, als zu Hause. Ihre Kraft verliess sie dermassen, dass sie mittags nur noch den Kindern etwas zu essen vor die Haustüre stellte. So geschah es, dass der jüngere der beiden Buben eine schizoide Persönlichkeit wurde und, mit 19 Jahren, sich und seiner 16-jährigen Freundin in einer Scheune das Leben nahm.

Wenn man in einer so schweren Depression steckt, ist es nicht nur ganz wichtig, die richtige Therapie zu erhalten. Da ist es auch ganz wichtig zu versuchen, Ordnung in das Leben zu bringen, dass man sich die Zeit einteilt, die Zeit festlegt, wann man aufsteht und sich mittags ausruht, und dass man sich, trotz aller scheinbaren Sinnlosigkeit, jeden Tag schön zurechtmacht, zu geordneten Zeiten gesunde Mahlzeiten zubereitet, sich jeden Tag regelmässig belohnt durch irgendetwas, was man noch am ehesten gerne mag. Wenn die Seele nicht mehr mag, ist es ganz wichtig, daran zu denken, dass unser Geist und unsere Seele im Körper wohnt, in all unseren 15 Billionen Zellen. Wenn diese die richtige Ernährung erhalten und liebevoll gepflegt werden, geht es auch mit der Seele aufwärts. Schon vor 2500 Jahren hat der geniale griechische Arzt Hippokrates melancholische Menschen dazu angehalten, ihr Leben zu ordnen, früh aufzustehen und sich früh zum Schlafen zu legen, sich vor allem mit vegetabiler Frischkost zu ernähren, sich jeden Tag viel zu bewegen und zu wandern, ihre Haut und ihren Körper zu pflegen.

Die Bedeutung der Bewegung und des Wanderns für die Heilung der Depression

Eine Meta-Analyse untersuchte 23 randomisierte kontrollierte Studien (RCTs) mit 977 Patienten bezüglich der Wirksamkeit regelmässiger Bewegung für die Heilung unipolarer Depressionen und zwar sowohl als alleinige Massnahme, als auch begleitend zu einer Medikation mit Antidepressiva. Im Vergleich zu keinerlei therapeutischen Massnahme hatte regelmässige Bewegung eine hochsignifikante Wirkung. Im Vergleich zur üblichen Therapie mit Antidepressiva ohne Bewegung, war die zusätzliche Besserung der Patienten durch regelmässige Bewegung kleiner, aber dennoch deutlich signifikant[170,171].

Die Wissenschaftler kommen zum Schluss, dass die Wirkung eines regelmässigen Bewegungstraining bei Menschen mindestens gleich gut wirke, wie die allgemein übliche Therapie mit Antidepressiva und Kurzpsychotherapie. Durch bildgebende Verfahren wurde nachgewiesen, dass die Bewegungstherapie wichtige Strukturen des Zentralnervensystems regeneriert. Körperliche Aktivität stimuliert die Bildung von Wachstumsfaktoren und hält die Bildung von Blutgefässen und synaptischen Verbindungen zwischen den Nervenzellen aufrecht und hat dadurch eine regenerierende Wirkung für das Gehirn. Sie reguliert die Mitochondrien in den Nervenzellen und die antioxidativen Systeme im Gehirn, reduziert Entzündungsprozesse und Stressreaktionen im Gehirn und im hormonalen System, stimuliert biochemische Bahnen und stellt neuronale Strukturen wieder her, die durch die Depression geschädigt wurden[172].

Bei einer längerdauernden Depression verkleinert sich der Hypocampus und der präfrontale Cortex, wodurch das Gedächtnis leidet. Anders als bei einer Demenz kann aber dieser Schaden durch die Heilung der Depression wieder rückgängig gemacht werden, sodass die Merkfähigkeit wieder zurückkommt[173]. Auch für betagte Menschen gilt ein körperliches Trainingsprogramm bei der Behandlung von Depressionen, als Alternative zur Medikation mit Antidepressiva, als wirksamer. Obwohl die Therapie mit Antidepressiva, bei denjenigen Menschen, bei denen sie überhaupt wirkt, schneller anspricht als eine alleinige Therapie durch Bewegungstraining, war die Wirkung der Bewegung nach 16 Wochen gleich gut, wie diejenige von Antidepressiva ohne Bewegung[174]. Auch für die Wochenbettdepression wurde dies nachgewiesen[175]. Wandern ist die gesündeste Art, sich zu bewegen. Wir empfehlen jeden Tag einen mindestens halbstündigen Spaziergang frühmorgens und abends und an den Wochenenden längere Wanderungen zu unternehmen. Es lohnt sich zudem, in einer Gruppe teilzunehmen, in der man sich zu Musik bewegt.

Fernsehen, Bildschirmmedien und die Depression

Das Fernsehen hat die Lebensweise der meisten Menschen stark verändert. Dadurch ist das Risiko an einer Depression zu erkranken wesentlich grösser geworden. In einer Metaanalyse wurde gezeigt, dass Menschen, die jeden Tag rund 4 Stunden fernsehen, ein wesentlich höheres Risiko haben, in eine Depression zu geraten, als jene, die nur 2 Stunden fernsehen. Dies wurde auch für Jugendliche und Kinder nachgewiesen[176,177,178]. In den letzten Jahren ist die Art der Bildschirmmedien vielfältiger geworden, mit ständig wachsender Vielfalt an elektronischen Geräten, die auf der ganzen Welt benützt werden. Noch herrscht bei den Kindern die Zeit vor dem Fernsehen vor. Doch besitzen sie in immer jüngeren Jahren selbst Geräte, wie Computer, Tablets, Handys und sie nutzen immer öfter Videospiele. Mehrfach wurde wissenschaftlich nachgewiesen, dass sich die Bildschirmzeit auf die körperliche, geistige und seelische Entwicklung und die Intelligenz der Kinder negativ auswirkt und Angstzustände, Schlafprobleme, Adipositas und Depressionen verursacht[179]. Das Fernsehen ist eine Art „Marihuana“ der Gesellschaft. Nur wenige Sendungen sind wertvoll. Wer für seine Kinder und für sich selbst etwas Gutes tun will, verzichtet ganz darauf und informiert sich über die Nachrichten und geniesst die Natur, das Lesen wertvoller Literatur und hört wertvolle Musik. Gerade über das Lesen von Biografien und historischen Berichten kann man innere Leere in der Seele füllen und Mut finden. Die Aufklärungszeit war ein grosser Aufbruch für die Menschen, und die Dichter jener Zeit schrieben Novellen und Gedichte, welche resignierten Menschen Mut gaben für ein neues Leben und eine neue Menschlichkeit. Viele Komponisten hatten es selbst ganz schwer in ihrer Welt und schenkten den Menschen mit ihrer Musik neues Leben, neuen Mut und neue Zuversicht.

Die Depression und Licht

Wohl ist das Licht der Sonne dafür entscheidend, dass wir die Welt sehen. Es bewirkt aber viel mehr, denn es enthält die Schwingungen und die biologische Information für alles Lebendige auf dieser Welt. Wohl nehmen wir über die Nervenzellen der Netzhaut das Bild der Welt wahr, aber wir nehmen auch Eindrücke wahr, die vom Sehen unabhängig sind. Die Netzhautzellen projizieren die Information aus dem Sonnenlicht auf die sogenannten „suprachiasmatischen Kerne" unseres Gehirns. Dies sind Ansammlungen von Nervenzellen, die oberhalb der Sehnervenkreuzung liegen. Sie vermitteln uns den Tag-Nachtrhythmus, den zirkadianen Rhythmus. Sie wirken auch auf die Epiphyse ein, die Zirbeldrüse, welche das Schlafhormon Melatonin erzeugt. Der Tag-Nachtrhythmus beeinflusst alle Regulationen unseres Körpers und passt sie den Tages- und Nachtzeiten an, die Ausscheidung der Hormone und unser ganzes Fühlen und Verhalten. Durch bildgebende Verfahren, welche die Aktivität der verschiedenen Regionen des Gehirns sichtbar machen, wurde an Tieren und am Menschen nachgewiesen, dass die Nerven- und Ganglienzellen der Netzhaut auf den sogenannten „perihabenulären Kern" und die ihn umgebenden Hirnregionen einwirken und dadurch unsere Stimmung, Stressreaktionen und unser Lernvermögen beeinflussen. Der perihabenuläre Kern befindet sich beim Stiel der Hirnanhangsdrüse, der Hypophyse.

Die Schwingungen des Sonnenlichts wurden mit dem Elektroenzephalogramm des Menschen verglichen. Dabei hat sich gezeigt, dass das Schwingungsmuster des Wachrhythmus, den man „Alpha-Rhythmus" nennt, mit dem Schwingungsmuster des Sonnenlichts genau übereinstimmt. Dass das Licht sich auf die Stimmung, die Wachheit, die geistigen Fähigkeiten, und die allgemeine Leistungsfähigkeit auswirkt, ist längst wissenschaftlich anerkannt. Die Lichttherapie mit Sonnenlicht und künstlichem Licht wird für die Behandlung von Depressionen und Störungen des Schlafrhythmus seit langer Zeit erfolgreich eingesetzt. Tageslicht ist wesentlich wirksamer als elektrisches Licht, besonders im Sommerhalbjahr. Als viele Menschen an Tuberkulose litten, setzte man das Licht von Kohlendampfbirnen ein, die in einem tunnelartigen Lichtbogen angebracht waren, den man über den im Bett liegenden Patienten stellte. Dieses Licht war besonders gut wirksam. Leider sind diese Lichtbögen aus den Krankenmagazinen der Gemeinden verschwunden.
Heute bemühen sich manche Architekten um eine Bauweise, welche künstliches Licht möglichst weitgehend durch Tageslicht ersetzt.

Die sogenannte „saisonale Depression" befällt Menschen im Spätherbst und Winter. Darum wird die Lichttherapie schon seit einigen Jahren im Winter eingesetzt. Die Wirkung bei der ganzjährigen Depression wurde in vielen Studien untersucht und in einer Metaanalyse zusammengefasst. Dabei hat es sich gezeigt, dass die Lichttherapie deutlich wirksamer ist als Antidepressiva[180,181,182]. In den ersten fünf Jahren nach einem Schlaganfall erkranken fast 30 % der Menschen an einer Depression, was die Rehabilitation sehr erschwert. Es wurde nachgewiesen, dass ein tägliches Sonnenbad während 30 Minuten und vier Wochen die Stimmung und die seelische Gesundheit dieser Patienten deutlich bessert, sodass sie aktiver werden und die Rehabilitation besser gelingt[183].

Das Sonnenlicht gehört zu unserer Lebensordnung. Es ist ganz wichtig, dass man an jedem sonnigen Tag der warmen Jahreszeit, möglichst entkleidet, sich 20 bis 30 Minuten pro Körperseite an die Sonne legt, je nach der Empfindlichkeit der Haut. Dabei soll man kein Sonnenschutzmittel verwenden, denn auch ein schwacher Schutzfaktor hält das UV-B Spektrum ab, das für die Vitamin-D-Bildung und die Gesundheit der Knochen und des Immunsystems unerlässlich ist. In mehreren wissenschaftlichen Studien wurde nachgewiesen, dass Sonnenschutzcremen gegen das maligne Malanom und gegen das Basalzellkarzinom unwirksam sind. Man muss die Zeit des Sonnenbades beschränken und sich danach ankleiden oder in den Schatten legen. Die Ernährung, die in diesem Buch beschrieben ist, ist auch gegen diese Arten von Krebs wirksam. Mehr darüber erfahren Sie in unserem Bircher-Benner Handbuch Nr.21: „für Hautkranke und Hautempfindliche“. Fensterscheiben halten das ultraviolette Lichtspektrum ab. Trotzdem lohnt sich auch im Winter das Sonnenbaden hinter einem Fenster oder in einer Veranda, denn auch dieses Licht ist gegen depressive Verstimmungen wirksam.

Die Bedeutung des Schlafs und des Melatonins

Sobald wir uns ins Dunkle begeben, schüttet die Zirbeldrüse (Epiphyse) das Schlafhormon Melatonin aus, welches Serotonin bildet. Melatonin bestimmt unseren Tag-Nachtrhythmus. Im Winter, wenn das Tageslicht nur wenige Stunden scheint, kann sich die Ausscheidung des Melatonins verschieben und verlängern. Darum entstehen im Winter oft Schlafstörungen, Müdigkeit und eine depressive Verstimmung. Darum sind auch während der kurzen Zeit, in der das Tageslicht scheint, tägliche Spaziergänge im Freien wirksam und ganz wichtig. Sollte dies nicht genügen, so kann man sich auch zu Hause sich mit dem Licht einer künstlichen „Höhensonne“ behandeln.

Auch wenn wir älter werden, erzeugt die Epiphyse weniger Melatonin. Dadurch verschlechtert sich der Schlaf. Bei Schichtarbeit und Fernreisen wird die Regulation des Melatonins empfindlich durcheinandergebracht. Wenn es an Melatonin mangelt, leidet das Gedächtnis, denn das Melatonin wirkt auf den Hippocampus unseres Gehirns ein, der für das Lernen und das Gedächtnis von entscheidender Bedeutung ist. Darum ist es auch für das Gedächtnis ganz wichtig, dass man seinen Tag-Nachtrhythmus den Bedingungen der Natur anpasst. Wenn wir die Nacht zum Tag machen und den Tag zur Nacht, werden wir allmählich krank und unser Gedächtnis leidet empfindlich.

Das Melatonin ist aber auch ein starkes Antioxidans, ein leistungsfähiger Fänger freier Radikale[184]. Es durchdringt die Bluthirnschranke und die Zellmembranen und wirkt im ganzen Körper gegen oxidativen Stress[185]. Zudem verbessert es die Wirksamkeit anderer Antioxidantien, wie Glutathion und Alpha-Liponsäure, Vitamin C und Vitamin E[186]. Hinzu kommt, dass die Substanzen seines Abbaus, seine Metaboliten, ebenfalls potente Radikalfänger sind[187].

Eine Meta-Analyse, die viele randomisierte, kontrollierte Studien untersuchte, wies nach, dass das Melatonin gegen Krebs wirkt. Die Einnahme von Melatonin während eines Jahres, zur üblichen Krebstherapie hinzu, reduziert bei Patienten mit Krebs das Risiko zu sterben um 34 %. Seine Wirkung ist bei verschiedenen Krebsarten und in unterschiedlicher Dosierung gleich gut und es zeigten sich keine schwerwiegenden Nebenwirkungen[188,189]. Mehr darüber finden Sie in unsere Bircher-Benner Handbuch Nr. 17: „Zur Verhütung und begleitenden Therapie der Krebskrankheit.“

Manche depressive Menschen leiden an Fibromyalgie. Diese bewirkt quälende Schmerzen in allen Bindegeweben, Muskeln und Sehnen. Eine Therapie mit Melatonin, in Kombination mit dem Antidepressivum Fluxetin, bessert diese Schmerzen, während die üblichen Schmerz- und Rheumamittel wirkungslos sind[190].

Das Melatonin bewirkt den tiefen, erholenden Schlaf, während dem wir kaum träumen.
Diesen tiefen Schlaf nennt man „Non-REM Schlaf", da sich die Augen kaum bewegen. Dabei beruhigt sich das Herz und der Blutdruck sinkt und auch die Körpertemperatur. Diese erholenden „Non-Rem"-Schlafphasen entstehen fast nur im Vormitternachtsschlaf. Nach Mitternacht schlafen wir unruhig und träumen viel, auch wenn wir uns nicht immer daran erinnern, um alle Eindrücke des Leben seelisch zu verarbeiten. Während dieses unruhigen „REM-Schlafs" ist unser Körper fast gelähmt, damit wir nicht Schlafwandeln. Nur die Augen bewegen sich lebhaft und das Zwerchfell, um zu atmen. Dieser REM-Schlaf (von „rapid eye movement") bringt uns kaum Erholung. Darum ist es ganz wichtig, dass wir, wenn immer möglich, mindestens drei Stunden vor Mitternacht schlafen gehen.

Die gepulste Hochfrequenzstrahlung des Mobilfunks, von WLAN-Routern, kabellosen Haustelefonen und anderen drahtlosen Verbindungen der Elektronik unterdrückt die Melatoninbildung stark, sodass uns der erholende Non-REM-Schlaf fehlt. Darum ist es ganz wichtig, drahtlose Verbindungen zu vermeiden. Allerdings werden heute auch Autos und Haushaltsmaschinen mit WLAN ausgerüstet, sodass das immer schwieriger wird. Die gepulste Hochfrequenzstrahlung enthält Skalarwellen. Dies sind Longitudinalwellen, die wie Presslufthämmer dickste Betonwände durchdringen und bis ins hinterste Kinderzimmer und in die untersten Geschosse von Tiefgaragen eindringen. Auch durch einen Faraday-Käfig können sie nicht abgehalten werden, sodass man, selbst wenn man in einem Lift von Metall umschlossen ist, problemlos mit dem Handy telefonieren kann.
Als Folge können viele Menschen nicht mehr schlafen und in den USA nehmen viele Menschen Melatonin-Tabletten ein, doch sollte dies nicht ohne ärztliche Verordnung und Begleitung geschehen.

Die Therapie durch Schlafentzug

Wenn stark depressive Menschen in einer Klinik freiwillig nachts wachgehalten und beschäftigt werden, so mindern sich ihre depressiven Gefühle zu 40–60 %. Doch kommt es bei mehr als 80 % der Patienten nach dem Schlafentzug und der Erholungsnacht, während welcher sie schlafen dürfen, zu einem Rückfall der Depression, sodass nur noch 10 % Wirkung übrig bleiben. Der Grund, warum ein Schlafentzug manchmal wirkt und die Rückfälle auftreten, ist unbekannt.

Die Beziehung zur Schwerkraft

Ganz wichtig ist es, sich nach dem Mittagessen eine halbe Stunde zur Ruhe zu legen, wenn immer dies möglich ist. Dabei kann sich das Herz beruhigen, der Kreislauf sich entspannen, sodass der Blutdruck sinkt. Auch die Gedanken legen sich zur Ruhe. In einer Studie der Harvard-Universität wurde nachgewiesen, dass eine halbstündige Mittagsruhe die geistige und körperliche Leistungsfähigkeit am Nachmittag um 30 % steigert[191]. Auch bessert ein kurzer Mittagsschlaf die Stimmung[192].

Die Tagesordnung

Wenn man depressiv ist, sich erschöpft und überlastet fühlt, kann ein sorgfältig ausgearbeiteter Tages- und Wochenplan von grosser Hilfe sein, um die Zeit gut einzuteilen. Er hilft, täglich durch Erfolg belohnt zu werden. Der Zeitplan soll sowohl die täglichen Aufgaben, als auch die Momente der Erholung enthalten. Er bestätigt uns, da wir erleben, dass wir die täglichen Dinge bewältigen können und belohnt uns immer wieder mit neuem Erfolg. Ganz besonders wichtig ist dies, wenn man nicht mehr berufstätig sein kann. Man kann ihn selbst ausdenken oder gemeinsam mit dem Therapeuten besprechen.

Der Zeitplan soll alles enthalten, was am nächsten Tag erledigt werden soll. Er soll immer griffbereit sein, sodass man ihn an jedem Vorabend ansehen kann und die Arbeit vorbereiten kann. Er muss alle Pflichten der Woche enthalten. Immer wenn man das Haus verlässt, muss man sicherstellen, dass man alle Dinge bei sich hat, die man unterwegs braucht und man überdenkt nochmals, was man am nächsten Tag nötig haben wird.

Bleibt man morgens im Bett liegen, so trüben sich die Gedanken erst recht ein. Darum ist es ganz wichtig, jeden Morgen um 6 Uhr aufzustehen, sich sogleich heiss zu duschen und dies mit einem ganz kalten Nackenguss abzuschliessen. Der Kneipp'sche Nackenguss ist ein wichtiges, gesundes Antidepressivum, das sofort wirkt. Er hellt die Sinne auf und vertreibt dumpfe, düstere Gedanken. Frauen mit kurzen Haaren und Männer können die Wirkung verstärken, indem sie gleich danach auch den Kopf kurz kalt übergiessen. Dies braucht etwas Überwindung, hat aber eine wunderbare Wirkung, macht ganz wach und man ist danach geistig ganz präsent.

Die Haut ist unser grösstes Organ und jede unserer Zellen ist Teil unserer Seele und ist traurig. Darum soll man den ganzen Körper sachte und möglichst liebevoll mit wohlriechendem ätherischem Lavendel- oder Geranienöl einreiben und sich so ankleiden, dass der Anblick, der ganzen Traurigkeit und Hoffnungslosigkeit zum Trotz, Freude bereitet. Wenn man das Frühstück auch für andere zubereitet, achte man darauf, den Tisch liebevoll und schön zu decken, und das Birchermüesli mit Fruchtstückchen oder Beeren schön zu dekorieren. Ganz wichtig ist, dass man selbst an jeder Mahlzeit teilnimmt. Auch die anderen Mahlzeiten sollen aus vegetabiler Frischkost bestehen, mittags ergänzt durch etwas warme Kost. Man beginnt mit Obst, das man auf jedem Teller auf schönen Schälchen dekorativ auslegt oder mit einem frisch zentrifugierten Obstsaft. Für alle drei Mahlzeiten plant man feste Zeiten, die man einhält.

Lebt man alleine, so lohnt es sich, jeden Morgen noch vor dem Frühstück auf einen halbstündigen Morgenspaziergang zu gehen. Die Natur hat sich nachts zur Ruhe gelegt und erwacht in morgendlicher Frische. Wenn man an der Frische dieses Erwachens teilnimmt, so hebt sich die Stimmung ganz von selbst. Unser Tagesplan, den wir ausgedacht und notiert haben, besteht aus einem Wechsel von Pflichten und Belohnung. Immer wenn eine Pflicht erfüllt ist, gibt es eine Belohnung durch etwas, das uns noch am ehesten Freude macht. Auch enthält er jeden Tag und jeden Abend feste Zeiten zum Lesen oder zum Hören guter Musik. Am Fernsehen Nachrichten anzusehen oder am Radio sie zu hören ist sinnlos, denn man erfährt auch sonst rechtzeitig alles was für einen wichtig ist. Die Berichte der Medien sind chaotisch gestaltet und voller negativer Mitteilungen, die dazu geeignet sind, unsere negativen Gedanken zu bestätigen. Aufgrund wissenschaftlicher Studien, über die wir auf Seite 84 berichtet haben, empfehlen wir, bis zur vollständigen Ausheilung der Depression auf jedes Fernsehen und Radiohören zu verzichten und keine Zeitungen zu lesen.

Wenn man in eine Depression geraten ist, ist die Gefahr gross, dass man sich von allen Menschen zurückzieht. Trotzdem soll man das Handy auf Flugmodus stellen und nur im Notfall benützen. Auch lohnt es sich, die Zeiten, wo man telefonisch erreichbar sein will, mit den Angehörigen zu besprechen und durch einen Telefonbeantworten zu begrenzen.

Dies erlaubt, den Kontakt mit Menschen sinnvoll zu gestalten und ausschliesslich Menschen mit positiver Ausstrahlung zu wählen. In unserem Tagesplan soll es jeden Vormittag und jeden Nachmittag einen Spaziergang geben, der uns unter die Menschen bringt, auch wenn es nur zum Einkaufen ist. Man denke an das „Kind“ in uns, das wir am Entdecken sind und das endlich leben will. Es soll uns durch die Natur führen, sodass wir erleben, was es interessiert. Mindestens einmal pro Woche soll eine Stunde Gymnastik in einer Gruppe eingeplant sein, möglichst eine Rhythmik Stunde mit guter Musik und mit positiven Menschen. Wenn man dazu neigt, sich zurückzuziehen, so lohnt es sich, sich herauszufordern, indem man ganz bewusst den Kontakt zu anderen Menschen sucht. Man muss aber Menschen auswählen mit gesunder, positiver Ausstrahlung, die einen nicht mit eigener Schwermut oder negativen Mitteilungen belasten. Wenn dies gelingt, so kann dies zur Heilung der Depression ganz wesentlich beitragen.

Die Körperpflege

Wenn man in eine tiefe Depression versunken ist, wird selbst die Körperpflege zur Qual. Man ist versucht, sich nicht mehr zu waschen, auch nicht die Kleider, die Zähne nicht mehr zu putzen. Je mehr man sich gehen lässt, desto schlimmer wird die Depression. Da ist es ganz wichtig, daran zu denken, dass die Seele in unserem Körper wohnt, in jeder unserer Zellen.

Wenn wir unseren Körper pflegen, uns schön kämmen, die Haut mit natürlichen Mitteln nähren, die Haut besonnen, mit einer weichen Bürste liebevoll bürsten und sie durch ein tägliches Luftbad frische Luft atmen lassen und sie durch wechselwarme Wasseranwendungen beleben, so leben nicht nur unsere Zellen auf, sondern unsere Seele. Bei der Pflege ist es wichtig, chemische Kosmetika zu meiden und sich nur mit Cremen, Lotionen und Mitteln mit dem Label „Naturkosmetik“ zu pflegen. Auch Zahncremen enthalten viele Toxine, die man beim Spülen täglich verschluckt. Es lohnt sich, diese durch natürliche Zahncremen zu ersetzen, die es von Weleda oder Wala gibt. Auch lohnt es sich, täglich ein Parfum reichlich zu verwenden, dessen Duft so ausgewählt ist, dass er das Gemüt aufhellt.

Depression und die Ernährung

Da Dr. Maximilian Bircher-Benner beobachtet hatte, dass durch seine Heildiät mit vegetabiler Rohkost sich die Stimmung seiner Patienten aufhellte, regte er bei seinen psychiatrischen Kollegen an, sich mehr um die Ernährung der Patienten zu kümmern. Heute ist wissenschaftlich anerkannt, dass die Ernährung einen grossen Einfluss auf die Stimmung, auf Ängste und Depressionen hat. Nach Angaben der Harvard-University, ist das Risiko an einer Depression zu erkranken bei sogenannt „mediterraner Ernährung“ mit viel Obst, Gemüse, antioxidativen sekundären Pflanzenstoffen (Phytochemicals), Vollkorn, wenig Fisch, Olivenöl, fettarmen Milchprodukten sowie einer starken Reduktion tierischer Nahrungsmittel deutlich geringer als bei der allgemein üblichen Fehlernährung mit viel Fleisch Zucker, Weissmehlspeisen, industriell verkünstelten Fertigprodukten, Kaffee und Alkohol.

Wir können allerdings keinen Fischkonsum empfehlen, wegen der chemischen und radioaktiven Verschmutzung der Meere und dem hohen Quecksilbergehalt, besonders von Lachs, Thunfisch und Sardellen. Wohl enthalten fette Fische mehrfach ungesättigte Fettsäuren, doch sind diese zerstört, sobald der Fisch gekocht oder gebraten wird und entstehen freie Radikale, die Krebs erregen.

Eine Metaanalyse zur Überprüfung von 25 Studien aus neun Ländern bestätigte den bedeutenden Einfluss der Ernährung auf die Stimmung und das Depressionsrisiko[193]. In einer anderen, niederländischen Studie mit 1442 Teilnehmern zum Thema „Depression und Angst" wurde nachgewiesen, dass depressive Menschen dazu neigen, oft auswärts zu essen und mehr Süssigkeiten und kalorienreiches „Fast Food" zu wählen, und diese Neigung entsprach dem Schweregrad der Depression[194]. Auch eine weitere Metaanalyse von 21 Studien aus 10 Ländern bestätigte, dass eine Ernährung mit viel Obst, Gemüse, Vollkornprodukten, Fisch, Olivenöl, fettarmen Milchprodukten und Antioxidantien und mit nur wenig tierischen Lebensmitteln das Depressionsrisiko vermindert, während eine Ernährung in westlichem Stil, mit viel rotem und verarbeitetem Fleisch, Weissmehlspeisen, Süssigkeiten, Käse und anderen fettreichen Milchprodukten, Butter, Kartoffeln, fettreichen Saucen und wenig Obst und Gemüse mit einem stark erhöhten Risiko für eine Depression assoziiert ist[195]. Die günstigere Ernährung dieser Studie entspricht ebenfalls im Wesentlichen einer „mediterranen Diät", deren positive Wirkung durch weitere Studien bestätigt wurde[196].

In einer weiteren wissenschaftlichen Arbeit wurden 3554 Personen mittleren Alters befragt, um die Wirkung verschiedener Arten der Fehlernährung auf das Depressionsrisiko herauszufinden. Dabei zeigte es sich, dass eine Ernährung mit viel Süssigkeiten und Milchprodukten mit einer Depression melancholischer Art assoziiert ist, während eine typisch westliche Fehlernährung mit viel Fleisch, tierischen Fetten, Weissmehlspeisen, Salz und Zucker, industriell verkünstelten Nahrungsmitteln, Kaffee und Alkohol nicht nur ein hohes Risiko für Herz-Kreislaufkrankheiten bewirkt, sondern dass sie auch mit einer Art Depression assoziiert ist, bei der weniger die Traurigkeit im Vordergrund steht, sondern Stress, Gereiztheit und Lebensüberdruss[197].

Die Darm-Hirn-Achse

Bei Menschen, die an einer Depression und an Angst leiden, ist die Zusammensetzung der Mikroben im Darm in ganz typischer Weise verändert. Dies ist auch in etwas anderer Art bei Menschen mit Adipositas der Fall und wieder anders bei Diabetes. Die Wissenschaftler haben erkannt, dass das Mikrobiom des Darms die seelische und körperliche Gesundheit und die Hirnfunktion stark beeinflusst. Darum sprechen sie heute von einer „Darm-Hirn-Achse".

Die rund 1,5 kg Bakterien leben als Symbionten in unserem Darm, als wären sie ein Teil von uns selbst und wir könnten ohne sie nicht existieren. Die Summe der Gene ihrer Erbsubstanz ist grösser, als unser eigenes Genom und die Gene all dieser Mikroben wirken genauso auf uns ein, wie unsere eigenen Gene. Sie beeinflussen die Regulation und die Konzentrationen der Übertragungssubstanzen, der Neurotransmitter in unserem Gehirn und dadurch dessen Funktionsweise, unsere Stimmung, unser Gedächtnis und unsere geistige Gesundheit.[198,199,200]. Umgekehrt wirkt sich Stress und die Lebensweise in charakteristischer Weise auf die Zusammensetzung unserer Darmflora aus, wodurch eine Depression entstehen kann.

Oft besteht ein Teufelskreis zwischen Fehlernährung, Verdauungsstörungen, Stress, Angst und depressiver Verstimmung, wobei die krankmachenden Bakterien des Magen-Darmtrakts den kranken Zustand unterhalten, indem sie auf die Nervenbahnen und Signalwege des Gehirns einwirken[201].

Eine erste Besiedlung des Darms entsteht bei der Geburt durch die Vaginalflora der Mutter. Bei Kindern, die durch Kaiserschnitt entbunden werden, ist sie von Anfang an minderwertig, da der Darm nicht durch das Mikrobiom der Vagina, sondern durch die Bakterienflora der Haut der Mutter besiedelt wird. Danach ist die Ernährung entscheidend. Bei der allgemein üblichen Fehlernährung mit viel tierischer Nahrung, Weissmehlspeisen, Industrienahrung, Zucker und Salz, übersüssten Getränken, Kaffee und Alkohol entsteht im Darm ein alkalisches Milieu mit einer Fehlbesiedlung durch anaerobe Bakterien, die Endotoxine bilden, sowie durch Pilze. Durch eine natürliche, vollwertige, vegetabile Ernährung mit hohem Anteil an roher Frischkost (Obst und Rohgemüse), kann man das kranke Milieu und die Fehlbesiedlung der Darmflora allmählich heilen. Dies ist eine wichtige Voraussetzung für die Heilung jeder Art von Ängsten und einer Depression, da ohne die Heilung der Fehlbesiedlung des Darms die Fehlregulation des Gehirns über die Darm-Hirnachse nicht ausheilen kann, sodass die Depression chronisch bleibt.

Die Bedeutung der mehrfach ungesättigten Fettsäuren

Die Nahrung muss reich an mehrfach ungesättigten Fettsäuren sein. Dabei muss der Anteil an Omega-3-Fettsäure rund die Hälfte des Anteils an Omega-6-Fettsäure ausmachen. Sonnenblumenöl enthält viel Omega-6-Fettsäure und Leinöl zu ca. 60 % Omega-3-Fettsäure, sodass man für die Salatsaucen am besten diese beiden Öle zu gleichen Teilen miteinander mischt. Ungesättigte Pflanzenöle müssen kalt gepresst sein. Sie dürfen nie erwärmt werden und müssen immer sofort wieder gut verschlossen werden und kühl und im Dunkeln gelagert werden, sonst oxidieren sie und werden ranzig. Leinöl hat, wenn es nicht oxidiert ist, sehr wenig Eigengeschmack. Für eine alleinige Zugabe mehrfach ungesättigter Fettsäuren zur Ernährung wurde eine antidepressive Wirkung mehrfach nachgewiesen[202,203,204,205,206].

Die Bedeutung des Tryptophans

Der Neurotransmitter Serotonin (5-HT) ist nicht nur zentral für die Stimmungsaufhellung, sondern auch für das Sättigungsgefühl und die Regulation des Schlafs. Bestimmte Obst und Gemüse sind reich an Serotonin, doch kann dieses in nur geringem Mass durch die Blut-Hirn-Schranke in das Gehirn gelangen. Anders ist dies beim Serotonin-Vorläufer Tryptophan. Das Tryptophan geht leicht durch die Blut-Hirn-Schranke und erreicht den Hirnstoffwechsel ohne Hindernis. Tryptophan wird in Gegenwart von Pyridoxalphosphat, das aus Vitamin B6 entsteht, durch die beiden Enzyme Tryptophan-Hydroxylase und 5-HTP-Decarboxylase, in Serotonin (5-HT) umgewandelt. Bei Tryptophan-armer Ernährung neigt man zu Depressionen.

Tryptophan ist eine sogenannte essenzielle Aminosäure, die unbedingt in der Nahrung enthalten sein muss. Proteinreiche Lebensmitteln enthalten reichlich Tryptophan, doch darf der Eiweissanteil in unserer Ernährung nicht hoch sein, da sonst eine gefährliche Übersäuerung des Stoffwechsels und Darmfäulnis entsteht. Trotzdem muss unsere Ernährung reich sein an Tryptophan, ganz besonders wenn man zu Depressionen neigt, wie so manche

Frauen vor der Periode oder im Wochenbett und im Klimakterium oder wenn Menschen unter Stress stehen, gekränkt werden, unter Traumen und Schmerzen leiden oder an Krebs, Epilepsie, Parkinson- oder Alzheimerkrankheit oder an einer Schizophrenie oder Drogenabhängigkeit.

Insulin erhöht die Bioverfügbarkeit von Tryptophan im Gehirn kurzfristig. Beim Naschen von Süssigkeiten wird Insulin ausgeschüttet. Darum neigt man bei betrübter Stimmung zum Naschen. Adipösen Menschen werden oft Antidepressiva vom Typ der Serotonin-Wiederaufnahmehemmer (SSRIs) verschrieben. Diese Antidepressiva heben den Serotoninspiegel etwas an, sind aber nicht in der Lage, das Serotonin im Gehirn genau zu regulieren. Durch eine Tryptophan-reiche Ernährung und genügend Vitamin B6 kann der Serotoninspiegel angehoben werden. Dies unterstützt die natürliche Regulation des Serotoninspiegels. Alle Früchte und Gemüse enthalten Tryptophan. Ganz besonders reichhaltig sind Nüsse, Haferflocken, Quark und Linsen.

Sekundäre Pflanzenstoffe mit antidepressiver Wirkung (Phytochemicals)

Auf der Suche nach Alternativen zu antidepressiven Medikamenten ist die Wissenschaft auf biologisch aktive sekundäre Pflanzenstoffe gestossen, die antidepressiv wirken. Viele dieser „Phytochemicals“ sind in der vegetabilen Nahrung enthalten, besonders in der Rohkost. Darum hellt die vegetabile Rohkost die Stimmung auf. Andere antidepressiv wirkende Pflanzenstoffe findet man in gewissen Heilpflanzen. Für folgende sekundäre Pflanzenstoffe wurde eine ganz besonders starke antidepressive Wirkung nachgewiesen:

Naringenin
Dies ist ein Flavonoid, welches vor allem in Zitrusfrüchten und besonders viel in Grapefruit zu finden ist. Es ist das sogenannte Aglycon des Glycosids Naringin. Dieses ist für den bitteren Geschmack der Grapefruit verantwortlich. Nach der Aufspaltung des Naringins im Magen entsteht Naringenin. Dieses erhöht den Serotoninspiegel.

Piperin
Dies ist das Hauptalkaloid des Pfeffers und bewirkt den scharfen Pfeffergeschmack. Es findet sich zu 5 % bis 10 % im weissen und schwarzen Pfeffer, zu 1–2 % im langen Pfeffer und zu 0,4 % im Kubebenpfeffer. Piperin hemmt in gleiche Weise wie die chemischen MAO-Hemmer das Enzym Monoaminooxidase im synaptischen Spalt, welcher die Informationen zwischen den Nervenzellen übermittelt. Dadurch werden die Monoamine, also die Neurotransmitter, in diesem Spalt weniger gut abgebaut, sodass sich deren Konzentration erhöht und sich ihre Wirkung verstärkt. Wie durch chemische Antidepressiva vom Typ der MAO-Hemmer bewirkt Piperin durch die Verstärkung der Wirkung des Serotonins eine Aufhellung der Stimmung. Zudem moduliert es die sogenannte „Stressachse“ der hormonellen Regulation zwischen dem Hypothalamus, der Hypophyse und den Nebennieren. Dadurch wirkt es gegen Stress und Unruhe.

Berberin
Auch dieser sekundäre Pflanzenstoff hat eine deutliche antidepressive Wirkung. Berberin ist eines der wenigen Alkaloide, die nicht nur in einer Pflanzenfamilie vorkommen, sondern in den Wurzeln und Rinden unzähliger Pflanzen verschiedenster Familien. Seinen Namen hat es von seinem hohen Gehalt in den Wurzeln, der Rinde, den Blüten, unreifen Beeren und Blättern von Berberis vulgaris L. Genauso ist es in indischen und mexikanischen

Berberis-Arten vorhanden. In mehreren Studien wurde nachgewiesen, dass Berberin die Spiegel für die Übertragungsstoffe Serotonin, Noradrenalin und Dopain erhöht.

Quercetin-Derivate
Quercetin wirkt antidepressiv durch eine Erhöhung von Proopiomelanocortin (POMC). Dies ist ein Prohormon, das im Hypophysenvorderlappen, im Hypothalamus, in der Plazenta und in Epithelzellen produziert wird. Epithel nennt man Gewebe, die aus dicht aneinanderliegenden Zellen bestehen. Unter jedem Epithel gibt es eine Basalmembran, welche das Epithel gegen das darunterliegende Bindegewebe abgrenzt. Das Prohormon Proopiomelanocortin wird in verschiedene Hormone umgewandelt, welche die Schmerzempfindung, den Energiehaushalt, den Appetit, das Körpergewicht, die Sexualität und die Pigmentierung der Haut und der Haare beeinflussen. Damit wirkt Quercetin nicht nur gegen Depressionen, sondern auch gegen Übergewicht, Erschöpfung und Schmerzen. Zudem wirkt es entzündungshemmend und schützt die Nervenzellen des Gehirns. Quercetin ist ein gelber Naturfarbstoff aus der Gruppe der Polyphenole und Flavonoide. Als Pentahydroxyflavon zählt es zur Untergruppe der Flavonole. Quercetin ist ein Oxidationsprodukt des Anthocyanin-Farbstoffs Cyanidin. *Weit verbreitet ist Quercetin im Pflanzenreich und in der vegetabilen Nahrung. Besonders reich ist es in den Randschichten aller Früchte und Gemüse enthalten, so auch in der Haut roter Traubenbeeren. Grosse Mengen enthalten Zwiebeln, Äpfel, Brokkoli und grüne Bohnen. Durch Kochen verliert es an Wirkung.*

Eugenol
Dies ist ein Phenylpropanoid und hat einen intensiven Geruch nach Gewürznelken. Eugenol kommt natürlich vor im Gewürznelkenöl (70–95 %), in *Piment- und Pimentblätteröl* (60–90 %), in *Bayöl* (50–60 %), *Zimtölen, Betelpfeffer, Bananen, Kirschen, Möhren, Betelpfeffer, Lorbeer, Majoran, verschiedenen Basilikumarten, Kurkuma, Möhren, Myrrhe, Polei-Minze, Rooibos, Thai-Ingwer, und Muskatnuss.*

Diterpen-Alkaloide
Diese wirken antidepressiv. Sie sind in der Rinde der zu den Becherkätzchen zählenden Pflanze Garrya veatchii zu finden, sowie im blauen Eisenhut, der allerdings giftig ist.

Hyperforin
Dies ist einer der antidepressiv wirkenden sekundären Pflanzenstoffe des Johanniskrauts. Wie auf Seite 51 beschrieben, ist Hyperforin ein Wiederaufnahmehemmer für die Übertragungsstoffe Serotonin, Dopamin, Noradrenalin, GABA und Glutamat. Es hemmt also die Wiederaufnahme all dieser Neurotransmitter aus dem synaptischen Spalt, sodass diese stärker wirken. Dadurch hellt sich die Stimmung auf.

Ginsenoside
Dies sind sekundäre Pflanzenstoffe aus Panax Ginseng. Sie gelten als Stärkungsmittel. Es gibt verschiedene Studien, die belegen, dass Ginseng die körpereigene Abwehr gegen Stress und Krankheiten steigert: Aus Experimenten mit Tieren gibt es Hinweise, dass Ginseng gegen Abgeschlagenheit und Stress wirkt und das Lernvermögen und die Gedächtnisleistung steigert. Klinisch zeigen standardisierte Ginseng-Extrakte eine deutliche Wirkung zur Verbesserung des körperlichen Leistungsvermögens bei Müdigkeit, Schwäche- und Erschöpfungszuständen. Dabei wird das Immunsystem gestärkt und die geistige Leistungsfähigkeit unterstützt[207]. Ginseng ist eine bedeutende Hilfe für die Heilung einer Depression, denn es wirkt positiv auf die Stimmung und die geistige Aktivität[208].

Die Praxis der Ernährungstherapie von Angst und Depression

Das Regenerieren der durch die Depression entstandenen Schäden im Gehirn

All die beschriebenen Erkenntnisse müssen bei der Therapie jeder Depression berücksichtigt sein. Hierzu dient der praktische Teil dieses Buches. Die Rezepte beruhen auf viel Erfahrung aus der Bircher-Benner Klinik. Besonders am Anfang ist ein ganz hoher Anteil an vegetabiler Rohkost am wirksamsten. Wenn man in einer Depression steckt, kann es sein, dass das Zubereiten anfangs noch Mühe bereitet. Dann kann man die Rohkost auch ganz einfach zubereiten, mit morgens und abends einem feinen Birchermüesli mit frischen Fruchtstückchen oder Beeren dekoriert und mittags drei Früchten, gefolgt von einer Schale frischem Salat, mit Sonnenblumen-, Kürbis- oder Pinienkernen bestreut, einem Lavendelblüten- oder Kamillentee und wenn es einen im Winter nach Warmem verlangt, einem Gemüse mit Pellkartoffeln, ebenfalls mit einem Lavendel- oder Kamillentee.

Bei einer lang anhaltenden Depression leidet das Gehirn. Der Hippocampus schrumpft und dadurch leidet das Gedächtnis sehr. Diese degenerative Veränderung ist aber reversibel, unter der Voraussetzung, dass man die Ernährung so gestaltet, dass sie eine starke regenerierende Wirkung hat. Für den Therapieerfolg entscheidend ist die lebendige Pflanzennahrung (vegetabile Rohkost) wegen ihres hoch geordneten, das innere der Zellen regenerierenden Energiepotenzials. Die über die Photosynthese aufgenommenen Informationen des Sonnenlichts erneuern die LASER-Amplifikation in der Erbsubstanz, der DNA, der Zellen, sodass ihre Energie so weit vom thermodynamischen Gleichgewicht entfernt wird und bleibt, dass der zweite Hauptsatz der Thermodynamik unwirksam ist und das ordnende, regenerierende Prinzip (Kohärenzprinzip nach Prigogine) über das degenerierende Chaosprinzip (Clausius) vorherrscht. Wir haben dies auf Seite 13 eingehend beschrieben.

Ein hoher Anteil an Gemüse und Obst in der Nahrung ist der wirksamste Schutz gegen degenerative Leiden. Die Empfehlungen der deutschen Gesellschaft für Ernährung DGE wurden dieser Erkenntnis angepasst. Wir verweisen hier auf das Bircher-Benner Handbuch Nr. 4: Frischsäfte, Rohkost und Früchtespeisen und das Bircher-Benner Handbuch Nr. 24 zur Verhütung der Demenz und Alzheimerkrankheit.

Von grosser Bedeutung ist zudem der hohe Gehalt der Rohkost an pharmakologisch wirksamen Substanzen, an sogenannten sekundären Pflanzenstoffen (Phytochemicals) und zwar ganz besonders denjenigen mit antioxidativer Wirkung. Oxidativer Stress durch Toxine, Hochfrequenzstrahlung und durch eine unphysiologische, den Gegebenheiten unserer biologischen Natur zuwiderlaufende Lebens- und Ernährungsweise steht im Zentrum der schädigenden Wirkungen auf die Nervenzellen (Neurone). Die Diät soll ein ganz hohes antioxidatives Potenzial aufweisen, das die Eigenschaft besitzt, die freien Radikale abzufangen und zu neutralisieren. Jede pflanzliche Rohkostspeise hat ein hohes antioxidatives Potenzial, wenn die Pflanze zur Photosynthese fähig war. Zur Regenerierung der Schäden, welche die Depression verursacht hat, sollen Pflanzen mit besonders starker antioxidativer und damit regenerierender Wirkung besonders berücksichtigt werden. Dies sind die Nahrungsmittel mit hohem Gehalt an Flavonoiden und Carotinoiden. Flavonoide findet man besonders in den Randschichten von Früchten und Gemüsen. Darum gehen sie durch das Schälen von Gemüse teilweise verloren. Die schützende Wirkung der Carotinoide (Xanthine) geht dagegen durch Kochen zum Teil verloren.

Regenerierende sekundäre Pflanzenstoffe

Im Folgenden beschreiben wir einige wichtige sekundäre Pflanzenstoffe, ihr Vorkommen und ihre Wirkung:

Carotinoide

Dies sind rote und gelbe Farbstoffe in Früchten, Wurzeln, Blättern und Gemüsen.

Sie bekämpfen Krebs, modulieren das Immunsystem und wirken antioxidativ, indem sie freie Radikale neutralisieren. Freie Radikale sind hochreaktive Spaltprodukte des Wasser- oder Stickstoff-Sauerstoffmoleküls, welche gesunde Zellen durch Mutationen in Krebszellen verwandeln.

Sauerstoffhaltige Carotinoide sind Lutein, Zeaxanthin und ss-Cryptoxanthin. Sie kommen vor allem in gelben und roten Pflanzenteilen vor und sind relativ hitzestabil, sodass sie in gekochtem Zustand noch immer wirksam sind. Lutein ist ganz wichtig für die Netzhaut des Auges, deren Zellen spezialisierte Nervenzellen des Gehirns sind.

Sauerstoffreie Carotinoide sind Lykopin, α-Carotin und ss-Carotin. Sie überwiegen in grünen Pflanzenteilen und sind hitzeempfindlich. Darum geht ein wesentlicher Teil der antioxidativen, vor Degeneration und Krebs schützenden Wirkung, durch das Kochen von grünen Gemüsen verloren. Besonders reich an α-Carotin sind rohe Karotten und Kürbisse. Besonders reich an ss-Carotin sind in unerhitztem Zustand: Aprikosen, Grünkohl, Spinat, Kürbisse und Karotten. Lykopin findet sich fast nur in Tomaten, Lutein und Zeaxanthin, die wichtig sind für die Netzhaut, ganz besonders in Grünkohl und Spinat, wo sie durch Kochen nur geringfügig zerstört werden. Rund 10 % der Carotinoide wirken als Provitamin A, das in das antioxidativ wirkende aktive Vitamin A umgewandelt wird.

Die Flavonoide

Sie sind eine Untergruppe der Polyphenole. Sie wirken ebenfalls antioxidativ. Auch sie findet man in den Randschichten von Obst und Gemüse, aber auch in den Blättern. Gelbe Flavonoide, wie in gelben Früchten und Gemüsen enthalten, gaben diesen Substanzen den Namen (flavus = gelb). Die Flavonoidgruppe der Anthociane geben rote, blaue und violette Farben, wie in Kirschen, Pflaumen, Beerenobst, Rotkohl und Auberginen. Besonders häufig ist das Flavonoid Quercetin enthalten. Querzetin hat, wie bereits beschrieben, eine starke antidepressive Wirkung. Sein Glycosid (an Zucker gebundenes Quercetin) wird als Rutin bezeichnet. Es kommt besonders in gelben Zwiebeln vor, dann abnehmend in Grünkohl, grünen Bohnen, Äpfeln, Kirschen und Brokkoli. Quercetin wird von der Darmflora metabolisiert. Es zerstört krebserzeugende Substanzen (Carcinogene).

Die Flavonoide sind besonders hochwirksame Antioxidantien. Darüber hinaus wirken sie antibiotisch, gegen krankmachende Keime und gegen Krebs. Ganz wichtig für die Verhütung und Heilung neurodegenerativer Schäden, die durch die Depression entstanden sind, ist ihre Eigenschaft zur Modulation des Immunsystems und ihre Wirkung gegen die Entzündungsvorgänge im Immunsystem des Gehirns, der Mikroglia, welches die zerstörenden Vorgänge im Nervensystem unterhält. Zudem regulieren die Flavonoide die Durchlässigkeit der Blutkapillaren (Gefässpermeabilität). Sie ergänzen die Wirkungen des Vitamins C.

Flavonoide werden durch das Kochen nicht zerstört, jedoch durch die Lagerung. Gelagerte Winteräpfel enthalten aber immerhin noch 50 % an Flavonoiden. Im August enthalten Kopfsalat und Endivie 5-mal mehr Flavonoide als im April. In verarbeiteten Lebensmitteln findet man noch rund 50 % des Flavonoidgehaltes der frischen Ernte.

Polyphenole
Dies sind die Phenole, Phenolsäuren, Hydroxyzimtsäuren, Kumarine, Lignane, Lignine, zu denen auch die Flavonoide und Isoflavonoide gehören. Sie sind hochwirksame Antioxidantien. Sie schützen die Randschichten der Pflanzenteile und damit auch die inneren Anteile vor Oxidation. Besonders reichhaltig sind Grünkohl, Vollweizenkörner, Radieschen, Weisskohl, gefolgt von grünen und bunten Früchten, Nüssen und Kaffeebohnen. In der Karotte finden sich 85 % der Polyphenole in der äussersten Schicht, bei Weizen der grösste Anteil in der Kleie. Vollkornweizen enthält 10-mal mehr Polyphenole als niedrig ausgemahlenes Weizenmehl. Bei Lagerung werden die Polyphenole allmählich oxidiert und verlieren ihre Wirkung. Werden Pflanzenteile braun oder schwarz, so sind die Polyphenole durch das Enzym Phenoloxidase zu toxischen Chinonen umgewandelt. Solche Pflanzenteile sind giftig und dürfen nicht mehr gegessen werden.

Das Polyphenol Ellagsäure induziert (aktiviert) in der Darmschleimhaut Entgiftungsenzyme (Phase II Enzyme) und verringert dadurch krebsauslösende Substanzen (Carzinogene). Besonders reichhaltig an Ellagsäure sind Walnüsse, gefolgt von Brombeeren und Himbeeren, Erdbeeren und Pekannüssen. Beim Kochen zu Marmelade gehen ¾ der Polyphenole der Beeren verloren. Polyphenole werden in unserem Stoffwechsel sehr rasch abgebaut. Deshalb schützen die frischen Früchte, Nüsse und rohen Gemüse nur unter der Bedingung, dass sie mehrmals täglich, also bei jeder Mahlzeit, gegessen werden.

Protease-Inhibitoren
Diese sekundären Pflanzenstoffe spalten Eiweisse in Aminosäuren auf. Sie bestehen aus Ketten von ca. 100 Aminosäuren, die mit Disulfidbrücken (Schwefelverbindungen) zusammengeheftet sind. Protease-Inhibitoren schützen nicht nur vor Krebs und Diabetes, auch wirken sie antioxidativ und entzündungshemmend und wirken damit den durch die Depression entstandenen degenerativen Veränderungen entgegen. Sie sind in frischen Sojabohnen, Mungbohnen, Gartenerbsen, ungerösteten Erdnüssen, Kartoffeln, Reis, Mais, Hafer und Weizen vorhanden. Im Tierversuch wirken sie antikanzerogen (krebsbekämpfend).

Terpene
Dies sind die Geruchs- und Geschmacksstoffe, die Aromastoffe der Pflanzen. Das Terpen Limonen aus Zitronen erhöht im Dünndarm und in der Leber die Aktivität von Entgiftungsenzymen, wie die Glutathion-S-Transferase. Das Limonen und das Carvon aus dem Kümmel sind im Tierversuch gegen Krebs wirksam. Limonen des ätherischen Öls der Zitronen ist auch in hoher Dosis nicht toxisch. Darum eignet es sich besonders zur Bekämpfung von degenerativen Veränderungen im Nervensystem und von Krebs. Sie sind

wichtig für die Regeneration von Schäden, die durch eine lang anhaltende Depression entstanden sind.

Sulfide
Die Schwefelverbindungen der Sulfide geben der Zwiebel und dem Knoblauch den typischen Geruch. Das flüchtige, riechende Knoblauchöl besteht aus verschiedenen Allylsulfiden. Die Hauptwirkung des Knoblauchs entfaltet das Allicin, sein typischer Geruchsstoff. Allicin besitzt eine starke Schutzwirkung gegen Oxidation, gegen freie Radikale. Dadurch sind sie für die Regeneration des Gehirns nach einer Depression und zur Verhütung und Bekämpfung neurodegenerativer Leiden äusserst wertvoll.

Die Vitamine A, C, D, E, die Folsäure und die mehrfach ungesättigten Pflanzenöle
Wie wir gesehen haben, sind die Blutspiegel der Vitamine A, C, D und E für die Verhinderung und Heilung neurodegenerativer Prozesse von grosser Bedeutung. Pflanzliche Frischkost ist sehr reichhaltig an Folsäure. Das Vitamin B12 ist für die Umwandlung der Vorstufen der Folsäure in die aktive Form notwendig. Pflanzliches Vitamin B12 findet sich nur in Spuren im Sanddorn. Frisch ist er schwierig zu erhalten. Er kann als ungesüsstes Elixier täglich eingenommen werden. Der Vitamin-B12-Spiegel muss unbedingt regelmässig überwacht werden und durch geeignete Präparate an die obere Normgrenze gebracht werden. Die Vitamine D und E sind in kalt gepressten Pflanzenölen, wie Sonnenblumenöl, Distelöl, Rapsöl, Sesamöl, Walnussöl, Leinöl u.a. enthalten.

Die mehrfach ungesättigten Pflanzenöle (PUFA) Omega-3 und Omega-6 wirken auf das Immunsystem ein. Darum ist es ganz wichtig, deren Verhältnis zu beachten, da oft das Verhältnis Omega-3 zu Omega-6 zu niedrig ist. Omega-6-Pflanzenöle wirken antioxidativ, regen aber Entzündungsvorgänge an, während Omega-3-Pflanzenöle bei ebenfalls starker antioxidativer Wirkung das Immunsystem dämpfen. Wir haben gesehen, dass die mehrfach ungesättigten Pflanzenöle eine deutliche antidepressive Wirkung haben. Bei degenerativen Vorgängen im Nervensystem sind übersteigerte Entzündungsvorgänge von grosser Bedeutung. Deshalb empfehlen wir in jedem Fall die Einnahme von 3-mal täglich 3 Esslöffeln Leinöl. Warum Fischöle als Lieferanten von Omega-3-Ölen nicht mehr geeignet sind, wurde auf Seite 90 erläutert. Vitamin D wird besser assimiliert, wenn es zusammen mit Leinöl eingenommen wird.

Die pflanzliche Rohkost ist sehr reich an Vitamin C in hoher biologischer Verfügbarkeit.
Der Vitamin-D-Spiegel soll, wie schon gesagt, durch regelmässiges Sonnenbaden (30 Minuten für jede Körperseite ohne Sonnenschutzcreme, aber bei bedecktem Kopf und nicht während der drei Stunden höchsten Sonnenstands) und wenn nötig durch die Einnahme geeigneter Vitamin-D-Präparate an die obere Normgrenze gebracht werden. Die deutliche antidepressive Wirkung korrekten Sonnenbadens haben wir auf Seite 85 beschrieben.

Die Darmflora und das enterale Immunsystem.

Wir haben die Bedeutung der Fehlbesiedlung in der Darmflora für die Depression auf Seite 90 beschrieben. Die Immunzellen werden im Knochenmark gebildet und wandern danach in unzählige Lymphzellnester der Darmschleimhaut aus, wo sie lernen, Fremd und Eigen, Nützliches und Schädliches zu unterscheiden. 90 % erreichen dieses Ziel nicht und werden wieder eliminiert. Die anderen 10 % wandern in den Körper aus, um ihre Aufgabe zu erfüllen. Bei einer Fehlbesiedlung gelangen unkompetente Lymphozyten in den Körper und reagieren gegen körpereigene Gewebe. So entstehen Autoimmunprozesse.

Bei allen degenerativen Prozessen im Gehirn sind Autoimmunprozesse an der Zerstörung stark beteiligt. Die pflanzliche Nahrung, ganz besonders in lebendigem vitalem Zustand, saniert das Milieu im Magen-Darmtrakt relativ rasch und von Grund auf. Die anaerob wachsenden, Fäulnistoxine produzierenden Keime werden durch aerobe, gesunde Darmbakterien verdrängt. Die Fehlbesiedlung wird innert Monaten in eine gesunde Darmflora verwandelt. Da nun wieder immunkompetente Lymphzellen herangebildet werden, vermindern sich die Autoimmunprozesse zuverlässig und verschwinden schliesslich ganz, sodass sich die Entzündungsvorgänge im Nervensystem beruhigen und eine Regeneration einsetzt. Wir verweisen hier auf das Bircher-Benner Handbuch Nr. 14 „Für Magen- und Darmkranke“ und das Handbuch Nr. 24: „Für die Verhütung von Demenz und Alzheimerkrankheit.“

Empfehlungen für die Laborkontrollen für den behandelnden Arzt

Vor Diätbeginn: grosses Blutbild, Senkung, CRP, Homocystein, Na, K, Selen, Zink, Serum-Albumin, GOT, GPT, Pankreasamylase, LDH, Vitamin A, D und B12, TSH. Im Verlauf der Therapie empfehlen wir eine regelmässige Überwachung der Vitamin-B12- und Vitamin-D-Spiegel und eine konsequente Substitution bis an die obere Normgrenze.

Tabelle zur regenerierenden Wirkung der Nahrungsmittel

Nahrungsmittel	Antioxydative und antidegenerative Wirkung	Entzündungshemmende Wirkung	Immunmodulation
Apfel	+++[u]	++[u]	+++[u]
Aprikose	+++	++	+++
Aubergine	+++	++	++
Avocado	+++		+++
Beeren	+++	++	+++
Birnen	++	++[u]	+++[u]
Blaubeeren	+++	++	++++[*]
Blattsalat	+++		++
Fenchel	++	++	++
Granatapfel	+++	+++	++
Grapefruit	+++	+++	+++
Gurke	+++	++	++
Hülsenfrüchte	++		++++
Karotten	+++++	++[u]	+++++[u,roh]
Kartoffeln	++	++[roh,m]	++
Kichererbsen			
Kiwi	+++	++	+++
Kleie	+++		
Knoblauch	+++++[roh]	+++++[roh]	+++++[roh]
Kohlarten	++++	++	++
Kokosnuss	++++	++	++
Kresse	+++		

Nahrungsmittel	Antioxydative und antidegenerative Wirkung	Entzündungshemmende Wirkung	Immunmodulation
Kürbis	+++		
Lattich	+++	++	+++
Lauch	++		
Leinöl, Leinsaat roh	+++++++lip	+++++lip	+++++lip
Litschi	+++	++	+++
Mais	+		
Mango	+++	++	
Meerrettich roh	++	++	++
Melone	+++	+++	+++
Nüsse	++		++++
Papaya	+++	++	+++
Paprikaarten	+++	++	+++
Passionsfrucht	+++	++	+++
Pflanzenöle, mehrfach ungesättigte (PUFA)	+++++lip	+++++lip	
Retticharten	+++++		+++
Rote Bete	+++	++	+++
Sellerie	++		+++
Soja	++roh		++++roh
Spinat	+++roh		++
Steinobst	++++	++	+++
Traube	+++	++	+++
Tomate	+++roh	++roh	+++roh
Vollgetreide	++		++roh
Zitrusfrüchte	+++	+++	
Zwiebel	+++roh	++++roh	++++roh

u: Die Polyphenole befinden sich in der Haut von Obst und Gemüse, darum sollten diese möglichst nicht geschält werden, es sei denn schwarz angeschimmelte Stellen sind vorhanden. Diese sind sehr toxisch. Bei der Lagerung von Früchten und Gemüsen gehen ca. 50 % der Wirkungen verloren.

Lip: Öle mit mehrfach ungesättigten Fettsäuren (PUFA), Leinöl, Sonnenblumenöl, Sesamöl, Nussöl, Distelöl, Rapsöl, Traubenkernenöl u.a. dürfen nie erhitzt werden. Leinöl muss dunkel und gekühlt gelagert werden. Olivenöl enthält überwiegend einfach ungesättigte Fettsäuren und darf deshalb bis 170 °C erhitzt werden. Leinöl moderiert das Immunsystem und wirkt deshalb chronischen Entzündungen entgegen. Ein Verhältnis der Omega-6-Öle zu Omega-3-Öl von 1:1 ist bei der diätetischen Therapie der Depression und neurodegenerativer Krankheiten anzustreben.

Nahrungsmittel mit besonders starker antidepressiver Wirkung

Dies sind ganz besonders die Quercetin-haltigen Nahrungsmittel. Besonders reich an *Quercetin* sind die *Randschichten aller Früchte und Gemüse, so auch die Haut roter Traubenbeeren. Grosse Mengen enthalten zudem Zwiebeln, Äpfel, Zitrusfrüchte, Kirschen, Himbeeren, Brombeeren, Schwarze Johannisbeeren, Preiselbeeren, Heidelbeeren und Sanddorn sowie Brokkoli grüne Blattgemüse, grüne Bohnen, Grünkohl, Liebstöckel und Schnittlauch. Tomaten aus biologischem Anbau enthalten 79 % mehr Quercetin als solche aus konventionellem Anbau.*

Auch die Nahrungsmittel, die besonders viel *Eugenol* enthalten wirken stark antidepressiv. Eugenol ist ein Phenylpropanoid und hat einen intensiven Geruch nach Gewürznelken. Es kommt natürlich vor im *Gewürznelkenöl* (70–95 %), in *Piment- und Pimentblätteröl* (60–90 %), *Bananen, Kirschen, Möhren, Zimtölen, Betelpfeffer, Lorbeer, Majoran, verschiedenen Basilikumarten, Kurkuma, Polei-Minze, Rooibos, Thai-Ingwer und Muskatnuss.*

Die praktische Anwendung der Rohkost-Therapie

In der Regel, d.h., wenn keine Niereninsuffizienz besteht, ist es am besten, die Diät mit der ersten Diätstufe, der Frischsäfte-Pflanzenmilchdiät zu beginnen, da dies zur raschesten Umstellung des Stoffwechsels und Darmmilieus führt. Dabei hat man kein Hungergefühl. Wir verweisen hier auf unser Bircher-Benner Handbuch Nr. 4: „Frischsäfte, Rohkost und Früchtespeisen", dessen Lektüre vor Diätbeginn wir empfehlen. Nach unterschiedlicher Dauer kann danach auf die zweite Diätstufe, die vegane Rohkostdiät übergegangen werden. Nach Beginn der Erkrankung ist diese Diätstufe am wirksamsten. Sie kann und soll während vieler Wochen angewendet werden. Später kann z.B. an den Wochenenden auf die dritte Diätstufe übergegangen werden, mit $^1/_3$ warmen Speisen. Bewährt hat sich dabei auch ein zyklisches Vorgehen, mit Stufe I zum Beispiel am Montag, Stufe II während der Woche und Stufe III an den Wochenenden. Die hier nachfolgenden Speisezettel und Rezeptvorschläge haben sich über Jahrzehnte bewährt und entsprechen diesem Vorgehen. Da heute sehr viele Menschen an Verdauungsstörungen durch eine Unverträglichkeit für Milcheiweiss vom IgG-4-Typ leiden und dies die Regenerierung der Darmflora behindern kann, ist als Heildiät über längere Zeit eine vegane Diät notwendig. Darum haben wir Rezepte, die nicht vegan sind, mit einem (*) bezeichnet. Diese sollen erst nach zwei rückfallfreien Jahren zubereitet werden, wonach die Unverträglichkeit sich in der Regel gelegt hat.

Speisezettel

Menü-Zusammenstellungen bei verschiedenen Rohkost-Diätformen

Frischsaftfasten (Bett-Safttag)

Die Frischsaftdiät entfaltet eine sehr starke antidepressive Wirkung. Am Anfang der Therapie darf sie aber nur unter klinischen Bedingungen durchgeführt werden, da besonders um den dritten Tag starke seelische Reaktionen erscheinen können, sodass unterschwellige Ängste manifest werden, die therapeutische Begleitung erfordern. Im späteren Verlauf der Therapie kann das Frischsaftfasten eingesetzt werden, besonders, wenn eine Gewichtsreduktion notwendig ist. Hierzu verweisen wir auf das Bircher-Benner Handbuch Nr. 26: „Für Gewichtsprobleme, Adipositas und Anorexie". Wenn man das Frischsaftfasten mit 3 dl frisch zubereiteter Mandelmilch ergänzt, verlaufen die Reaktionen viel milder.

Frischsaftfasten

Morgens und abends:
200 g Fruchtsaft

Mittags:
200 g Fruchtsaft oder
200 g Gemüsesaft (Tomaten- oder Karottensaft oder gemischten Tomaten-, Karotten-, Spinatsaft)
Je nach der Jahreszeit
Orangen- und Mandarinensaft
Grapefruit-(Pampelmusen-)Saft
Beerensäfte
Traubensäfte
Zwetschgen- und Pflaumensäfte
Pfirsichsaft
Aprikosensaft
Kakisaft
Apfel- und Birnensaft (frisch gepresst)

Diese Säfte können auch kombiniert werden, z. B. Beeren- mit Pfirsich- oder Aprikosensaft, Aprikosen- mit Orangensaft, Apfel- mit Birnensaft usw.

Je nach ärztlicher Verordnung kann das Frischsaftfasten ein bis mehrere Tage, ja zwei bis drei, selten bis vier Wochen, durchgeführt werden. Ärztliche Überwachung während des Fastens und des Wiederaufbaus danach ist ganz wichtig. Wird eine milde Wirkung des Fastens gewünscht, im Sinne allgemeiner Entgiftung, Entwässerung und Verjüngung, so kann innerhalb der Rohkostkur oder bei der Normalkost einmal wöchentlich ein strenger Fruchtsafttag eingeschoben werden, wenn völlige Ruhe, am besten Bettruhe, möglich ist. Ohne Ruhe während der ersten ein bis zwei Fastentage bleibt die volle Wirkung aus, weil sie durch Ermüdung und Hungergefühl gestört wird, und es kommt nicht zur richtigen Entspannung und Harnflut. Man lasse sich nicht abschrecken durch Reaktionen wie Kopfschmerzen, Übelkeit, Gliederschmerzen, Schwächegefühl (besonders nachmittags). Diese zeigen an, dass der Körper Entgiftungsarbeit leistet, sodass solche Tage Sinn und Zweck erfüllen. Man nehme keine Medikamente dagegen ein und berichte die Beobachtungen dem Arzt.

2. Vollsaft-Tag

Der Patient erhält eine hochwertige, relativ nahrhafte Nahrung. Diese Diätform kann eine Woche lang oder länger durchgeführt werden, mit Zusatz von Getreideschleimen auch während Wochen, falls starke körperliche und geistige Anstrengungen vermieden werden. Vollsaftperioden sind geeignet als Beginn einer Umstimmungskur, bei Entwässerungs- und Abmagerungskuren und auch bei starker Verarmung des Organismus an Vitalstoffen, wie dies etwa bei chronischen Verdauungskrankheiten der Fall ist, wenn eine frischkostfreie Schonkost alter Schule vorangegangen ist. In solchen Fällen soll der Fruchtsaft zuerst mit 1/3 Leinsamen-, Gersten- oder Reis-Schleim verabreicht werden. Bei Entwässerungskuren muss regelmässig die Urinmenge und das Körpergewicht gemessen werden, und, wenn nötig, muss ein wassertreibender Tee (Solidago, Hagebutten) getrunken werden.

Morgens:
200 g Fruchtsaft
150 g Mandelmilch oder Joghurt
1 Tasse Hagebuttentee

Mittags:
200 g Fruchtsaft
150 g Mandelmilch oder Joghurt
150 g Gemüsesaft

Abends:
wie morgens.

3. Früchtefastentage

Das Früchtefasten kann das Bettsaftfasten (die strenge Form des Obstsaftfastentages) ersetzen, z.B. wenn man statt Schonung durch Zellulosefreiheit vor allem eine Stoffwechselumstimmung und Anregung des Darms durch Zellulosegehalt wünscht. Das Sättigungsgefühl ist stärker, das Früchtefasten kann man deshalb tageweise auch ohne völlige Ruhe und länger durchführen. Besonders bei Angstzuständen ist ein Beginn mit Früchtefastentagen zu empfehlen, da die Reaktionen weniger stark sind. Die Wirkung des Säftefastens ist jedoch intensiver. Früchtefasten ist angezeigt bei Herzkrankheiten, chronischer Leberschwäche, Darmträgheit (Apfeltag bei akutem Durchfall, Erdbeertag bei Sprue und Unterleibsstauung). Dauer: 1–5 Tage; länger, wenn ärztlich verordnet).

Tagesmenü für das Früchtefasten:
3-mal 200–250 g (bis 300 g) gewaschenes, frisches, ganz reifes, ungesüsstes Obst, z.B. Beeren, Zitrusfrüchte (Orangen, Grapefruit, Mandarinen), Trauben, Feigen, Melonen, Kaki.

Besondere Früchtefasten-Formen
Apfeltag: 5–6-mal 1 grosser Apfel fein gerieben, bei akutem Magen-Darm-katarrh mit Durchfall.

Erdbeertag: 3–4-mal 200–250 g sehr reife Erdbeeren, ungesüsst, bei Sprue (besondere Form chron. Durchfalls) und Vitamin-C-Mangel.

Heidelbeertag: 3-mal 200–250 g Heidelbeeren, bei leichter Darminfektion. Leicht stopfend.

Brombeertag: 3-mal 200–250–300 g ganz reife Brombeeren. Besonders reich an Naturzucker und Vitamin C. Nahrhaft und leicht verdaulich.

Johannisbeertag: 3-mal 200–250 g (2/3 rote und gelbe, 1/3 schwarze). Bei Leberpatienten besonders erfrischend und durststillend. Vitamin-C-reich.

Kakitag: 2 kleine oder 1 grosse Kakifrucht 4-mal täglich. Sehr nahrhaft und reich an den Vitaminen C und B.

Traubentag (altbewährte Traubenkur): 750–1000 g sonnengereifte, möglichst ungespritzte Trauben auf 4–5 Mahlzeiten am Tag verteilt. Gut waschen und von Spritzresten reinigen (kurz in heissem Wasser spülen). Ganze Frucht essen. Vitaminarm, aber besonders nährend durch hohen Fruchtzuckergehalt. Leberschutz! Darmanregung durch Kerne. Dauer: 1–2 Wochen. Wenn ärztlich verordnet auch länger (bis 6 Wochen).

Feigentag: 3-mal 200 g frische Feigen. Darmanregend. Nahrhaft. Höchstens 1 Tag.

4. Rohkost-Menüs

Es folgen hier für jede Jahreszeit sieben Beispiele von Rohkost-Zusammenstellungen für die Mittagsmahlzeit. (Besonderer Wert ist auf harmonische Verteilung von Knollen-, Wurzel- und Blatt-Rohgemüse zu legen, aber stets frisch und voll ausgereift.) Volles Tagesmenü folgt auf Seite 105.

a) Frühjahr

1. Tag: Früchte – Nüsse (auch Dörrobst) – Radieschen – Fenchel – Kopfsalat

2. Tag: Früchte – Nüsse – Sellerieknollen – Tomaten – Kresse

3. Tag: Früchte – Nüsse – Karotten – Chicorée – Kopfsalat

4. Tag: Früchte – Nüsse – Rettich – Lattich – Kresse

5. Tag: Früchte – Nüsse – Randen (rote Bete) – Löwenzahn – Kopfsalat

6. Tag: Früchte – Nüsse – Blumenkohl – Spinat – Kresse

7. Tag: Früchte – Nüsse – Kohlrabi – Tomaten – Kopfsalat

b) Sommer

1. Tag: Früchte – Nüsse – Rettich – Tomaten – Kopfsalat

2. Tag: Früchte – Nüsse – Karotten – Zucchetti – Kopfsalat

3. Tag: Früchte – Nüsse – Blumenkohl – Radieschen – Kopfsalat

4. Tag: Früchte – Nüsse – Kohlrabi – Kresse – Kopfsalat

5. Tag: Früchte – Nüsse – Bleichsellerie – Lattich – Kopfsalat

6. Tag: Früchte – Nüsse – mit Blumenkohl gefüllte Tomaten – Kopfsalat

7. Tag: Früchte – Nüsse – Rübchen – Gurken – Kopfsalat

c) Herbst

1. Tag: Früchte – Nüsse – Sellerie – Tomaten – Endivien

2. Tag: Früchte – Nüsse – Randen (rote Bete) – Peperoni – Kopfsalat

3. Tag: Früchte – Nüsse – Schwarzwurzel – Spinat – Kopfsalat

4. Tag: Früchte – Nüsse – Blumenkohl – Feldsalat – Endivien

5. Tag: Früchte – Nüsse – Rübchen – Zucchetti – Kresse

6. Tag: Früchte – Nüsse – Rettich – Tomaten – Kopfsalat

7. Tag: Früchte – Nüsse – Sellerie – Gurke – Kopfsalat

d) Winter

1. Tag: Früchte – Nüsse – Schwarzwurzel – Rotkohl – Endivien

2. Tag: Früchte – Nüsse – Sellerie – Cicorino rosso – Kopfsalat

3. Tag: Früchte – Nüsse – Karotten – Peperoni – Kopfsalat

4. Tag: Früchte – Nüsse – Randen (rote Bete) – Sauerkraut-Endivien

5. Tag: Früchte – Nüsse – Blumenkohl – Spinat – Feldsalat

6. Tag: Früchte – Nüsse – Tomaten – Chicorée – Kopfsalat

7. Tag: Früchte – Nüsse – Sellerie – Wirsing – Endivien

Tagesmenü

Frühstück
„Birchermüesli": 120–200 g
geriebene Mandeln oder Haselnüsse: 20–30 g
Früchte: 100–200 g
evtl. Hagebuttentee: 1 Tasse

Wenn breiige oder flüssige Form erwünscht: Birchermüesli mit besonders fein zerriebenen oder gemixten Früchten, evtl. mit Rahm 100 bis 200 g – Mandelmilch (20–30 g Mandelmus) 150 g – Fruchtsaft – 1 Tasse Hagebuttentee.
Die angegebenen Mengen sind nur annähernd einzuhalten. Massgebend ist das natürliche Empfinden, das weder durch Reizmittel noch Gewohnheiten beeinträchtigt werden darf. Nur wo ganz knappe Ernährung beabsichtigt ist, soll das Hungergefühl durch anhaltendes Kauen und Einspeicheln sowie durch verlangsamte Nahrungsaufnahme eingedämmt werden.

Mittagessen
Früchte oder
Früchtekaltschale: 150–250 g
Grüner Salat: 50–100 g
Rohgemüseplatte: ca. 100–150 g
Nüsse aller Art: ca. 20 g
evtl. 1 Glas unvergorener Apfel- oder Traubensaft: 200 g
oder
Fruchtsaft: ca. 100–200 g
Grüner Salat fein gewiegt: ca. 50 g
Rohe Gemüse im Mixer verbreit oder passiert (Gurken, Tomaten): 100 g
Gemüsesaft (Spinat, Karotten usw.) mit etwas Rahm und Zitronensaft: 100 g
Mandel- oder Sesammilch: ca. 200 g
Apfel- oder Traubensaft: 200 g

Nachtessen
Birchermüesli: 150–200 g
Nüsse: 20–30 g
Früchte: 100–200 g
evtl. Hagebuttentee: 1 Tasse
oder
Birchermüesli: 150–200 g
Mandelmilch: ca. 200 g
Fruchtsaft: ca. 200 g
evtl. Hagebuttentee: 1 Tasse

5. Übergangs- und Normalkost

Wenn die Patienten seit mindestens einem Jahr rückfallfrei sind, sodass keine Depression und keine Angstzustände mehr auftreten, kann man der Rohkost einen Drittel gekochte Nahrung beifügen, zunächst rein vegan. Nach zwei Jahren dürfen vorsichtig und sparsam weitere Zulagen von Milchprodukten und Ei gegeben werden. Wichtig ist, dass zwischendurch immer wieder Rohkostphasen eingebaut werden.

Beim Kapitel „Rezepte“ sind die mit einem * bezeichneten Speisen nicht vegan.

Beispiel eines Übergangstags

Morgens und abends:
genau wie am Rohkosttag.

Mittags:
Früchte, Nüsse, Rohgemüseplatte,
2 dl Gemüsebouillon,
2 Backkartoffeln (siehe Rezept Seite 127)

Beispiel für einen Normalkost-Tag

Frühstück:
Birchermüesli mit geriebenen Nüssen
2 Stück Vollkornbrot oder Knäckebrot
evtl. etwa 15 g Butter
Früchte
Kräutertee oder Milch oder Joghurt

Mittagessen:
Früchte
Rohgemüse: Blumenkohl, Spinat, Kopfsalat
Kartoffelsuppe
Gedämpftes Tomatengemüse
Vollreis, nur mit frischer Butter, ohne Käse, schwach gesalzen

Abendessen:
Wie Frühstück, evtl. Hagebuttenkonfitüre oder Honig als Brotaufstrich.

Rezepte

Die mit einem * bezeichneten Rezepte sind nicht vegane Speisen. Sie dürfen erst nach zwei rückfallfreien Jahren in den Menu-Plan eingebaut werden. Auch einzelne nicht vegane Zutaten, die man allenfalls weglassen oder ersetzen kann, sind mit einem * versehen.

Frischsäfte

Säfte sind Rohnahrung in mechanisch verfeinerter Form als zusätzliche spezielle Anreicherung und bei Verbot grober Bestandteile (Zellulose). Man vergesse jedoch nicht, dass die unzerkleinerte Frischkost höherwertig ist und durch Säfte auf die Dauer nicht ersetzt werden kann. Die Frischsäfte haben aber gerade bei Angstzuständen oder einer Depression eine sehr starke positive Wirkung und leiten eine rasche Umstellung des Milieus im Darm, Verbesserung der Darmflora und des Stoffwechsels ein.

Für die Zubereitung von Säften werden die Rohgemüse gründlich gereinigt, mit einer Handpresse oder elektrischen Zentrifuge gepresst und sofort serviert. Jedes Stehenlassen bedeutet Werteverlust.

Wird eine kleine Handpresse verwendet, müssen Früchte und Gemüse zerkleinert werden. Äpfel, Birnen und alle Knollengemüse fein raffeln, Blattgemüse und Kräuter fein wiegen.
Im Reformhaus gibt es hochwertige Trauben-, Frucht- und Gemüsesäfte. Sie haben aber nicht dieselbe Wirkung, da die Frische und die Energie aus dem Photonengehalt der lebendigen Pflanzenzellen nicht mehr vorhanden ist.

Fruchtsäfte

Ungemischte Fruchtsäfte
(ohne jeglichen Zusatz):

Orangen, Mandarinen, Grapefruits, Äpfel, Birnen, Trauben, Erdbeeren, Heidelbeeren, Johannisbeeren, Cassis, Himbeeren, Pfirsiche, Aprikosen, Pflaumen, Mango, Kaki, Kiwi.

Gemischte Fruchtsäfte
z. B. Orangen, Mandarinen, Grapefruits, Kaki oder Beerensaft mit Apfelsaft oder Beerensaft mit Pfirsich-, Aprikosen- oder Pflaumensaft oder geschlagene Bananen mit Orangen-, Beeren-, Pfirsich-, Mango- oder Aprikosensaft.

Beigaben je nach Wunsch oder Vorschrift: Zitronensaft, Honig, Ahornsirup, Fruchtkonzentrat, Mandelmilch (nur wenn der Patient auch magenkrank ist), Leinsamen-, Reis- oder Gerstenschleim.

Gemüsesäfte

Frisch verabreicht weisen sie einen hohen Mineral- und Vitamingehalt auf. Jeder Saft hat seinen speziellen Wert.

Ungemischte Gemüsesäfte
Tomaten, Karotten, Randen (rote Bete), Rettich, Kohl, Sellerie, Kartoffeln, sämtliche Blatt-, Knollen- und Wurzelgemüse. Im Frühling Blutreinigungskur mit

Brennnessel-, Sauerampfer- und Löwenzahnsaft.

Gemischte Gemüsesäfte
Karotten, Tomaten, Spinat zu gleichen Teilen (schmeckt vorzüglich)
Tomaten und Karotten
Tomaten und Spinat
Andere Mischungen (und Cocktails) können nach eigenem Geschmack kombiniert werden.
Abwechslungsweise Sauerampfer, Brennnessel, Schnittlauch, Petersilie, Zwiebeln, zarte Sellerieblätter oder Knollen und andere Kräuter mitpressen.

Beigaben pro Glas (1½–2 dl): etwas Zitronensaft, evtl. etwas Fruchtkonzentrat. Evtl. Leinsamen-, Reis- oder Gerstenschleim. Es können auch andere Blattgemüse oder Salate verwendet werden, z. B. Weisskraut, Kohl, Kopfsalat, Endivien, Feldsalat, Nüsslisalat, Lattich, Löwenzahn.

Kartoffelsaft
Gut gereinigte, evtl. geschälte Kartoffeln (keine unreife, angegrünte oder gekeimte verwenden). Zubereiten wie Karottensaft. Schmeckt nicht sehr angenehm und wird nur nach ärztlicher Vorschrift angewendet. Rohe Kartoffeln enthalten toxisches Solanin, darum dürfen sie nur in ganz kleiner Menge verwendet werden.

Schleim als Zusatz zu Säften

Der Schleim wird den Rohsäften zu ⅓ beigemischt; er neutralisiert die Säuren und die Schärfe des Frucht- oder Gemüsegeschmacks, ist aber nur anzuwenden, wenn der Patient auch magenkrank ist. Das Tagesquantum kann einmal täglich zubereitet und in der Thermosflasche bis zum Gebrauch aufbewahrt werden.

Reis- oder Gerstenschleim
1 gehäuften Teel. Reis- oder Gerstenvollkornmehl mit 2 dl kaltem Wasser anrühren und unter ständigem Rühren 5 Min. kochen. Erkalten lassen.

Birchermüesli

Alle Rezepte sind für 1 Person berechnet.

Das Apfelmüesli

Das Original-Apfelmüesli, wie es Dr. Bircher seinerzeit erfunden und tausendfach erfolgreich an seinen Patienten angewendet hat, ist auch nach unserer jahrzehntelangen Erfahrung die beste Diätspeise geblieben. Am besten eignen sich für das Müesli die sauren, weissfleischigen, saftigen Äpfel, z. B. Kläräpfel, Gravensteiner, Menznauer Jäger, Jonathan, Ontario, Rubinette, Glockenäpfel, Braeburn, Topas, Champagner-Reinetten, Granny Smith, Cox-Orange. Bei der Verwendung von trockeneren und faden Apfelsorten kann das Aroma mit etwas frisch abgeriebener Schale von ungespritzten Orangen, Zitronen oder auch mit Orangensaft, etwas Hagebuttenmus oder frisch geriebenem Ingwer angereichert werden.

Apfelmüesli mit Mandel- oder Sesampüree (vegan) (Grundrezept)

1 Essl. Haferflocken
3 Essl. Wasser
½ Essl. Zitronensaft
1 Essl. Mandel- oder Sesampüree
1 Essl. Honig
3 Essl. Wasser
200 g Äpfel
1 Essl. Haselnüsse oder Mandeln, gerieben

Haferflocken 12 Stunden einweichen. Zitronensaft, Püree, Honig und Wasser mit dem Schwingbesen zu einer sämigen Sauce rühren, Haferflocken beifügen und Äpfel (wie im Grundrezept beschrieben) daruntermischen. Nüsse darüberstreuen, sofort servieren.

Apfelmüesli mit Joghurt oder Sauer- oder Buttermilch *

1 Essl. Haferflocken
3 Essl. Wasser
1 Essl. Zitronensaft
2 Essl. Bifidus-Joghurt oder
Bifidus-Sauer- oder Buttermilch
1 Teel. Honig
200 g Äpfel
1 Essl. Haselnüsse oder Mandeln, gerieben

Die Haferflocken 12 Stunden (fürs Frühstück über Nacht) einweichen. Haferflocken mit Joghurt oder Sauermilch und Honig zu glatter Sauce rühren. Die gewaschenen, von Stiel und Fliege befreiten Äpfel auf der Bircherraffel direkt in die Sauce reiben und öfters umrühren, damit das Müesli appetitlich weiss bleibt. Die Nüsse darüberstreuen und sofort servieren. Nie stehen lassen.

Variante: Statt Haferflocken können Weizen-, Reis-, Gerste-, Roggen-, Hirse-, Buchweizen- oder Sojaflocken verwendet werden, evtl. auch mit Hefeflocken gemischt (Anreicherung mit Vitamin B). Man muss aber beachten, dass heute viele Menschen auf Hefe allergisch reagieren.

Andere Variante: 1 Teel. eingeweichte Haferflocken mischen mit 1 Teel. Getreidekörner (24 Std. in Wasser einweichen, dann auf ein Sieb leeren, kalt abspülen, ganz, geschrotet oder gemixt).

Apfelmüesli mit Rahm*

(speziell angereichertes Rezept bei erwünschter Gewichtszunahme. Für Diabetiker ohne Honig und ohne Haferflocken. Für Diabetiker bei fettarmer Kost mit ungezuckerter Kondensmilch)

1 Essl. (8 g) feine Haferflocken
3 Essl. Wasser
½ Essl. Zitronensaft
3–4 Essl. Rahm
1 Essl. Honig
200 g Äpfel
1 Essl. Haselnüsse oder Mandeln, gerieben

Zubereitung wie Grundrezept.

Müesli mit Beeren oder Steinobst

(besonders reich an Vitamin C)
Zubereitung einer Mandel- oder Sesampüree-Sauce oder Joghurt-Sauce*.
Zuletzt beifügen: 150–200 g Erdbeeren oder Himbeeren, Heidelbeeren, Johannisbeeren, Cassis oder Brombeeren, mit der Gabel leicht zerdrückt
oder
150–200 g Zwetschgen, Pfirsiche oder Aprikosen, entsteint und durch die Hackmaschine getrieben oder mit dem Messer fein geschnitten.

Müesli mit verschiedenen Früchten

folgende Kombinationen schmecken besonders gut:

Erdbeeren und Himbeeren
Erdbeeren, Himbeeren und Johannisbeeren
Erdbeeren und Äpfel
Brombeeren und Äpfel
Äpfel mit fein geschnittenen Orangen- und Mandarinenschnitzen
Äpfel und Bananen
Äpfel und Pfirsiche
Sauce: Mandelpüree- oder Sesampüree-Sauce oder Joghurt-Sauce.
Nur frische Früchte, keinesfalls Früchte aus der Dose (Fruchtsalat etc.!) verwenden.

Müesli mit getrockneten Früchten

Stehen einmal keine frischen Früchte zur Verfügung, kann man das Müesli auch mit Dörrobst (Äpfel, Aprikosen, Zwetschgen, Birnen) zubereiten. 100 g getrocknete Früchte werden gewaschen, 12 Std. in kaltem Wasser eingeweicht und durch die Hackmaschine getrieben. Mit Mandelpüree- oder Sesampüree-Sauce oder Joghurtsauce vermengen. Bei Dörrobst soll man unbedingt auf gute Qualität ohne Konservierungs- und Bleichmittel achten, sonst könnten Magen- und Darmstörungen auftreten.

Müesli mit Kondensmilch*

Sollten einmal weder Mandel- oder Sesampüree noch Frischjoghurt vorrätig sein, so kann das Müesli auch mit Kondensmilch nach dem Originalrezept zubereitet werden. Nachteil: Die Kondensmilch ist meist gezuckert. Das Originalrezept stammte aus der Zeit, wo die bovine Tuberkulose sehr verbreitet war. Aus diesem Grund verwendete Bircher-Benner damals Kondensmilch.

Früchte-Frischkorn-Speisen

Frischkornschrotbrei mit Banane

2 Essl. Getreideschrot
½ Banane
1 Teel. Honig
Zitrone nach Geschmack

Getreideschrot 12 Stunden einweichen, dann mixen. Die Banane mit der Gabel zerdrücken und beifügen. Mit Honig und Zitronensaft abschmecken. Sofort servieren.

Frischkornschrot mit Beeren

1 gestr. Essl. frisch geschrotetes Vollkorn (Weizen, Roggen, Hafer)
1 Essl. Wasser
1 Essl. Honig
Zitronensaft nach Belieben
100 g Beeren (irgendwelcher Art)

Schrot ca. 6 Std. einweichen. Beeren mit dem Holzlöffel zerdrücken oder mixen und zusammen mit Honig und Zitronensaft unter den Schrot mischen.

Frischkornschrot mit Orangensaft

1 gestr. Essl. frisch geschrotetes Vollkorn (Weizen, Roggen, Hafer)
1 Essl. Wasser
1 Essl. Honig
1 dl Orangensaft
1 Essl. geriebene Nüsse

Getreideschrot ca. 6 Std. einweichen. Honig, Orangensaft und Nüsse daruntermischen.

Der Frischkornschrot kann auch ungemixt, nur eingeweicht, daruntergemischt werden.

Gekeimte Getreidekörner

Besonders hoher Gehalt an Vitamin-E- und B-Gruppe. Wirken allgemein kräftigend.

1. Tag, abends: Körner im Sieb unter dem fliessenden Wasser waschen, in ein Schüsselchen geben. Mit Wasser überdecken. Zimmertemperatur, Ofennähe.

2. Tag, morgens: Abspülen und auf flachem Teller trocken ausbreiten. Zimmertemperatur, Ofennähe.

abends: In das Schüsselchen geben und mit Wasser überdecken. Zimmertemperatur, Ofennähe.

3. Tag, morgens: Abspülen und auf dem Teller trocken ausbreiten.

abends: In das Schüsselchen geben und mit Wasser überdecken. Zimmertemperatur, Ofennähe.

Am 4. Tag sollten die Körner 1–2 cm lange Keime entwickelt haben und sind genussbereit.

Einfacher ist die Zubereitung gekeimter Getreidekörner in den praktischen Keimapparaten, die in verschiedenen Grössen erhältlich sind.
Gekeimte Getreidekörner eignen sich zur Zubereitung von Müesli, aber auch als Zulage zu Salaten und Rohgemüse.

Kaltschalen

Kaltschale

1 Essl. Honig
1 Teel. Agar-Agar-Pulver
1–1,5 dl Wasser
2 Pfirsiche
oder Beeren
oder Steinobst
oder Kernobst

Honig mit Agar-Agar aufkochen, bis sich das Pulver ganz aufgelöst hat. Pfirsiche fein schneiden und mit etwas Zitronensaft übergiessen, damit sie nicht braun werden. Beeren ganz lassen, Steinobst und Kernobst zerkleinern.
Die Sauce über die frischen Früchte giessen und erkalten lassen.

Milcharten

Mandelmilch

Vegetabile Eiweiss-Öl-Nahrung, reich an wertvollen ungesättigten Pflanzenölen, einschleimend, lindernd
1 Essl. Mandelpüree
1 ½ Teel. Honig
1 ½ dl Wasser und ½ dl Obstsaft (bewirkt eine leichte Eindickung)

Mandelpüree und Honig mit dem Schneebesen verrühren und das Wasser tropfenweise zugeben. Zum Schluss den Obstsaft beifügen.

Mandelmilch aus frischen Mandeln

Besonders leicht verdaulich
1 ½ Essl. Mandeln, geschält (keine bitteren!)
1 Teel. Honig
1 ½ dl Wasser

Mandeln, Honig und Wasser im Mixer mischen, evtl. zusätzlich passieren.

Pinienkernemilch

Sehr reich an leicht verdaulichen, den Stoffwechsel schonenden vegetabilen Ölen und Eiweiss
1 ½ Essl. Pinienkerne, gewaschen
1 Teel. Honig
1 ½ dl Wasser

Zubereiten wie Mandelmilch.

Sesammilch

Reich an hochwertigen Fettsäuren
2 dl Wasser (kalt oder warm)
1 gestr. Essl. Sesampüree
1 Teel. Zitronensaft
1 Teel. Honig

Sesampüree und Honig mit dem Schneebesen verrühren und das Wasser tropfenweise zugeben. Zum Schluss den Zitronensaft beifügen.

Sesamrahm

Wie Sesammilch, aber mit weniger Wasserzusatz. Als Rahmersatz bei gekochten Gerichten und bei Desserts.

Sesamfrappé

Wie Sesammilch oder Sesamrahm mit Beigabe von Obstsaft, Süssmost, Obstkonzentraten.

Sojamilch

1 Tasse Sojabohnen
7 Tassen Wasser
1 Essl. Fruchtzucker
Wasser

Sojabohnen waschen und trocknen, in einer Mandelmühle mahlen. 2 Std. einweichen, dann 20 Min. im Einweichwasser unter ständigem Rühren kochen und passieren. Wasser beifügen bis zur Konsistenz einer Kuhmilch. Fruchtzucker zugeben und erkalten lassen. Im Reformhaus ist fertige Sojamilch erhältlich.

Rohgemüse und Salate

Bei der Zubereitung von Rohgemüsen und Salaten beachte man drei Punkte:

1. Frische und Qualität

Für alle Diäten und für eine vollwertige Alltagsernährung sollen nur sonnengereifte, biologisch gezüchtete Gemüse und Salate verwendet werden. Sie sind nicht nur gesundheitlich, sondern auch geschmacklich am besten und ihre antidepressive Wirkung ist deutlich besser. Heute ist das Angebot aus biologisch geführten Betrieben mit Qualitätsgarantie sehr gross; auch in Supermärkten wird Biogemüse angeboten. Natürlich ist es besonders gut, wenn man Gemüse und Salate aus dem eigenen Garten gewinnen kann. Kräuter und Tomaten lassen sich auch auf dem Balkon ziehen. Man wähle junge, zarte Blattsalate und Wurzelgemüse, nicht gebleicht, ohne welke Blätter oder angefaulte Strünke. Für eine Heildiät ist es besonders wichtig, nur ganz frische und qualitativ erstklassige Pflanzen zu verwenden. Rohgemüse werden direkt vor dem Essen zubereitet und immer sofort mit der Sauce vermischt, denn beim Stehenlassen an der Luft nimmt der Vitamingehalt der zerkleinerten Gemüse und Salate deutlich ab.

2. Gute Reinigung

Biologisch und ohne Jauchedüngung angebaute Gemüse enthalten keine Wurmeier. Trotzdem müssen alle frischen Pflanzen gründlich und sorgfältig gereinigt werden. Dabei ist zu bedenken, dass wasserlösliche Substanzen wie Vitamin C, Vitamine der B-Gruppe und Mineralstoffe im Wasser ausgelaugt werden.

3. Harmonische Zusammenstellung

Jeder Salatteller soll, wenn möglich, aus dem Dreiklang: Wurzel-Frucht-Blatt bestehen, damit sich die Inhaltsstoffe ergänzen. Besonders grüner Blattsalat gehört in der Heildiät immer dazu. Bei den Saucen ist Abwechslung für die verschiedenen Zutaten der Rohkost erwünscht. Ein farblich schön zusammengestellter Salatteller erfreut nebst dem Gaumen auch das Auge und regt den Appetit an. Kleine Garnituren aus Kräutern, Radieschen, jungen Karotten oder Oliven machen das Rohgemüsegericht noch farbenfroher und festlicher. Die Dreizahl sollte jedoch im Alltag pro Mahlzeit nicht überschritten werden; ein übertriebenes Vielerlei kann die Verdauung stören.

Reinigung der Blattgemüse

Bei Kopfsalat, Endivien, Lattich, Eisberg und ähnlichen Grünblattsalaten, bei Weisskraut, Kohl und Rotkraut usw. die Blätter auseinandernehmen und einzeln unter dem laufenden Wasser sorgfältig reinigen. Mehrere Male nachspülen und gut ausschwingen.
Kleinblättrige Salate wie Feld- (Nüssli-) und Schnittsalat, Spinat, Löwenzahn, Kresse, Rucola, Chicorino und Rosenkohl mehrmals in kleinen Portionen durchspülen, Würzelchen und zähe Stiele entfernen. Chicorée und Cicorino halbieren, äussere Blätter entfernen und gut durchspülen.

Reinigung der Wurzelgemüse

Sellerie, Karotten, Rettich, Radieschen, Randen, Kohlrabi, Schwarzwurzeln. Mit einer Bürste unter laufendem Wasser reinigen, schälen und sofort in die fertige Sauce raffeln oder hobeln und gut mischen, damit die Gemüse ihre frische Farbe nicht verlieren.

Reinigung der Gemüsefrüchte

Tomaten waschen und in Schnitze oder Scheiben schneiden. Gurken schälen und klein schneiden oder hobeln. Biologisch gezogene junge Gurken brauchen nicht geschält zu werden. Für Salate nur junge, zarte Zucchetti verwenden, gut waschen, nicht schälen, in Ringe oder Stäbchen schneiden. Grüne und gelbe Peperoni (Paprikaschoten) sind weniger scharf als die roten. Waschen, halbieren, Kerne entfernen und klein schneiden. Leider stammen heute Peperoni fast ausschliesslich aus Hors-sol-Anbau. Blumenkohl und Brokkoli in grössere Stücke zerlegen, rüsten und unter laufendem Wasser gründlich reinigen.

Stangensellerie waschen, schälen, zähe Teile wegschneiden. Lauch und Fenchel halbieren, rüsten und unter der Brause waschen.

Salatsaucen

Verwenden Sie die verschiedenen Saucen je nach ärztlicher Vorschrift.

Ölsauce (mild)

1 Essl. Öl (Raps-, Sonnenblumen- oder Olivenöl aus erster Kaltpressung, Distelöl, Baumnussöl). Immer mindestens 1/3 kalt gepresstes Leinöl dazugeben, damit der Anteil an Omega-3-Fettsäuren genug hoch ist.
1 Teel. Zitronensaft oder biol. Obstessig
Knoblauch, gepresst
1 Teel. frische oder 1 Messerspitze getrocknete Kräuter

Alle Zutaten vermischen und die Sauce sämig schwingen. Sehr schmackhaft wird die Sauce durch einen Spritzer Sojasauce oder Kelpamare.
Diese klassische Salatsauce passt zu allen Blattsalaten (Kopfsalat, Lattich, Kresse usw.) und Fruchtsalaten (Tomaten, Gurken usw.)

Quarksauce*

1 Essl. Magerquark
3 Essl. Buttermilch
½ Teel. Zitronensaft
frische, fein gehackte Kräuter

Alle Zutaten mit dem Schwingbesen gut vermischen.
Passt besonders gut zu Wurzelgemüsen (Karotten, Sellerie, Rettich usw.)

Joghurtsauce*

(für die fettarme Diät)
2–3 Essl. Joghurt
einige Tropfen Zitronensaft
evtl. etwas Zwiebeln, gerieben
evtl. Knoblauch, durchgepresst
1 Teel. frische oder 1 Messerspitze getrocknete Kräuter

Alle Zutaten mit dem Schwingbesen gut vermischen.
Eine erfrischende Sauce zu Kresse oder Spinat, zu Fruchtsalaten (Tomaten, Gurken) und zu Wurzelgemüsen (Kohlrabi, Rettich, Radieschen).

Rahmsauce*

2 Essl. Sauerrahm
1 Teel. Magerquark
1 Teel. Zitronensaft
ganz wenig Pfeffer
1 Teel. frische oder 1 Messerspitze getrocknete Kräuter

Mit dem Schwingbesen alle Zutaten gut vermischen.

Passt zu fast allen Wurzel- und Fruchtsalaten. Zur Abwechslung kann man den Zitronensaft durch Orangensaft ersetzen, gibt der Rohkost eine neue Note. Zu Sellerie-, Randen- (rote Bete) oder Chicoréesalat kann man dieser Sauce etwas frisch geriebenen Meerrettich beifügen, schmeckt sehr anregend.

Mandelpüree- oder Sesampüree-Sauce (mild)

1 Essl. Mandel- oder Sesampüree
3 Essl. Wasser
1 Teel. Zitronensaft
evtl. Knoblauch, durchgepresst
1 Teel. frische oder 1 Messerspitze getrocknete Kräuter

Sesam- oder Mandelpüree mit dem Wasser langsam glatt rühren und dann die übrigen Zutaten dazugeben.
Diese sehr schmackhafte Sauce passt ausgezeichnet zu Wurzelgemüsen.

Mayonnaise, klassisches Rezept*

für 4 Personen:
1 Eigelb
1 Essl. Zitronensaft
2 dl Öl
Zwiebel, Kräuter, wenig Kelpamare

Das Eigelb mit einigen Tropfen Zitronensaft gut zerquirlen. Unter gleichmässigem Rühren mit dem Schwingbesen das Öl tropfenweise beifügen. Wird die Mayonnaise zu dick, mit etwas Zitronensaft verdünnen. Zuletzt nach Belieben würzen.

Für 1 Portion:
1 Essl, Mayonnaise
1 Teel. Zitronensaft
1 Teel. frische oder
1 Messerspitze getrocknete Kräuter

Alles gut vermischen.

Mayonnaise aus Soja-Vollkornmehl statt Ei (mild)

(für 6–8 Portionen)
2 Essl. Soja-Vollkornmehl
6 Essl. Wasser
2 dl Öl

Soja-Vollkornmehl und Wasser zu einer glatten Masse verrühren, Öl langsam unter ständigem Rühren mit dem Schwingbesen beifügen.
Die Mayonnaise kann im Kühlschrank ein paar Tage aufbewahrt werden.

Für 1 Portion braucht man:
1 Essl. Mayonnaise
1 Teel. Zitronensaft
evtl. etwas Senf
1 Teel. frische oder 1 Messerspitze getrocknete Kräuter

Alle Zutaten gut vermischen.
Mayonnaise ist eine beliebte Sauce zu vielen Fruchtsalaten und Wurzelgemüsen.

Rohgemüse, gemischt und geeignete Saucen

Chicorée mit Tomatenwürfelchen: Ölsauce oder Mayonnaise

Peperoni und Fenchel: Ölsauce

Fenchel, Chicorée und Tomatenwürfelchen: Mayonnaise*

Fenchel und Karotten: Rahmsauce oder Mayonnaise*

Blumenkohl und Karotten: Rahmsauce oder Mayonnaise*

Tomaten und Peperoni: Ölsauce

Tomaten roh, gefüllt mit Gurken: Ölsauce
mit Sellerie: Rahmsauce*
mit Blumenkohl: Rahmsauce*

Sauerkrautsalat

Sauerkraut ist ein besonders wertvolles Rohgemüse, vor allem im Winter. Es ist roh leichter verdaulich als gekocht und wirkt galletreibend, desinfizierend und fördert die Heilung der Fehlbesiedlung der Darmflora. Verwenden Sie nach Möglichkeit das salzarme Bio-Sauerkraut. Eine Beigabe von klein geschnittenem rohem Sauerkraut kann den Geschmack und die Bekömmlichkeit von gedämpftem Sauerkraut wesentlich verbessern. Für einen Salat wird Sauerkraut gelockert und klein geschnitten, mit einigen Kümmelkörnern oder gemahlenem Kümmel, 3–4 zerkleinerten Wacholderbeeren, gehackter Zwiebel und einem in kleine Streifen geschnittenen Apfel oder kleingewürfelter frischer Ananas vermischt. Als Sauce wählt man die Ölsauce. Dazu passt besonders gut ein Ackersalat (Rapünzchen) oder ein rohes Wurzelgemüse.

Gemixte – pürierte Rohgemüse

Schreibt der Arzt „pürierte Kost" vor, so können gewisse Rohgemüse im Mixer zusammen mit der Sauce gemixt werden. Dies als Übergang von saftförmiger zu normaler Rohgemüsenahrung. Die pürierten Gemüse müssen sofort nach dem Mixen löffelchenweise genossen werden.

Beispiele:
1 Tomate 70 g, 1 Handvoll Spinat 30 g, 1 kleine Karotte 70 g, eine Messerspitze Majoran, mit Ölsauce, 1 Tomate 70 g, 1 Handvoll Kopfsalat 20 g, 1 kleines Stück Sellerie 20 g, mit Ölsauce (als Gewürz Liebstöckel) oder Randen (rote Bete) 30 g, Zucchetti 40 g, Kopfsalat 20 g, mit Rahmsauce (als Gewürz Dill)* oder Sellerie 40 g, Karotten 40 g, Spinat 20 g, Mandelpüreesauce (als Gewürz Rosmarin).

Vorschläge für die Zubereitung und passende Saucen zu Salaten und Rohgemüse

Kopfsalat	Nicht zerkleinern	Ölsauce	Schnittlauch, Zwiebel, Knoblauch
Schnittsalat	Nicht zerkleinern	Ölsauce	Schnittlauch, Zwiebel, Knoblauch
Endivien, Btavia	1 cm breite Streifen schneiden	Ölsauce	Petersilie, Zwiebel
Feldsalat	Nicht zerkleinern	Ölsauce	Petersilie, Zwiebel
Kresse	Nicht zerkleinern	Joghurtsauce*	Schnittlauch
Spinat	½ cm breite Streifen schneiden	Joghurtsauce*	Pfefferminze
Kohlsalate: Weisskraut, Sauerkraut, Rosenkohl, Wirsing	Hobeln, in feine Streifen scheiden	Ölsauce oder Mayonnaise*	Liebstöckel, Thymian, Bohnenkraut, Kümmel
Tomaten	In feine Scheiben oder Würfel schneiden	Ölsauce oder Joghurt-sauce*	Basilikum oder Dill, Thymian oder Origano
Gurken	Hobeln	Ölsauce	Dill
Fenchel	Mit Messer fein schneiden	Ölsauce oder Rahm-sauce*	Dill, Schnittlauch, Petersilie
Peperoni	In feine Streifen schneiden	Ölsauce oder Mayonnaise*	Schnittlauch
Rettich	Hobeln oder raffeln	Quarksauce* oder Mandelpüreesauce	Schnittlauch, Petersilie
Radieschen	Hobeln oder fein schneiden	Joghurtsauce* oder Mandelpüreesauce	Schnittlauch, Petersilie
Stangensellerie	Fein schneiden	Ölsauce oder Mandel-püreesauce	Schnittlauch, Thymian
Zucchetti	Auf grober Raffel raffeln oder in feine Scheiben schneiden	Ölsauce oder Mandel-püreesauce	Dill, Borretsch, Basilikum
Karotten	Fein raffeln auf der Bircher-Raffel	Joghurt* oder Orangensauce	Schnittlauch, Liebstöckel
Sellerie	Fein raffeln	Rahmsauce* oder Mandelpüreesauce	Ingwer
Roher Randen (rote Bete)	Fein raffeln	Rahmsauce	Meerrettich
Blumenkohl oder Broccoli	Röschen kurz schneiden, Storzen fein raffeln	Knoblauchsauce	Schnittlauch
Chicorée	2 cm breite Streifen schneiden	Rahmsauce* oder Ölsauce	Estragon, Petersilie oder Dill
Topinambur	raffeln	Mayonnaise*	Mayoran, Thymian
Kohlrabi	Hobeln oder raffeln	Joghurtsauce*, Rahmsauce* oder Mandelpüreesauce	Thymian, Liebstöckel
Rotkraut	Hobeln oder fein schneiden	Mandelpüreesauce	Etwas geraffelter Apfel, Kümmel, Liebstöckel

Schnittlauch, Petersilie, Zwiebeln und Knoblauch können nach Geschmack und mit Mass jedem Rohgemüse zugefügt werden.

Gekochte Speisen

Diese Speisen werden nach der ersten Heilungsphase, d.h. nach den ersten beiden Diätstufen der Rohkost angewendet. Dabei muss weiterhin jede Mahlzeit unbedingt mit Rohkost begonnen werden. Auch sollen, besonders in den Sommermonaten, wo dies leichtfällt, immer wieder Frischsaft- und Rohkosttage eingeschaltet werden. Die nachfolgende Kochkost soll in der Menge nicht mehr als 1/3 der zuvor genossenen Rohkost ausmachen.

Rezepte, die tierisches Eiweiss und Fett enthalten sind mit einem Stern bezeichnet (*). Geht es um die Verhütung einer Depression oder neurodegenerativer Krankheiten, dürfen auch diese angewandt werden. Leidet jemand aber bereits an einer schweren Depression oder an einer neurodegenerativen Krankheit, so sollen diese nicht zubereitet werden, da dann die tierischen Fette und Eiweisse gemieden werden müssen. Rahm kann durch etwas Sojarahm oder Sesamrahm ersetzt werden oder durch etwas Mandelpüree.

Der Knoblauch, als ganz wichtige Zutat, wird vor allem in der Rohkost angewendet, da er durch das Erhitzen einen grossen Teil seiner Wirkung verliert und die Rezepte mit Zwiebeln besser schmecken.

Jede Mahlzeit soll mit Obst und Nüssen begonnen werden. Das Frühstück und Abendessen sollen klein und möglichst frugal bleiben, wie bei der 1. und zweiten Diätstufe der Rohkost.

Man sollte nur während des Essens der Früchte dazu trinken, zudem zwischen den Mahlzeiten immer wieder. Trinkt man zu den Früchten, gelangt das Obst direkt in den Zwölffingerdarm und fördert dadurch die Verdauung und die Bildung der richtigen Darmflora, was für die Heilung der Depression ganz wichtig ist.

Die Rezepte für gekochte Speisen entsprechen der sehr erfahrenen und geschätzten Kochkunst der Bircher-Benner Klinik. Sie schmecken besonders fein und sind bekömmlich. Sie entsprechen einer Vollwertkost, wie sie von Dr. Maximilian Bircher-Benner angegeben wurde, der auch den Begriff Vollwertkost geprägt hat. Die Kochzeiten sind ohne Dampfkochtopf bzw. Steamer angegeben und verkürzten sich bei deren Verwendung auf ca. 1/3 bis ¼ der angegebenen Zeit. Deren Verwendung ist sehr zu empfehlen.

Rezepte für gekochte Speisen

Suppen

Diese Rezepte sind für 1 Person berechnet

In den folgenden Suppen- und Gemüserezepten wird sehr viel Gemüsebrühe verwendet. In einem kleinen Haushalt lohnt es sich jedoch nicht, täglich frische Gemüsebrühe zuzubereiten. Stattdessen kann man gewöhnliches Wasser und zum Würzen vegetabile Gemüsebouillonwürfel oder -pasten verwenden, die möglichst salzfrei sein sollen. Unter dem Begriff „Hefeextrakt" versteckt die Nahrungsmittelindustrie Glutamat. Glutamat ist schädlich für die Gesundheit. Solche Gemüsebrühen können wir gar nicht empfehlen. Wenn eine Weizenallergie besteht, soll das in den Rezepten angegebene Vollkornmehl durch Reis-, Hirse- oder Hafermehl ersetzt werden.

Gemüsebrühe
als einzige Ausnahme ist dieses Rezept für 4 Personen berechnet
1 Essl. Olivenöl
1 Zwiebel
2 Karotten
1 kleiner Sellerie (150 g)
Kohl, Mangoldblätter
1 Lauchstengel
3–4 l Wasser
½ Lorbeerblatt
1 Prise Steinsalz
Liebstöckel, Basilikum oder andere, vorzugsweise frische oder getrocknete Kräuter

Zwiebel mit der braunen Schale halbieren und Schnittfläche im heissen Fett goldgelb rösten. Die klein geschnittenen Gemüse beifügen und mindestens ¼ Std. zugedeckt auf kleiner Flamme dämpfen. Mit dem Wasser ablöschen und 2 Stunden auf kleiner Flamme kochen. Nach Belieben würzen.

Gemüsebouillon
3 dl Gemüsebrühe
evtl. wenig Steinsalz
1 Essl. Olivenöl
Petersilie, Schnittlauch, frisch gehackte Kräuter

Die nach obigem Rezept zubereitete Gemüsebrühe über Nussmus oder Pflanzenfett und Kräuter anrichten. Evtl. mit wenig Steinsalz nachwürzen.

Griessklösschen*
10 g Butter
1 ½ Essl. feiner Griess
½–1 Ei
1 Prise Steinsalz
Majoran, Muskat
6 dl Gemüsebrühe

Die Butter schaumig rühren. Griess und Ei mit der Butter gut vermengen, Salz und Gewürze beifügen und ½ Stunde ruhen lassen. Mit einem Kaffeelöffelchen Klösschen formen, diese in die kochende Gemüsebouillon geben und 15 bis 20 Minuten leicht ziehen lassen.

Reissuppe, klare
½ Essl. Olivenöl
etwas gehackte Zwiebel
1 kleine Karotte
etwas Sellerie und Lauch
1 Essl. Reis

1 Prise Steinsalz
6 dl Gemüsebrühe
Schnittlauch

Zwiebel, fein geschnittene Gemüse und Reis zusammen dämpfen. Heisse Gemüsebrühe zufügen und 15–20 Minuten kochen. Über fein geschnittenen Schnittlauch und Pflanzenfett anrichten.

Reissuppe, gebundene
½ Essl. Olivenöl
etwas Sellerie
1 kleine Karotte
etwas Lauch
1 Essl. Reis
½ Essl. Vollkornmehl
6 dl Gemüsebrühe oder Wasser
Liebstöckel, Petersilie, Basilikum, Majoran
evtl. wenig Sojasauce
½ Essl. Rahm* oder Sesam-Rahm (Rezept Seite 112)
Schnittlauch

Die fein geschnittenen Gemüse im Fett dünsten. Das Vollkornmehl darüberstreuen, mit der Gemüsebrühe ablöschen und 30 Minuten kochen. Würzen mit Sojasauce und den Kräutern. Rahm oder Sesamrahm und fein geschnittenen Schnittlauch in die Suppenschüssel geben, die Suppe darüber anrichten.

Hafercremesuppe
½ Essl. Olivenöl
2 Essl. feine oder grobe Haferflocken
6 dl Gemüsebrühe
etwas Sellerie
½ Essl. Rahm* oder Sesamrahm (Rezept Seite 112)
evtl. wenig Miso, Schnittlauch, evtl. Muskat oder Kümmel

Haferflocken mit oder ohne Pflanzenfett kurz andämpfen, Gemüsebrühe und Sellerie beifügen. Feine Haferflocken 10 Minuten, grobe mindestens 20 Minuten leise köcheln lassen. Nach Belieben würzen. Rahm oder Sesamrahm und Schnittlauch in die Suppenschüssel geben und die passierte Suppe darüber anrichten.

Hafergrützsuppe
½ Essl. Olivenöl
2 Essl. Hafergrütze
etwas Zwiebel, gehackt
8 dl Wasser oder Gemüsebrühe
etwas Sellerie, in feine Würfelchen geschnitten
1 Prise Steinsalz oder wenig Miso
Schnittlauch, Petersilie, Majoran oder Borretsch

Zwiebel und Grütze mit oder ohne Pflanzenfett dünsten. Gemüsebrühe sowie Sellerie beifügen und 45–60 Minuten kochen. Nach Belieben wenig Steinsalz oder Miso würzen. Kräuter in die Suppenschüssel geben und die fertige Suppe darüber anrichten.

Tomatensuppe
½ Essl. Olivenöl
etwas Zwiebel, Sellerie und Lauch
1 kleine Karotte
1 Knoblauchzehe
1 Tomate
1 Essl. Vollkornmehl
6 dl Gemüsebrühe
1 Prise Steinsalz
evtl. etwas Tomatenpüree
1 Prise Fruchtzucker
Rosmarin, Oregano
5 g Reform-Nussmus
½ Essl. Rahm* oder Sesamrahm (Rezept Seite 112)
Schnittlauch

Klein geschnittene Gemüse mit oder ohne Pflanzenfett dämpfen, zuletzt die Tomate beifügen. Vollkornmehl darüberstreuen und mit Gemüsebrühe ablöschen. ½ Stunde köcheln, dann passieren. Gewürze und evtl. etwas Tomatenpüree beifügen. Nussmus oder Olivenöl und evtl. etwas Rahm in die Suppenschüssel geben und die fertige Suppe darüber anrichten. Mit klein geschnittenem Schnittlauch bestreuen. Nach Wunsch 1 Essl. Reis als Einlage in die Suppe geben oder fettlos geröstete Brotwürfelchen darüberstreuen.

Sommerliche Tomatensuppe
4 reife Sommertomaten
1 Prise Fruchtzucker
1 Prise Steinsalz
1 Essl. Rahm* oder Sesamrahm
(Rezept Seite 112)

Die Tomaten in Stücke schneiden, kurz aufkochen, würzen und passieren. Rahm oder Sesamrahm dazugeben und die Suppe lauwarm oder kalt servieren.

Verschiedene Gemüsesuppen (Karotten, Spinat, Brokkoli, Blumenkohl)
½ Essl. oder Olivenöl
etwas gehackte Zwiebel
1 ½ Essl. Vollkornmehl
1 Prise Stein
6 dl Gemüsebrühe
1 Essl. Rahm* oder Sesamrahm
(Rezept Seite 112)

Gemüse: 1 klein geschnittene Karotte oder 1 kleine Tasse Spinat, gemixt oder fein gehackt, klein gehackter Brokkoli oder Blumenkohl (einige Röschen separat kochen und zurückbehalten)
Zwiebel und Karotten oder Brokkoli oder Blumenkohl mit oder ohne Olivenöl dämpfen, Vollkornmehl darüberstreuen und leicht mitdämpfen. Mit Gemüsebrühe ablöschen und 20–40 Minuten köcheln. Bei der Spinatsuppe zum Schluss den Spinat beifügen und nicht mehr kochen. Die fertige Suppe über den Rahm oder Sesamrahm in der Suppenschüssel anrichten. Bei der Brokkoli- und Blumenkohlsuppe die zurückbehaltenen Röschen beifügen.

Würzen: Für die Karottensuppe Selleriekraut oder Liebstöckel, Rosmarin oder Majoran, 1 Teel. Kümmel.

Für die Spinatsuppe einige Pfefferminzblätter, Petersilie, Schnittlauch, 1 Prise Muskat.

Für die Brokkoli- und Blumenkohlsuppe wenig Basilikum, Petersilie, Schnittlauch, Estragon.

Kerbelsuppe*
½ Essl. Olivenöl
etwas Zwiebel
1 mittlere Kartoffel, in Würfel geschnitten
½ Essl. Vollkornmehl
5 dl Gemüsebrühe
1 Prise Steinsalz
1 Essl. Kerbel, gehackt
½ Essl. Rahm* oder Sesamrahm
(Rezept Seite 112)

Zwiebel mit oder ohne Pflanzenfett anziehen lassen. Kartoffel beifügen, Vollkornmehl darüberstreuen und mit Gemüsebrühe ablöschen, salzen. ½ Std. kochen und passieren. Kerbel und Rahm oder Sesamrahm in die Suppenschüssel geben, Suppe darüber anrichten.

Kartoffelsuppe
½ Lauch, in feine Streifchen geschnitten
½ Karotte, in feine Rädchen geschnitten
½ Essl. Vollkornmehl
5 dl Gemüsebrühe
1 mittlere Kartoffel, klein geschnitten
1 Prise Steinsalz oder wenig Miso
Basilikum, Majoran
1 Essl. Rahm* oder Sesamrahm
(Rezept Seite 112)

Lauch und Karotte in wenig Gemüsebrühe dämpfen. Vollkornmehl darüberstreuen, mit der Gemüsebrühe ablöschen. Kartoffel beifügen und weich kochen. Würzen. Basilikum, Majoran und evtl. Rahm oder Sesamrahm in die Suppenschüssel geben und die fertige Suppe darüber anrichten.

Minestra
½ Essl. Olivenöl
2 Essl. Lauch
etwas Zwiebel, fein gehackt
einige Sellerieblätter
½ Teller Mangoldblätter
7 dl Wasser oder Gemüsebrühe
1 Essl. Liebstöckel oder Thymian
½ Knoblauchzehe, ausgepresst
Basilikum, Petersilie, Schnittlauch
1 Prise Steinsalz
15 g Teigwaren oder Reis
1 Teelöffel Olivenöl

Zwiebel, Lauch, Sellerieblätter und Mangold, alles klein geschnitten, langsam dämpfen. Gemüsebrühe beifügen, würzen und ½ Std. kochen. Teigwaren oder Reis 15–20 Minuten mitkochen. Zum Verfeinern Olivenöl beifügen.

Gemüse

Spinat, gehackt
¼ l Gemüsebrühe
200 g Spinat (dicke Stiele entfernen)
¼ Knoblauchzehe, durchgepresst
1 Prise Steinsalz
Pfefferminzblätter, Salbei
1 Tasse roher Spinat
evtl. etwas frische Butter* oder Olivenöl

Spinat in der Gemüsebrühe kurz abwellen, abgiessen, hacken, wiegen oder mixen. Spinat in die Pfanne zurückgeben und heiss werden lassen. Knoblauch, Salz und Kräuter beifügen. Den rohen Spinat sehr fein wiegen oder mixen, vor dem Anrichten beifügen und etwas frische Butter, Olivenöl dazugeben.

Spinat, ganze Blätter (en branches)
300 g Spinat (dicke Stiele entfernen, den gröberen Winterspinat evtl. zuerst abwellen)
1 Essl. Pinienkerne
evtl. 1 Essl. Rosinen
1 Prise Steinsalz
Pfefferminzblätter, Salbei, Petersilie
evtl. etwas flüssige Butter* oder Olivenöl

Spinat nicht zugedeckt auf kleiner Flamme mit ganz wenig Wasser dünsten. Pinienkerne, Gewürze und evtl. Rosinen beifügen und noch kurz weiterdämpfen. Zum Schluss evtl. flüssige Butter, Olivenöl daruntermischen.

Lattich
1 Lattich
1 l Wasser
etwas Zwiebel, gehackt
½ Essl. Olivenöl
1 dl Gemüsebrühe
1 Prise Steinsalz
2 Essl. Rahm* oder Sesamrahm
(Rezept Seite 112)

Lattich halbieren, im Wasser halbweich kochen, abtropfen lassen, zusammenlegen und in feuerfeste Form geben. Zwiebel im Nussmus oder Olivenöl anziehen lassen und über das Gemüse verteilen. Gemüsebrühe und Steinsalz beifügen und 30–40 Min. im Ofen schmoren. 5 Min. vor dem Anrichten den Rahm oder Sesamrahm darübergiessen.

Chicorée, gedämpft
2 Stangen Chicorée
½ Essl. Olivenöl
3 Essl. Gemüsebrühe
1 Prise Meersalz
Majoran, Thymian

Chicoréestangen halbieren und in die Pfanne einschichten. Erwärmtes Nussmus oder Olivenöl sowie Gemüsebrühe über die Chicorée geben, würzen und zugedeckt auf kleiner Flamme ½ Std. dämpfen. Zum Schluss zerlassenes Nussmus oder etwas Olivenöl über das angerichtete Gemüse verteilen.

Stangensellerie
3–4 Stangen Stangensellerie
½ Zwiebel, gehackt

etwas Apfel, fein geschnitten
1 dl Gemüsebrühe
1 Teel. Mandelpüree
1 Prise Steinsalz oder
wenig Sojasauce
Selleriekraut

Die in 8 cm lange Stücke geschnittenen Stangensellerie in eine Pfanne legen. Zwiebel und Apfel ohne Fett leicht andünsten und darüber verteilen. Gemüsebrühe und Mandelpüree beifügen und ½ bis ¾ Std. weich kochen. Würzen.

Überbackener Fenchel mit Frischkäse-Crème*
1 grösserer oder 2 kleine Fenchel
1 Prise Steinsalz
Pfeffer
einige Tropfen Zitrone
1 Frischkäse

Fenchel vierteln und in wenig Wasser halbweich dämpfen. Die einzelnen Lagen des Fenchels auseinanderziehen und in eine feuerfeste Form legen. Mit Zitronensaft beträufeln, leicht salzen und pfeffern. Den Frischkäse mit 2 Esslöffeln Fenchelsud verrühren und auf dem Gemüse verteilen. Im heissen Ofen überbacken.

Gemüsecurry
1 Essl. Olivenöl
1 Frühlingszwiebel
200 g Gemüse (z.B. Lauch, Karotten, Zucchetti, Spargel)
½ Teel. Vollkornmehl
1 Messerspitze (oder mehr, je nach Geschmack) Curry
½ Teel. Gemüsebrühe
½ Orange
1 Teel. Sultaninen
1 Prise Vollzucker
1 Prise Steinsalz, Pfeffer

Die in feine Ringlein geschnittene Frühlingszwiebel im leicht erwärmten Öl anziehen lassen. Mehl und Curry darüberstreuen und mit der Gemüsebrühe ablöschen. Die klein geschnittenen Gemüse zugeben und zugedeckt ca. 15 Minuten dämpfen. Von der Orange zwei, drei Schnitze zurückbehalten, den Rest auspressen und die Sultaninen im Saft einlegen. Wenn das Gemüse weich ist, Sultaninen und Orangensaft beigeben, heiss werden lassen und mit etwas Zucker, Salz und Pfeffer abschmecken. Anrichten und die Schnitze darüberverteilen.

Karotten, gedämpft
3–4 Karotten
1 dl Gemüsebrühe
1 Teel. Mandelpüree
je 1 Prise Fruchtzucker und Steinsalz
Majoran, Thymian, Rosmarin
Petersilie

Die in Scheiben oder Stängelchen geschnittenen Karotten in der Gemüsebrühe 30–45 Min. dämpfen, evtl. das Mandelpüree beigeben. Würzen. Zum Schluss die gehackte Petersilie darüberstreuen.

Erbsen und Karotten
½ Essl. Olivenöl
100 g frische süsse Erbsen, enthülst
1 dl Gemüsebrühe
Majoran, Thymian, Liebstöckel,
Petersilie, Schnittlauch

150 g in Scheiben geschnittene Karotten, nach dem obigen Rezept für gedämpfte Karotten zubereitet.

Erbsen kurz im Olivenöl dünsten, Gemüsebrühe beifügen, weich kochen. Würzen. Karotten und Erbsen mischen oder auf der Platte abwechslungsweise anrichten.

Kefen (Zuckererbsen), gedämpft
200 g Kefen
1 dl Gemüsebrühe
1 Prise Steinsalz
1 Prise Vollzucker
etwas Petersilie oder Liebstöckel
Olivenöl

Kefen und Kräuter in der Gemüsebrühe zugedeckt ½ bis ¾ Std. dämpfen. Würzen und beim Anrichten Olivenöl darübergeben.

Grüne Bohnen mit Tomaten
½ Essl. Olivenöl
½ Zwiebel
250 g Bohnen
wenig Knoblauch
Bohnenkraut, Petersilie
1–2 Tomaten
1 Prise Steinsalz
etwas Kümmel, Majoran, Liebstöckel

Die gehackte Zwiebel im Olivenöl dünsten. Die Bohnen, die in kleine Würfel geschnittenen Tomaten und die Kräuter beifügen und ca. 1 Stunde dämpfen, wenn nötig etwas Wasser zugeben. Würzen.

Sellerie, gedämpft
½ Essl. Olivenöl
½ Zwiebel
½ Sellerie
1 dl Gemüsebrühe
1 Prise Steinsalz
etwas Zitronensaft, Majoran
1 Teel. Mandelpüree
feinste Apfelscheibchen, Nüsse

Die gehackte Zwiebel in Olivenöl dünsten. Den in kleine viereckige Scheiben geschnittenen Sellerie mit der Gemüsebrühe beifügen und in ½ bis ¾ Std. weich kochen. Würzen. Zum Verfeinern Mandelpüree beifügen und nach Wunsch auch einige Apfelscheibchen mitdämpfen. Zum Schluss mit gehackten Nüssen bestreuen.

Tomatengemüse
4–5 Tomaten
½ Olivenöl
½ Zwiebel
Fruchtzucker
1 Prise Steinsalz
ein wenig Knoblauch
Rosmarin, Majoran, Basilikum
evtl. 1 Essl. Maismehl (Maizena)
Petersilie oder Schnittlauch oder Dill

Zwiebel und Fruchtzucker im Olivenöl in der Bratpfanne leicht bräunen. Die Tomaten mit kochendem Wasser überbrühen und schälen, in Stücke schneiden, zu den Zwiebeln geben und mitdämpfen, bis sie etwas eingekocht sind. Knoblauch und Gewürze beifügen und fertig kochen; zum Binden das Maismehls daruntermischen. Über die angerichteten Tomaten reichlich gehackte Petersilie oder andere Kräuter streuen.

Tomaten, gedämpft
2–3 Tomaten
1 Prise Steinsalz
10 g Olivenöl
¼ Zwiebel, gehackt
Provence-Kräuter (Basilikum, Rosmarin, Thymian, Salbei), Petersilie
Die Zwiebel ohne Fett leicht anziehen lassen. Die halbierten Tomaten auf ein eingefettetes Blech oder in die feuerfeste Form legen. Mit dem Pinsel etwas Olivenöl auf jede Tomatenhälfte geben, ebenso die gedünstete Zwiebel und die Kräuter darüber verteilen. Im Ofen kurz dämpfen. Nach Belieben werden einige Tomaten gemixt oder ganz fein gehackt, mit Rahm* vermischt, rasch aufgekocht und über die angerichteten Tomaten verteilt.

Tomaten à la Provençale
2 Tomaten
1 Prise Steinsalz
1 Essl. gehackte Petersilie
1 Essl. Paniermehl (Brösel)
Tomaten halbieren, mit Steinsalz bestreuen, auf ein Blech geben. Paniermehl und Petersilie mischen und mit einem Löffel auf die Tomaten verteilen. Im Ofen 15 Min. backen.

Zucchetti-Tomatengemüse
½ Essl. oder Olivenöl
½ Zwiebel, gehackt
300 g Zucchetti
50 g Tomaten
1 Prise Steinsalz
Knoblauch, Rosmarin. Majoran, Thymian, Basilikum
Petersilie, Schnittlauch, Dill
evtl. etwas Maismehl (Maizena)
1 Teel. Mandelpüree

Zwiebel im Pflanzenfett anziehen lassen. Zucchetti in Würfel schneiden, Tomaten schälen und ebenfalls in Würfel schneiden. Beide Gemüse zugeben und weich schmoren. Würzen. Falls sich zu viel Flüssigkeit gebildet hat, wird etwas angerührtes Maismehl und 1 Teel. Mandelpüree zuletzt beigefügt.

Peperoni, grüne, gelbe oder rote
Sie eignen sich sehr gut als Beigabe zu anderen Gerichten.

150–200 g Peperoni
½ Essl. Olivenöl
½ Zwiebel, gehackt
1 Prise Steinsalz
Knoblauch, Rosmarin, Majoran, Thymian, Basilikum, Petersilie

Peperoni in Streifen schneiden und zusammen mit Zwiebel, Kräutern und Gewürzen in der Bratpfanne im Olivenöl zugedeckt ½ Std. dämpfen.

Ratatouille
50 g Peperoni
100 g Zucchetti
50 g Auberginen
1 Tomate
½ Zwiebel, gehackt
wenig Knoblauch
1 Essl. Olivenöl
1 Prise Steinsalz
Rosmarin, Majoran, Thymian, Basilikum, Petersilie

Peperoni, Zucchetti, Auberginen und Tomate (geschält) in Würfel schneiden. Zwiebel und Knoblauch im Olivenöl dämpfen, Gemüse beigeben und 1 Std. zugedeckt dämpfen. Würzen. Wenn zu viel Saft entsteht, abgedeckt einkochen lassen.

Auberginen
Die Auberginen waschen, evtl. schälen
1 Essl. Olivenöl
400–500 g Aubergines
evtl. etwas Gemüsebrühe
Steinsalz
1–2 Tomaten

Die in Würfelchen geschnittenen Auberginen im Olivenöl dünsten und weich dämpfen, leicht Salzen. Mit einigen Tomatenhälften oder mit etwas Tomatengemüse garnieren.

Artischocken
1 Artischocke
¾ l Wasser
1 Essl. Zitronensaft
1 Prise Steinsalz

Die Stängel dicht an den Artischocken abschneiden. Die untersten harten Blätter entfernen und die Spitzen abschneiden. Halbieren und Blüte herausschneiden, unter laufendem Wasser waschen und Schnittfläche mit Zitronensaft einreiben. Wasser zum Kochen bringen, Zitronensaft und Steinsalz beifügen und die Artischocke darin weich kochen, ca. ¾ Std. Abtropfen lassen und auf warmer, mit Serviette belegter Platte anrichten.
Mit Vinaigrette (Rezept Seite 133) servieren.

Spargeln
½ Bund Spargeln
1 l Wasser
1 Prise Steinsalz
Wenig geriebener Käse*
Etwas Olivenöl

Die Spargeln waschen und grosszügig schälen. Grüne Spargeln kann man fast ganz belassen. Wasser zum Kochen bringen, die Spargeln in 20–30 Min. weich kochen (grüne brauchen viel weniger lang), mit dem Schaumlöffel herausnehmen und auf einer mit Serviette belegten Platte anrichten. Geriebenen Käse* darüberstreuen und mit etwas Olivenöl begiessen.
Als Variante Sauce Vinaigrette (siehe Rezept Seite 133) dazu servieren.

Blumenkohl oder Brokkoli
(nur aus biologischem Anbau)
1 kleiner Blumenkohl oder Brokkoli (250 g)
1 Teel. Olivenöl
1 Knoblauchzehe
1 dl Gemüsebrühe
1 Prise Steinsalz, Pfeffer
Pinienkerne oder Mandelsplitter

Blätter und Strunk unter der Blume abschneiden. Strunk schälen und in grössere Stücke schneiden, Blume in Röschen teilen. Die gehackte Knoblauchzehe im Olivenöl hell dünsten, Blumenkohl oder Brokkoli beifügen und kurz mitdünsten. Mit der Gemüsebrühe ablöschen und etwa 5 Minuten köcheln lassen. Mit wenig Salz und Pfeffer würzen. Pinienkerne oder Mandelsplitter in etwas Butter kurz in der Bratpfanne rösten und über das Gemüse verteilen.

Kohl oder Weisskraut, gedämpft
(gekochten Kohl bei Blähsucht meiden, roh bläht er nicht, alle Kohlarten gut kauen, roher Kohlsaft ist stets erlaubt, da er nicht bläht!)
½ Essl. Olivenöl
½ Zwiebel, gehackt
250 g jungen Kohl
1 dl Gemüsebrühe
Muskat, Kümmel, 1 Prise Steinsalz
Basilikum oder Liebstöckel

Zwiebel in Olivenöl dünsten, den in 2 cm Streifen geschnittenen Kohl beifügen, dämpfen, bis das Gemüse zusammenfällt. Mit Gemüsebrühe ablöschen und auf kleinem Feuer ½ Std. weich kochen. Würzen.
Grüner, ausgewachsener Kohl muss zuerst kurz in Wasser abgewellt werden.

Rotkraut
(bei Blähsucht meiden)
½ Essl. Olivenöl
250 g Rotkraut
½ Essl. Zitronensaft
½ Apfel
½ Essl. Reis
1 dl Gemüsebrühe
½ dl Traubensaft oder Süssmost
1 Apfel
etwas Butter*
1 Prise Steinsalz

Das fein gehobelte Rotkraut im Pflanzenfett dünsten. Zitronensaft, den in feine Scheibchen geschnittenen Apfel sowie den Reis dazugeben und weiterdünsten. Mit Gemüsebrühe und Traubensaft oder Süssmost ablöschen und auf kleiner Flamme zugedeckt 1–1½ Stunde weich dämpfen. Den zweiten Apfel schälen, in Schnitze schneiden, mit Butter bestreichen und auf einem Blech im Ofen schmoren. Zur Garnitur des angerichteten Rotkrauts.

Salate von gekochten Gemüsen

Karotten, Sellerie, Randen (rote Bete), Bohnen, Blumenkohl, Brokkoli, Zucchetti, Mangold oder Krautstiele eignen sich besonders gut für diese Salate.
Die Gemüse werden in Gemüsebrühe oder Wasser weich gekocht, abgetropft und klein geschnitten (Würfelchen, Scheibchen, Röschen, Streifen). Mit Salatsauce oder mit Vinaigrette oder Mayonnaise* anmachen. Als Gewürz Zwiebeln und gehackte Kräuter.

Kartoffelsalat
200 g Kartoffeln
½ dl Gemüsebrühe
1 Essl. Mayonnaise oder Sesammayonnaise (Rezept Seite 114)*
½ Essl. Zwiebeln, gehackt
Borretsch, Schnittlauch, Petersilie, Zitronenmelisse, Majoran, Thymian, Dill

Die Kartoffeln im Dampftopf weich kochen, noch heiss schälen und in Scheiben schneiden. Die heiss gemachte Gemüsebrühe darübergiessen und etwas stehen lassen, dann die Mayonnaise* daruntermischen. Mit Zwiebel und Kräutern würzen. Anstelle von Mayonnaise kann man Öl, Zitronensaft und Rahm gut zerquirlen und mit den Kartoffeln vermischen.

Kartoffelsalat mit Gurken
1 grosse Kartoffel
¼ Gurke
2 Essl. Joghurtsauce (Rezept Seite 114)*
½ Knoblauchzehe
Dill oder Borretsch, Schnittlauch, Petersilie, Zwiebel

Die Kartoffel wie oben beschrieben vorbereiten. Die geschälte Gurke auf grober Raffel raffeln und dazugeben. Mit Joghurtsauce vermischen und mit Zwiebel und Kräutern würzen.
Vor dem Anrichten die Salatschüssel mit der Knoblauchzehe ausreiben.

Salade niçoise*
1 gekochte Kartoffel
1 kleine Tomate
Radieschen
einige Gurkenscheiben
1 hartgekochtes Ei*
1 Essl. Öl
½ Essl. Zitronensaft
1 Prise Steinsalz
Petersilie, Schnittlauch oder Dill, Zitronenmelisse, Borretsch
einige Kopfsalatblätter

Kartoffel, Tomate, Radieschen und das Ei in Scheiben schneiden und zusammen mit den Gurkenscheiben mit der Salatsauce aus Öl, Zitronensaft, Steinsalz und Kräutern anmachen. Direkt vor dem Servieren die Kopfsalatblätter in breite Streifen schneiden und mit dem Salat vermischen oder den Salat auf die Kopfsalatblätter anrichten.

Gemüsesülzchen
2½ dl Gemüsebrühe
2 g Agar-Agar
einige Tropfen Zitronensaft
etwas Steinsalz
frische Gurkenscheiben
Tomatenwürfelchen
gekochte Brokkoliröschen
gekochte Erbsen
gekochte, klein geschnittene Bohnen

Agar-Agar ist ein pflanzliches Gallertpulver, das anstelle der tierischen Gelatine für Gemüse- und Fruchtköpfchen, Saucen und Puddings usw. verwendet wird.
Das Agar-Agar-Pulver in die lauwarme Gemüsebrühe geben und langsam erhitzen, bis das Geliermittel gut aufgelöst ist. Mit Zitronensaft und wenig Steinsalz würzen. In ausgespülte Förmchen etwas Sulze einfüllen, fest werden lassen. Mit Gemüsescheibchen garnieren, wieder Sulze darüber geben, fest werden lassen usw., bis die Förmchen gefüllt sind.
Die erkalteten Sülzchen stürzen und auf Salatblättern servieren.

Kartoffelgerichte

Kartoffeln in der Schale (Pellkartoffeln)
3–4 kleine Kartoffeln
Wasser

Kartoffeln abbürsten und waschen. Pfanne mit gelochtem Einsatz oder Drahtsieb mit Wasser bis zum Einsatz füllen, Kartoffeln hineingeben, zudecken und 30 bis

40 Minuten kochen. Im Dampfkochtopf sind sie in 8–10 Minuten weich.

Backkartoffeln
3–4 kleine Kartoffeln
1 Essl. Olivenöl
Butter* oder Olivenöl
Die Kartoffeln abbürsten, waschen. Auf der oberen Seite die Haut 3–4-mal einritzen, mit Öl bepinseln und auf eingefettetem Blech bei mittlerer Hitze 30–40 Min. backen. Auf die fertigen Kartoffeln je ein Stückchen Butter* geben oder mit etwas Olivenöl bepinseln.

Kümmel- oder Rosmarinkartoffeln
2–3 mittelgrosse, längliche, schmale Kartoffeln
1 Teel. Kümmel oder Rosmarinnädelchen
1 Prise Steinsalz
1 Essl. Olivenöl

Die Kartoffeln abbürsten, waschen und durch die schmale Mitte halbieren. Die Schnittfläche mit Öl bepinseln, Kümmel bzw. Rosmarin mit Steinsalz vermischen und auf die Schnittflächen streuen. Die Kartoffeln mit der Schnittfläche nach oben auf ein gefettetes Blech legen und ¾ Std. bei mittlerer Hitze backen.

Bouillonkartoffeln
250 g Kartoffeln
1–2 dl Gemüsebrühe
1 Prise Steinsalz
Liebstöckel, Thymian
10 g Butter* oder Olivenöl

Kartoffeln waschen, schälen, halbieren oder in Stücke schneiden und in der Gemüsebrühe mit etwas Steinsalz und den Gewürzen weich kochen. Butter über die angerichteten Kartoffeln verteilen bzw. Olivenöl darüberpinseln.

Kartoffeln mit Tomaten
200 g Kartoffeln
½ kl. Zwiebel
1 dl Gemüsebrühe
1 kl. Tomate
1 Prise Steinsalz
1 Essl. Rahm* oder Sesamrahm (Rezept Seite 112)
Majoran, Rosmarin oder Thymian

Die gehackte Zwiebel und die geschälten, in Scheiben geschnittenen Kartoffeln ohne Fett kurz anziehen lassen, dann mit der Gemüsebrühe halbweich kochen. Die geschälte Tomate in Schnitze schneiden, beifügen und fertig kochen. Würzen. Zuletzt Rahm oder Sesamrahm dazugeben.

Kartoffelschnee
4 Kartoffeln
Wasser
getrocknete Tomaten
Butter* oder Olivenöl

Kartoffeln waschen, schälen, in Stücke schneiden und im Dampf mit wenig Wasser weich kochen. Durch die Kartoffelpresse direkt auf eine warme Platte spritzen. Flüssige Butter bzw. Olivenöl darübergeben und mit fein geschnittenen getrockneten Tomaten garnieren.

Schmorkartoffeln
2 kleine Kartoffeln
wenig Wasser
1 Prise Steinsalz
1 dl Gemüsebrühe
1–2 Essl. Rahm* oder Sesamrahm (Rezept Seite 112)
Muskat, Thymian
Petersilie

Kartoffeln schälen und halbieren, im Dampf halbweich kochen. Mit der Schnittfläche nach unten in eine feuerfeste Platte legen. Gemüsebrühe darübergiessen, würzen und im Ofen schmoren, bis die Flüssigkeit eingekocht ist. Rahm darübergeben und mitschmoren, bis die Kartoffeln leicht gebräunt sind. Mit der Schnittfläche nach oben anrichten und mit gehackter Petersilie bestreuen.

Lyonerkartoffeln
1 Essl. Olivenöl
3 kleine Kartoffeln
1 kleine Zwiebel

Die Zwiebeln hobeln und im Öl dünsten. Die geschälten, in Scheiben geschnittenen Kartoffeln im heissen Fett halbweich rösten.

Ayurvedische Kartoffeln
(dies ist ein apartes, sehr aromatisches Gericht, für 3–4 Portionen)
5 grosse Kartoffeln
½ Soja-Drink
1 Packung Soja-Crème (Ersatz für Crème fraîche)
je 1 Bund frischer Dill, frischer Schnittlauch, frische Petersilie
½ Zitrone, ausgepresst
1–2 Teel. Kurkuma
½ Teel. Curry
Sojasauce

Die gut gebürsteten Kartoffeln in dicke Scheiben schneiden und ca. 5 Minuten kochen. Inzwischen in einer Pfanne den Soja-Drink, vermischt mit der Soja-Crème, langsam erhitzen (auf keinen Fall kochen!). Kurkuma nach Geschmack und Curry darunterrühren und mit Sojasauce abschmecken. Die Kartoffelscheiben in die Sauce legen und ca. 10 Minuten leicht köcheln lassen. Zum Schluss die frischen klein gehackten Kräuter über die Kartoffeln streuen und sofort servieren.

Getreidespeisen

Bei den Reisgerichten muss darauf geachtet werden, dass der Reis nicht aus China stammt, da die Bauern dort die Reisfelder mit Arsen-haltigem Wasser bewässern.

Japanischer Reis
80 g Vollkornreis
1 ½–2 dl Gemüsebouillon
1 Prise Steinsalz
10 g Olivenöl
1 kl. geschälte Zwiebel, mit Lorbeerblatt und Gewürznelke besteckt

Den Reis in die kochende Bouillon mit besteckter Zwiebel geben und 40 Minuten kochen. Erkalten lassen, Zwiebel entfernen. Den Reis im Ofen wieder heiss werden lassen und beim Anrichten Olivenöl darübergeben.

Risotto
80 g Vollkornreis
½ Essl. Olivenöl
1 Essl. Zwiebel, gehackt
2 dl Gemüsebrühe oder Wasser
1 Prise Steinsalz
getrocknete Pilze
frische Kräuter nach Geschmack, Rosmarin
10 g frische Butter* oder 1 Essl. Olivenöl
evtl. 10 g Parmesan*
Zwiebel in der Margarine anziehen lassen, Reis beifügen und dünsten, bis er glasig ist. Gemüsebrühe oder Wasser heiss dazugeben und al dente (30–40 Minuten) kochen. Die fein gehackten, getrockneten Pilze und Kräuter beigeben und etwas mitkochen. Zuletzt Butter, oder Olivenöl und evtl. geriebenen Parmesan mit der Gabel daruntermischen.

Safranreis
Zubereitung wie Risotto. Eine Messerspitze Safranpulver mit etwas Bouillon auflösen und beifügen.

Riz créol mit Gemüsen
½ Essl. Olivenöl
80 g Vollkornreis
2 Essl. Gemüse, sehr fein gewürfelt (Lauch, Sellerie, Karotten)
2 dl Gemüsebrühe
1 Prise Steinsalz
frisch gehackte Kräuter nach Geschmack

Reis und Gemüse andämpfen, heisse Gemüsebrühe und die Kräuter dazugeben und 30–45 Min. kochen.

Tomatenreis
80 g Vollkornreis
½ Essl. Olivenöl
1 Essl. Zwiebel, gehackt
wenig Knoblauch, ausgepresst
1 grosse Tomate
ca. 1 dl Gemüsebrühe
1 Prise Steinsalz
Rosmarin, Majoran, Muskat
evtl. Basilikum
etwas Vollrohrzucker
10 g oder 1 Essl. Olivenöl

Zwiebel und Knoblauch Olivenöl anziehen lassen, Reis beifügen und dünsten, bis er glasig ist. Geschälte, in Würfel geschnittene Tomate beigeben. Gemüsebrühe dazugiessen, Gewürze beifügen und 30–45 Min. kochen. Zuletzt Olivenöl daruntermischen.

Reis mit Zucchetti
½ Essl. Olivenöl
80 g Vollkornreis
1 Essl. Zwiebel, gehackt
150 g zarte Zucchetti
1 Prise Steinsalz
1 ½ dl Gemüsebrühe oder Wasser
frisch gehackter Dill
1 Essl. Olivenöl

Zucchetti in Würfel schneiden. Weitere Zubereitung wie Tomatenreis (s. oben).

Reis mit Spinat
80 g Vollkornreis
½ Essl. Olivenöl
100 g Spinat
etwas Zwiebel, gehackt
2 dl Gemüsebrühe oder Wasser
1 Prise Steinsalz
Muskat und Pfefferminze
1 Essl. Olivenöl

Spinat grob schneiden. Weitere Zubereitung wie Tomatenreis (s. oben).

Reis mit Erbsen (Risi bisi)
80 g Vollkornreis
150 g zarte Erbsen, enthülst
½ Essl. Olivenöl
etwas Zwiebel, gehackt
je 1 Prise Fruchtzucker und Steinsalz
½ dl Gemüsebrühe
etwas Zwiebel, gehackt
1 ½–2 dl Wasser
1 Essl. Olivenöl
Petersilie

Zwiebel mit Fruchtzucker und Steinsalz in der Margarine dünsten. Die Erbsen beifügen und leicht mitdämpfen, dann Gemüsebrühe zugiessen und die Erbsen weich kochen. In einer separaten Pfanne einen Risotto (nach obigem Rezept) zubereiten. Zuletzt die gekochten Erbsen daruntermischen. Über den angerichteten Reis Olivenöl und gehackte Petersilie geben.

Indisches Reisgericht
80 g Vollreis
2 dl Gemüsebrühe
1 Prise Steinsalz
1 kleine Banane
1 kleiner Apfel
1 Essl. Rosinen
1 Teel. Sonnenblumenkerne
1 Teel. Sesamsamen
Safran, Curry, frische Ingwerwurzel

Reis mit Gemüsebrühe und 1 Prise Steinsalz nicht ganz weich kochen (ca. 30–40 Minuten). Die in Scheiben geschnittene Banane, den geschälten und blättrig geschnittenen Apfel samt Rosinen unter den Reis mischen und 5–10 Min. weiter kochen. Nach Geschmack mit Safran, Curry und geriebener Ingwerwurzel würzen. Sonnenblumenkerne und den ohne Fett leicht gerösteten Sesam darüberstreuen.

Polenta
½ Essl. Olivenöl
50 g Maisgriess, mittelfein
3 dl Wasser
Muskat
1 Prise Steinsalz
½ Olivenöl

Die Pfanne mit dem Öl einölen. Wasser zum Kochen bringen und den Mais einrühren. 5 Min. auf schwachem Feuer unter stetigem Rühren kochen. Würzen und 45–60 Min. auf kleinem Feuer fertig kochen. Zuletzt Olivenöl daruntermischen. Nach Belieben können auch in etwas Olivenöl geröstete Zwiebelscheiben darübergegeben werden.

Hirsotto mit Gemüse
40 g Hirse
1 Essl. Zwiebel, gehackt
2 Essl. Gemüsewürfelchen
(Lauch, Sellerie, Karotten oder Karotten und Erbsen)
1 ½ dl Gemüsebrühe
etwas Steinsalz
Rosmarin
evtl. 1 Essl. geriebener Käse*
10 g frische Butter* oder 1 Essl. Olivenöl

Zwiebel, Gemüsewürfelchen und heiss abgespülte Hirse glasig dünsten. Heisse Gemüsebrühe dazugiessen, würzen und 20 Min. kochen. Beim Anrichten evtl. geriebenen Käse und Butter- bzw. etwas Olivenöl darübergeben.

Schrotbrei
2 Essl. Schrot (Weizen, Hafer, Roggen)
3 Essl. Wasser
1 Prise Steinsalz

Den Schrot 12 Stunden einweichen. Dann mit dem Wasser aufsetzen und 10 Min. kochen oder ½ Std. im Wasserbad kochen, leicht salzen.

Teigwaren, Nudeln, Spaghetti, Makkaroni usw.
Bei einer Heildiät sollte man keine Eierteigwaren verwenden. Es gibt ja, nebst den bekannten italienischen Teigwaren aus Hartweizen, ausgezeichnete Vollkornteigwaren, Sojateigwaren, Dinkelteigwaren. Dazu findet man unzählige Saucen, die allerdings oft viel Fett (Öl, Butter, Käse, Rahm) und viel Salz enthalten.

Am bekömmlichsten sind die al dente gekochten Teigwaren mit einer klassischen oder einfachen Tomatensauce (Rezepte Seite 132).

Spätzle oder Knöpfli (ohne Ei)
60 g Vollkornmehl
20 g Sojamehl
1 dl Milchwasser
1 l Wasser
1 Prise Steinsalz
1 Essl. Olivenöl
Zwiebelstreifen
Schnittlauch und Petersilie

Vollkorn- und Sojamehl und Milchwasser gut mischen und klopfen, bis der Teig Blasen wirft, dann mindestens 1 Std. ruhen lassen. Wasser mit Steinsalz zum Kochen bringen. Den Teig portionenweise durch ein grob gelochtes Sieb ins kochende Wasser streichen oder auf ein Holzbrettchen geben und mit einem Messer feine Streifen ins kochende Wasser fallen lassen. Knöpfli oder Spätzle ziehen lassen, bis sie an die Oberfläche steigen. Mit einem Schaumlöffel herausnehmen und auf einer heissen Platte anrichten. Nach Wunsch mit in Olivenöl (oder ganz ohne Fett) gerösteten Zwiebelstreifen, Schnittlauch und Petersilie verfeinern.

Spinat- oder Tomatenknöpfli*
70 g Vollkornmehl (davon ⅓ Sojamehl)
1 Ei*
1 dl Milchwasser
1 Handvoll Spinat, roh, gehackt
oder 1 Teelöffel Tomatenpüree

1 dl Wasser
1 Prise Steinsalz
Schnittlauch und Petersilie

Vollkorn- und Sojamehl, Ei und Wasser zu einem glatten Teig verarbeiten und 1 Stunde ruhen lassen. Knöpfli oder Spätzli zubereiten wie Rezept Seite 130, den Spinat oder das Tomatenpüree beifügen. Würzen mit Schnittlauch und Petersilie.

Haferflockenbrätlinge
½ Essl. Olivenöl
1 Essl. gehackte Zwiebel
2 Essl. klein geschnittenen Lauch, Sellerie, Spinat
50 g Haferflocken
½ dl Gemüsebrühe
1 Essl. Olivenöl
Pfefferminze oder Salbei

Zwiebel und Gemüse im Olivenöl dünsten, Haferflocken und Gemüsebrühe beifügen und zu dicklichem Brei kochen. Würzen. Auf einem Brett ca. 1 cm hoch ausstreichen und erkalten lassen. Rechtecke schneiden. Olivenöl erhitzen und darüber pinseln, die Brätlinge auf beiden Seiten goldgelb backen.

Spinatomeletten*
50 g Vollkornmehl
1 Ei*
100 g Milchwasser
Steinsalz
25 g roher, gehackter Spinat
10 g Olivenöl

Alle Zutaten zu einem glatten Teig verarbeiten und ruhen lassen. Im erhitzten Olivenöl die Omeletten backen.

Saucen

Bei jeder Heildiät sind die Saucen ein schwieriges Kapitel, denn fast alle Rezepte enthalten viel Fett (Butter, Öl, Rahm) sowie Käse und Eier. Auf jeden Fall sollte man die Verbindung von heissem Fett und Mehl (klassische Béchamelsauce) meiden. Wir haben hier ein paar erlaubte Rezepte zusammengestellt, wobei einige von den klassischen abweichen, jedoch nichtsdestotrotz ausgezeichnet schmecken!

Béchamelsauce ohne Ei (Rezept 1)
Für 4 Personen:
2–3 Essl. weisses Weizenmehl
1 l Milch* oder Wasser
1 Lorbeerblatt
1 Essl. Gemüsebrühe
1 geriebene Zwiebel
je 1 Prise Steinsalz, Muskat und frisch gemahlener weisser Pfeffer
gehackte Petersilie

Das Mehl ohne Fett kurz rösten, bis es duftet (es darf nicht dunkel werden), dann leicht abkühlen lassen. Unter ständigem Rühren Milch oder Wasser beifügen, Lorbeerblatt, Gemüsebrühe und Zwiebel dazu geben und alles aufkochen. Würzen. Nach ca. 5 Minuten das Lorbeerblatt entfernen, die Sauce anrichten und mit Petersilie bestreuen.

Aus dieser Grundsauce lassen sich viele Varianten herstellen, z. B.:

Meerrettichsauce
Zum Schluss 10 g fein geraffelten Meerrettich beigeben und die Sauce noch 5 Min. fertig kochen.

Kapernsauce
Die fertige Sauce mit ganzen oder gehackten Kapern und Zitronensaft abschmecken.

Olivensauce
Die Sauce mit 4–5 Essl. Tomatenmark und 2 Essl. gehackten Oliven rasch aufkochen. Evtl. mit einer Messerspitze Cayennepfeffer nachwürzen.

Kräutersauce
Unter die fertige Sauce viel fein gehackte Kräuter wie Petersilie, Liebstöckel, Kerbel, Basilikum, Estragon, Origano usw. mischen.

Champignonsauce
Unter die fertige Sauce 3–4 Essl. feinst gehackte rohe Champignons mischen und mit Zitronensaft abschmecken. Man muss allerdings bedenken, dass alle Pilze radioaktiv belastet sein können, da sie das radioaktive Caesium aus den Katastrophenreaktoren von Tschernobyl und Fukushima speichern.

Béchamelsauce (Rezept 2)
Für 4 Personen:
2 Essl. Weizen-Weissmehl
½ l Sojamilch
1 Lorbeerblatt
1 fein geriebene Zwiebel
2 Teel. rotes Miso
je 1 Prise Pfeffer und Paprika
gehackte Petersilie

Den Weizen ohne Fett kurz rösten, bis er aromatisch duftet. Etwas abkühlen lassen, dann unter ständigem Rühren die Sojamilch zugiessen, Lorbeerblatt und Zwiebel beifügen und alles knapp 5 Min. kochen lassen.

Das Miso darunterrühren, das Lorbeerblatt entfernen und die Sauce mit etwas Pfeffer und Paprika abschmecken. Gehackte Petersilie darüberstreuen.

(Miso ist eine fermentierte Sojabohnenpaste, die sich ausgezeichnet zum Würzen eignet und ähnlich wie die bekannte Sojasauce schmeckt, aber kein Kochsalz enthält.)

Tomatensauce, klassisches Rezept
½ Essl. Olivenöl
1 Essl. Zwiebel
½ Knoblauchzehe, durchgepresst
2 Essl. Karotten, Sellerie, Lauch
2 kl. Tomaten
1 Prise Steinsalz
1 Prise Vollzucker
1 Teel. Tomatenpüree
1 ½ dl Gemüsebrühe oder Wasser
Lorbeerblatt, Rosmarin, Thymian

Gehackte Zwiebel, durchgepressten Knoblauch und grob geschnittenes Gemüse im Olivenöl gut dämpfen. Die in Stücke geschnittenen Tomaten und das Tomatenpüree mitdämpfen. Gemüsebrühe oder Wasser beifügen, würzen und ½ Std. leise köcheln lassen. Auf Wunsch passieren.

Tomatensauce auf einfache Art
3 Tomaten
je 1 Prise Steinsalz und Vollzucker
Schnittlauch, Basilikum
1 Essl. Olivenöl

Tomaten in Stücke schneiden, weich dämpfen, würzen und auf Wunsch passieren. Zum Verfeinern etwas Olivenöl beigeben.

Mayonnaise, klassisches Rezept*
für 4 Personen:
1 Eigelb*
1 Essl. Zitronensaft
2 dl Olivenöl
1 Prise Steinsalz
Zwiebel, Kräuter

Das Eigelb mit einigen Tropfen Zitronensaft gut zerquirlen. Unter gleichmässigem Rühren mit dem Schwingbesen das Öl tropfenweise beifügen. Wird die Mayonnaise zu dick, mit etwas Zitronensaft verdünnen. Zuletzt nach Belieben würzen.

Remouladensauce, klassisches Rezept*
Für 4 Personen:
Mayonnaise, nach obigem Rezept
1 hart gekochtes Ei*, gehackt
1 Essl. Cornichons, gehackt
einige Kapern

1 Teel. Petersilie, gehackt
Tomatenwürfelchen

Die verschiedenen Zutaten mit der fertigen Mayonnaise vermischen, die Tomatenwürfelchen als Garnitur verwenden.

Mayonnaise ohne tierisches Eiweiss und Fett
siehe Rezept Seite 133

Remouladensauce ohne tierisches Eiweiss
für 4 Personen:
Mayonnaise ohne tierisches Eiweiss und fett (Rezept Seite 133) zubereiten und mit 1 Essl. gehackten Cornichons, einigen Kapern und gehackter Petersilie vermischen. Zum Garnieren Tomatenwürfelchen.

Vinaigrette*
für 4 Personen:
2 Essl. Olivenöl
2 Essl. Arachideöl
2 ½ Essl. Zitronensaft
2 Essl. Wasser oder Gemüsebrühe
½ Zwiebel, gehackt
1 Ei*, hart gekocht, gehackt
1–2 Cornichons, gehackt oder fein gewiegt
Petersilie oder Schnittlauch
1 Essl. Tomatenwürfelchen
1 Prise Steinsalz.

Öl, Zitronensaft und Gemüsebrühe sämig schwingen, dann die weiteren Zutaten beifügen, gut vermischen. Man kann das Ei auch einfach weglassen.

Brotrezepte

Heute vertragen viele Menschen, ohne es zu wissen, Pilze und Backhefe nicht mehr, da das Immunsystem IgG-4-Antikörper dagegen gebildet hat. Darum geben wir hier zwei fein schmeckende Brotrezepte an mit Backpulver und Malzextrakt, die man in ganz kurzer Zeit selber backen kann. Der Malzextrakt gibt dem Brot einen edlen Geschmack, sodass man die Menge an Salz deutlich reduzieren kann. Viele Menschen leiden zudem an Verdauungsproblemen oder Allergien, wegen einer Unverträglichkeit für Weizen vom Ig-G4-Typ, da die Proteine des Weizens Ähnlichkeit haben mit Milchproteinen und die Milchunverträglichkeit wegen der industriellen „Verkrüppelung" der Eiweissmoleküle durch die Homogenisierung sehr verbreitet ist. Es handelt sich um Kreuzreaktionen zwischen Milchproteinen, Weizenproteinen und der Backhefe.

Dinkel- oder Weizenvollkornbrot
500 g Bio- Dinkel- oder Weizenvollkornschrotmehl
3 gehäufte Esslöffel Malzextrakt
7 g Backpulver (2/3 eines Säckleins)
Ein flach gestrichener Teelöffel Steinsalz (ca. 5 g)

Das Mehl mit dem Backpulver, dem Malzpulver und dem Salz trocken mit dem Schwingbesen gut durchmischen Wasser nach und nach zugeben und mit einer grossen Kelle kräftig hineinarbeiten bis kein trockenes Mehl mehr an der Schüssel zu sehen ist.
Nochmals etwas Mehl darüberstreuen und gut durchkneten, sobald der Teig nicht mehr klebrig ist. Das Brot in eine Backform geben oder auf ein Backblech zu einem schönen Brotlaib formen. Mit etwas Mehl überstreuen und drei diagonale ca. 2 cm tiefe Schnitte anbringen. Bei 200 °C bei Ober- und Unterhitze 30 Minuten lang backen.

Roggenvollkornbrot
Das Roggenvollkornmehl hat einen leicht bitteren, etwas herben Geschmack und bindet weniger gut als Weizen, sodass es nach dem Backen leicht in Stücke zerfällt, wenn man es schneiden will. Durch Zugabe von Olivenöl zerfällt es nicht und

der Malzextrakt veredelt auch den Geschmack des Roggens, zusammen mit dem Knoblauch. Trotzdem schmeckt es auch mit süssen Aufstrichen ausgezeichnet.

500 g Bio-Roggenvollkornmehl
3 gehäufte Esslöffel Malzextrakt
7 g Backpulver (etwa 2/3 eines Säckchens)
1 gestrichener Teelöffel Steinsalz
1 gehäufter Teelöffel Knoblauchpulver
Verarbeitung wie das Weizenbrot. Es muss aber sehr gute durchgeknetet werden.

Belegte Brötchen

Belegte Brötchen sind allgemein beliebt, als Vorspeise oder für ein sommerliches Abendessen, auch als Proviant für Wanderungen und Reisen. Aufstriche und Zutaten lassen sich auf immer neue Weise variieren, es stehen auch verschiedene vollwertige Brotsorten zur Verfügung, teilweise bereits vorgeschnitten. Dabei muss man beachten, dass vielen Broten ein „Vollkornaspekt" gegeben wird, indem man sie einfärbt und etwas Schrot beifügt. Es soll echtes Vollkornbrot oder Pumpernickel verwendet werden. Die Rezepte sind hier für 4 Personen berechnet.

Grundaufstriche

Bei strenger Diätform die Brötchen nur mit Reform-Nussmus bestreichen und mit Rohkost belegen.

Guacamole (Avocadomousse)
2 reife Avocados
Saft von ½ Zitrone
½ kleine Zwiebel, gehackt
2 Knoblauchzehen, durchgepresst
evtl. etwas Steinsalz und weisser Pfeffer

Das herausgelöste Fruchtfleisch der Avocados mit dem Zitronensaft im Mixer pürieren. Zwiebel und Knoblauch daruntermischen und mit Steinsalz und weissem Pfeffer abschmecken. Evtl. 1 Essl. Soja-Creme (anstelle von Crème fraîche) unterziehen.

Süsse Avocadocreme
1 reife Avocado
4 Essl. frisch gepresster Orangensaft
1 Essl. Honig
1 Messerspitze Ingwerpulver

Das herausgelöste Fruchtfleisch der Avocado zu Mus zerdrücken oder mixen und mit den anderen Zutaten vermischen. Sofort servieren.

Tofuaufstrich mit Nüssen
250 g Tofu, püriert
2 fein gehackte Frühlingszwiebeln
50 g Nüsse (Haselnüsse, Baumnüsse, Mandeln, Cashewnüsse)
evtl. etwas Steinsalz und weisser Pfeffer

Die Nüsse im Ofen oder in einer trockenen Pfanne leicht anrösten, abkühlen lassen und mahlen. Mit dem pürierten Tofu und den Zwiebeln vermischen, mit etwas Steinsalz und Pfeffer abschmecken. Man muss daran denken, dass Tofu wie Käse hergestellt wird, nur aus Soja, statt Kuhmilch. Isst man oft Tofu, so riskiert man eine Gewichtszunahme. Tofu wird auch von vielen Menschen schlecht vertragen.

Quarkaufstrich mit Kräutern*
100 g Quark
10 g Reform-Nussmus
Miso oder etwas Steinsalz
Kümmel, Schnittlauch oder Kräuter wie Dill, Borretsch, Liebstöckel, Basilikum, Origano, Pfefferminze usw.

Quark und Nussmus schaumig rühren, Gewürze und abwechslungsweise einzelne Kräuter oder eine Mischung davon daruntermischen.

Garnituren
Die bestrichenen Brötchen können mit Karotten- oder Sellerierohkost, mit Tomaten, frischen Gurken, Radieschen, Kresse, Zwiebelringlein, Nüssen, Petersilie, Schnittlauch u. v. a. belegt werden.

Desserts

Diese Rezepte gelten alle für 4 Personen. Desserts sollen zurückhaltend genossen werden. Zum Süssen verwendet man Honig (besonders geeignet ist der Akazienhonig) oder Ahornsirup oder Agavensaft oder Fruchtzucker oder den Vollzucker (Succanat, Panela u. ä.), der sich aber wegen seines ausgeprägten Eigengeschmacks nicht für jede Süssspeise eignet. Ganz wegzulassen sind Süssspeisen mit viel Zucker, Eiern und Rahm. Aber es gibt schmackhafte Varianten! Bei Diabetes empfehlen wir, sich an unsere Bircher-Benner Handbuch Nr. 7: „Für Diabetiker".

Fruchtsalat
2 Essl. Honig
1 dl Wasser
1–2 dl Traubensaft oder Süssmost
1–2 Essl. Zitronensaft
600 g Aprikosen oder Pfirsiche, Melonen, Äpfel, Birnen (weiche Sorte), rote Kirschen, entsteint,
alle Beerensorten

Wasser und Honig, Traubensaft und Zitronensaft aufkochen und erkalten lassen. Früchte, je nach Jahreszeit zusammengestellt, in feine Scheiben schneiden und in den Sirup geben.

Gefüllte Melonen
2 kleine Melonen
Fruchtsalat nach obigem Rezept

Die Melonen halbieren, aushöhlen und mit dem Fruchtsalat füllen.

Fruchtgelee
3 dl Wasser oder Traubensaft
1–2 Essl. Honig
10 g Agar-Agar, pulverisiert
7 dl Fruchtsaft von Orangen oder Beeren
Agar-Agar ist eine pflanzliche Gallerte, die statt der tierischen Gelatine für Gemüse- und Fruchtköpfchen, Saucen und Puddings verwendet wird.

Wasser mit Honig und Agar-Agar gut verquirlen und auf kleiner Flamme unter stetigem Rühren erhitzen, bis sich das Agar-Agar ganz aufgelöst hat. Fruchtsaft damit vermischen und sofort in Gläser oder Dessert-Coupes anrichten. Nach Belieben mit Sesamrahm (Rezept Seite 112) garnieren.

Apfelmus
800 g Äpfel
2 dl Wasser oder Süssmost
1–2 Essl. Honig
Zimt oder Zitronenschale
1 dl Sesamrahm (Rezept Seite 112)

Äpfel von Stiel und Fliege befreien, in Stücke schneiden, zusammen mit dem Wasser oder Süssmost und dem Honig weich kochen und passieren. Zimt oder Zitronenschale (von ungespritzten Zitronen!) daruntermischen. Zum Verfeinern Sesamrahm zum Apfelmus servieren.

Apfel- oder Birnenkompott
800 g Äpfel oder Birnen
2–3 dl Wasser oder Süssmost
1 Essl. Honig
abgeriebene Zitronenschale (von ungespritzten Zitronen)
oder etwas Zimt

Äpfel oder Birnen schälen, Kerngehäuse entfernen und in Schnitze schneiden. Die Flüssigkeit zum Kochen bringen, Honig und Zitronenschale oder Zimt beifügen und die Äpfel oder Birnen darin weich kochen.

Gefüllte Äpfel I
800 g Äpfel
½ l Wasser oder Süssmost
1 Essl. Honig
¼ Zimtstengel
Quitten-, Himbeer- oder Johannisbeergelee
oder Rosinen und Weinbeeren mit etwas Honig

Wasser oder Süssmost mit Honig und Zimtstengel zum Kochen bringen. Äpfel schälen, halbieren, aushöhlen, portionenweise in den heissen Saft geben und langsam weich kochen. Mit dem Schaumlöffel herausheben und mit der Schnittfläche nach oben auf einer flachen Platte anrichten. Mit dem gewünschten Gelee oder mit der Rosinen-Weinbeeren-Honigmischung die Äpfel füllen.

Gefüllte Äpfel II
4 grosse oder 8 kleine Äpfel
4 Essl. Haselnüsse, gemahlen
2 Essl. Korinthen
4 Essl. Sesamrahm (Rezept Seite 112)
1–2 Essl. Honig
abgeriebene Zitronenschale (von ungespritzter Zitrone)
10 g Butter oder Pflanzenmargarine oder Nussmus
1 Essl. Vollzucker
1–2 dl Süssmost

Haselnüsse, Korinthen, Sesamrahm, Honig und Zitronenschale vermischen, in die vorbereiteten Äpfel (Kerngehäuse entfernt, Schale eingeritzt) einfüllen und in eine Auflaufform geben. Butter, Pflanzenmargarine oder Nussmus und Zucker auf die Äpfel verteilen und Süssmost 1 cm hoch dazugiessen. 20–30 Min. im Ofen backen.

Dörrobstsalat mit Trauben und Pinienkernen
200 g gedörrte Feigen
200 g Datteln
200 g gedörrte Äpfel
400 g weisse Trauben
Saft von 1 Zitrone
2 Essl. Honig
50 g Pinienkerne

Die Dörrfrüchte zerkleinern, die Hälfte der Trauben halbieren, die anderen auspressen. Alle Früchte in eine Schüssel geben. Den Saft der Zitrone und der Trauben mit dem Honig gut mischen, über die Früchte giessen. Vor dem Servieren kühlstellen. Die Pinienkerne trocken rösten und über den Fruchtsalat streuen.

Erdbeercoupe
500 g Erdbeeren
80 g Fruchtzucker
2 dl Rahm

Die Beeren mixen oder durch ein Haarsieb streichen. Fruchtzucker beifügen und mit dem geschlagenen Rahm sorgfältig mischen. Mit ganzen Beeren garnieren. Auf diese Weise können auch andere Früchte verwendet werden.

Früchtecoupe
250 g Früchte (Birnen, Aprikosen, Pfirsiche und Beeren)
2 dl Wasser
2 Essl. Fruchtzucker
½ Portion Vanillecreme
1 dl Rahm

Mit den Früchten, Wasser und Fruchtzucker ein Kompott kochen. Die Vanillecreme (Rezept Seite 138) über die Früchte giessen und mit dem geschlagenen Rahm garnieren.

Heitisturm (Heidelbeerbrei)
(leicht stopfend)
1 kg Heidelbeeren
80–100 g Fruchtzucker
2 dl Wasser
1 Essl. Mehl* oder Reismehl
2 Essl. Wasser
30 g Butter
20 g Brotwürfelchen

Die Heidelbeeren waschen, zusammen mit Wasser und Fruchtzucker 5–10 Minuten kochen. Das Mehl mit Wasser anrühren, beifügen, aufkochen und anrichten. Die Brotwürfelchen in Butter leicht rösten und darübergeben.

Erdbeer- oder Himbeercreme
300 g Beeren
Vanillecreme*
1–2 dl Rahm oder Sesamrahm
(Rezept Seite 112)

Eine Vanillecreme nach Rezept Seite 138 zubereiten und mit den gemixten oder passierten Beeren vermischen. Rahm oder Sesamrahm darunterziehen oder separat dazu servieren.

Zitronencreme
¾ l Milch
1–2 Zitronen, ungespritzte
1 Essl. Maizena oder Pfeilwurzmehl
3 Essl. Milch
2 Essl. Honig
Rahm oder Sesamrahm (Rezept Seite 112) nach Belieben

Die dünn abgeschälte Zitronenschale mit der Milch aufkochen, das mit etwas kalter Milch angerührte Maizena oder Pfeilwurzmehl zugeben und nochmals aufkochen, Honig dazufügen, unter ständigem Schwingen zurück in die Pfanne geben und bis vors Kochen bringen. Die erkaltete Creme absieben und einige Löffel Zitronensaft dazugeben, ebenso Sesamrahm nach Belieben.

Orangencreme
Zubereiten wie Zitronencreme (siehe Rezept oben)

Orangencreme (kalt gerührte)
1 Stück Orangenschale (von unbehandelter Frucht)
1 dl Wasser
1 kleiner Teel. Agar-Agar, pulverisiert
2 dl Orangensaft
1 Teel. Zitronensaft
5 Essl. Fruchtzucker
1 Essl. Mandelpüree
2 dl Rahm* oder Sesamrahm (Rezept Seite 112)

Wasser mit Orangenschale und Agar-Agar langsam erhitzen, bis das Agar-Agar gut aufgelöst ist. Orangen- und Zitronensaft damit vermengen. Eier mit Fruchtzucker schaumig rühren und mit der Früchtecreme vermischen. Den Rahm steif schlagen und sorgfältig darunterziehen, in Coupes oder Gläser anrichten und etwa 1 Stunde stehen lassen.

Zitronencreme (kalt gerührte)
1 Stück Zitronenschale (von unbehandelter Frucht)
1 ½ dl Wasser
1 kleiner Teel. Agar-Agar, pulverisiert
3–4 Essl. Zitronensaft
5 Essl. Fruchtzucker
1 Essl. Mandelpüree
2 dl Rahm* oder Sesamrahm
(Rezept Seite 112)

Zubereitung wie Orangencreme.

Orangensulzköpfchen
5 dl Orangensaft
5 g Agar-Agar, pulverisiert (pflanzliche Gallerte, statt Gelatine)
1 Essl. Fruchtzucker

3 dl Orangensaft, Agar-Agar und Zucker gut verquirlen und auf kleiner Flamme unter stetigem Rühren erhitzen (nicht kochen), bis sich das Agar-Agar vollständig aufgelöst hat. Restlichen Orangensaft dazugeben und in kalt ausgespülte Förmchen anrichten. Kaltstellen.

Sesamstängelchen*
100 g Syramena-Zucker
2 Essl. Honig
100 g Sesam, nicht gemahlen

Syramena-Zucker ist ein heller Vollrohr-Kristallzucker und in Bioläden erhältlich. Den Zucker in einer trockenen Pfanne erhitzen und rühren, bis ein helles Karamell entstanden ist. Den flüssigen Honig dazugiessen und gut vermischen. Sesam hineingeben und nochmals gut mischen. Die Masse in eine Form oder auf ein eingeöltes Brett giessen, leicht abkühlen lassen und in Vierecke oder Rauten schneiden. Erkalten lassen.

Vanillecreme, klassische*
¾ l Milch
1 Vanillestängel
1 Essl. Maizena
3 Essl. Milch
3 Eier
40–80 g Fruchtzucker oder Honig

Milch mit Vanillestängel zum Kochen bringen. Maizena mit Milch anrühren und in die kochende Milch geben, kurz aufkochen. Die Eier und den Fruchtzucker verquirlen, etwas kochende Milch dazurühren, unter gutem Schwingen zurück in die Pfanne geben und bis vors Kochen bringen.

Vanillecreme, ohne Ei
1 Vanilleschote
¼ l Wasser
40 g Weizenmehl* oder Reismehl
3 Essl. Honig
ca. 200 ml Soja- oder Mandelmilch

Die Vanilleschote mit spitzem Messer aufschneiden, das Mark herauskratzen und alles mit dem Wasser aufkochen lassen. Das Weizenmehl unter ständigem Rühren in das Vanillewasser geben und zu einem dicken Brei ausquellen lassen. Etwas abkühlen lassen, dann den Honig und die Sojamilch oder Mandelmilch gut darunterrühren. Je nach dem Quantum der Sojamilch entsteht eine Vanillecreme oder eher eine Vanillesauce. Bis zum Servieren kaltstellen.

Vanillesauce
s. Vanillecreme (Rezept Seite 138) mit etwas mehr Soja- oder Mandelmilch zubereitet.

Apfelcreme
¼ l Milch* oder Mandelmilch
½ Vanillestängel
1 Teel. Maizena
1 Essl. Milch
1 Ei
1 Essl. Fruchtzucker
400 g Äpfel
½ dl Wasser oder Süssmost
2 Essl. Fruchtzucker
Zitronenschale abgerieben (von ungespritzter Frucht)
1–2 dl Rahm* oder Sesamrahm (Rezept Seite 112)

Aus Milch, Vanillestängel, Maizena, Ei und Fruchtzucker eine Vanillecreme nach obigem Rezept bereiten. Äpfel mit Wasser oder Süssmost, Fruchtzucker und Zitronenschale zu dickem Apfelmus kochen und mit der Vanillecreme vermischen. Den Rahm steif schlagen und darunterziehen oder die Creme damit garnieren.

Mandelmilchsauce
4 dl Milch* oder Mandelmilch
50 g Mandeln oder Mandelmus
2 Essl. Honig
1 Essl. Maizena oder Pfeilwurzmehl
2 Essl. Wasser

Milch zusammen mit den geschälten, geriebenen Mandeln (oder dem Mandelmus) und dem Honig aufkochen. Maizena oder Pfeilwurzmehl im kalten Wasser anrühren und in die kochende Milch einrühren. Die fertige Sauce gut mixen.

Hagebuttensauce
70 g Hagebuttenpüree
oder Hagebuttenmark (in Bioläden erhältlich)
2 dl Wasser oder Traubensaft

1–2 Essl. Honig
evtl. einige Tropfen Zitronensaft

Die Zutaten zusammen aufkochen, den Zitronensaft zuletzt beifügen.

Rotweinsauce (alkoholfrei)
2 dl Wasser
Zitronen- oder Orangenschale (von ungespritzten Früchten)
1 Zimtstängel
1 Nelke
1–2 Essl. Honig
2 dl roter Traubensaft
20 g Mandeln

Wasser, Schale, Gewürze und Honig zusammen einige Min. kochen, dann absieben. Traubensaft dazugeben und erwärmen (nicht kochen). Die geschälten, in Stifte geschnittenen Mandeln beifügen.

Rote Grütze (Kaltschale)
7 dl Johannisbeer-, Himbeer- oder Erdbeersaft
3 dl roter Traubensaft oder Wasser
70 g Griess* oder Reismehl
1 Essl. Maizena (Maismehl)

Beerensaft und Traubensaft zusammen aufkochen, Griess und Maizena einrühren und 10 Min. kochen. In ausgespülte Puddingform einfüllen und kalt stellen.
Mit Vanillesauce (Rezept Seite 138) oder Mandelmilchsauce (Rezept Seite 138) servieren.

Rote Grütze, dänische Art
1 kg Beeren (Himbeeren, Johannisbeeren, Erdbeeren, entsteinte Kirschen oder alles gemischt)
1 l Fruchtsaft (z.B. Holunder)
2 Päckchen Agar-Agar
Honig nach Geschmack
½ Teel. Naturvanille
Sesamrahm flüssig (Rezept Seite 112)

Gesäuberte und eventuell zerkleinerte Früchte in eine Schüssel geben, mit Honig und Vanille vermischen. Fruchtsaft mit Agar-Agar nach Vorschrift erhitzen und über die Früchte giessen. Die Grütze erstarren lassen. Dazu den flüssigen Sesamrahm servieren.

Apfelküchlein*
4 Essl. Mehl
5 Essl. Wasser
2 Essl. Süssmost
1 Eiweiss
6 Äpfel (Boskop)
Reform-Pflanzenfett
Fruchtzucker und Zimt

Mehl, Wasser und Süssmost zu glattem Teig verarbeiten, zum Schluss das steif geschlagene Eiweiss darunterziehen. Die Äpfel schälen, Kerngehäuse entfernen und in 1 cm dicke Scheiben schneiden. Diese im heissen Pflanzenfett schwimmend hellbraun ausbacken. Die fertigen Küchlein in der Fruchtzucker-Zimtmischung wenden.

Griessköpfchen*
150 g Griess
1 ½ l Milch
1 Prise Salz**
2 Essl. Fruchtzucker
1 Zitronenschale, abgerieben (von ungespritzter Frucht)
1 Ei, zerklopft
40 g Mandeln, geschält, gerieben
30 g Rosinen
Himbeersirup

Mit Griess, Milch, Salz und Zitronenschale einen Griessbrei kochen, den Fruchtzucker zuletzt beifügen. Das zerklopfte Ei mit den Mandeln und Rosinen unter den Griessbrei mischen und in eine Puddingform einfüllen. Kaltstellen. Mit Himbeersirup servieren.

** Bei strenger, natriumfreier Kost weglassen.

Reis-Zitronenpudding
9 dl Wasser
Saft und Schale von 1 ungespritzter Zitrone
1 Prise Meersalz**
150 g Fruchtzucker
150 g Reis
2 dl Rahm* oder Sesamrahm (Rezept Seite 112)

Wasser und Gewürze (Zitronenschale in Würfelchen geschnitten) zum Kochen bringen. Reis dazugeben und 30 Min. kochen, erkalten lassen. Den geschlagenen Rahm daruntermischen und in eine kalt ausgespülte Puddingform einfüllen. Kaltstellen

Tee mit beruhigender und antidepressiver Wirkung

Lavendeltee
Die beruhigende Wirkung des Lavendeltees wurde auf Seite 52 beschrieben.

Zwei Teelöffel der getrockneten Blüten in ein Teenetz geben und mit ca. 250 ml kochendem Wasser übergiessen. Den Tee acht bis zwölf Minuten zugedeckt ziehen lassen. Den Deckel vom Tee entfernen und die kondensierten Tropfen am Deckel in den Tee fliessen lassen, denn sie sind reich an ätherischen Ölen. Das Teenetz entfernen und den Tee schluckweise geniessen. Lavendel kann man als getrocknete Blüten oder in Teebeutelchen kaufen.

Kamillentee
Die beruhigende und antidepressive Wirkung der Kamille wurde auf Seite 57 beschrieben.
Wenn man an einer depressiven Verstimmung leidet, lohnt es sich, ihn dreimal täglich zu trinken.

Ein Beutelchen Kamillenblüten mit kochendem Wasser übergiessen und nur kurz ziehen lassen. Es soll noch hellgelb sein. Wenn man ihn zu lange ziehen lässt, kann dies bewirken, dass es einem übel wird.

Melissentee
Die Goldmelisse, auch die Zitronenmelisse wirkt beruhigend, entspannt die Muskulatur und wirkt entzündungshemmend.

Die Melissenblätter von den Stielen entfernen, kalt abbrausen, klein schneiden und in eine Teekanne geben. Dann mit heissem Wasser (80 °C) aufgiessen und 10 Minuten zugedeckt ziehen lassen.

Johanniskrauttee
Die antidepressive Wirkung des Johanniskrauts haben wir auf Seite 51 beschrieben.

Zwei Teelöffel Johanniskraut in ein Teenetz geben, mit 250 ml sprudelnd kochendem Wasser übergiessen, zehn Minuten ziehen lassen, Teenetz entfernen und den Tee geniessen. Johanniskraut kann man kaufen.

Baldriantee
Dieser Tee ist bei einer Depression mit Unruhe, Angst und Schlafstörungen angezeigt. Man kann den Baldrian-Wurzelstock (Rhizom) für Tees und Vollbäder verwenden. Zur Zubereitung von Baldrian-Tee übergiesst man einen Teelöffel zerkleinerter Baldrian-Wurzel (3 bis 5 Gramm) mit 150 Millilitern kochendem Wasser, lässt den Aufguss 10 bis 15 Minuten zugedeckt ziehen. Dann abseihen und geniessen. Baldrianwurzel kann man kaufen.

Hopfentee
Auch dieser Tee ist bei einer Depression mit Angst, Unruhe und Schlafstörungen angezeigt.

0,5 g der zerkleinerten Hopfenzapfen werden mit siedendem Wasser übergossen und nach 10–15 Minuten durch ein Teesieb gegeben (1 Teelöffel entspricht etwa 0,4 g). Da der Tee recht bitter ist, empfiehlt sich die Kombination mit anderen beruhigend wirkenden Pflanzen wie Melisse oder Lavendel. Neben- oder Wechselwirkungen oder Gegenanzeigen für Hopfenzapfen sind nicht bekannt. Trotzdem sollten Schwangere und Stillende Frauen und Kinder den Hopfen nur mit Vorsicht geniessen.

Weissdorntee

Weissdorn beruhigt und kräftigt das Herz. Weissdorntee kann sowohl aus Blättern, Blüten oder aus den Früchten zubereitet werden. Im Frühling zeigt der Weissdorn seine üppigen weissen Blüten. In dieser Zeit werden die Blätter und Blüten gleichzeitig geerntet, weil dann auch der Wirkstoffgehalt in den Blättern am höchsten ist. Man zupfe die Triebspitzen mit den Fingernägeln oder einer kleinen Schere ab und sammle sie in einem luftigen Beutel oder Körbchen. Dann legt man die Blüten und Blätter zum Trocknen auf ein Tuch an einen schattigen Ort. Sobald sie vollständig getrocknet sind, kann man sie luftdicht verschlossen in einem Glas bis zum nächsten Frühling aufbewahren.

Zwei Teelöffel frische oder einen Teelöffel getrocknete Blüten und Blätter in eine Tasse oder ein Teesieb geben, mit 250 Millilitern kochendem Wasser übergiessen, fünf bis zehn Minuten zugedeckt ziehen lassen, abseihen oder das Teesieb entfernen. Zwei bis drei Tassen des Tees können über den Tag verteilt getrunken werden. Nach acht Wochen empfiehlt sich eine zweiwöchige Pause. Je nach Beschwerden kann man den Weissdorntee mit weiteren Heilkräutern mischen, bei Herzbeschwerden mit Herzgespann, oder mit Lavendel und Baldrian bei Unruhe und Schlafschwierigkeiten. Weissdorntee kann man kaufen.

Herzgespanntee

Dieser Tee hilft wirkt beruhigend bei Herzklopfen, Herzrhythmusstörungen, Herzschwäche, Schilddrüsenbeschwerden, Blähungen, Bluthochdruck oder Wechseljahresbeschwerden

Er wirkt krampflösend, beruhigend, ausgleichend, in leichter Form blutdrucksenkend und fördert Wehen, sodass er nicht in der Schwangerschaft getrunken werden darf.

1–2 Teelöffel des getrockneten Krautes in 250 ml Wasser aufkochen und 10 Minuten ziehen lassen, abseihen und schluckweise geniessen. Man kann täglich 2–3 Tassen dieses Tees trinken, jedoch muss man nach 6 Wochen eine Pause von 2 Wochen einhalten. Ohne diese Pause würde die Wirkung allmählich nachlassen. Herzgespanntee kann man kaufen.

Rezeptverzeichnis

Literaturnachweis

1 Landauer S.: *Beitrag zur Psychologie des Ibn Sinâ. Einleitung, Text und Übersetzung mit Commentar (Abschnitt I–III).* Dissertation München 1872

2 Lück H.E.: *Geschichte der Psychologie: Strömungen, Schulen, Entwicklungen.* Grundriss der Psychologie, Band 1, W. Kohlhammer Verlag, Stuttgart 2009, ISBN 3-17-020923-X, S. 138

3 Freigius T.: *Quaestiones* εωθιναι και δειλιναι *seu logicae et ethicae*, Basel 1574

4 Lazarus M. et al.: *Die Begründer der Völkerpsychologie in ihren Briefen.* 1. Hrsg.: Ingrid Belke. Mohr, Tübingen 1971, ISBN 3-16-930381-3, S. XXVII

5 Schoenhals – Hart H.: *Objekt (gute-böses, Partialobjekt)* S. 639–643 In: Wolfgang Mertens (Hrsg.): Handbuch psychoanalytischer Grundbegriffe 4. Aufl., W. Kohlhammer, Stuttgart 2014, ISBN 978-3-17-022315-8

6 Stangl H.: *Stichwort: Spaltung.* online Lexikon für Psychologie und Pädagogik, 2020 (24. Oktober 2020)

7 Frank C. et al.: *Projektive Identifizierung. Ein Schlüsselkonzept der psychoanalytischen Therapie.* Klett-Cotta, Stuttgart 2007, ISBN 978-3-608-94408-2, S. 12

8 Freud Anna: *Das Ich und die Abwehrmechanismen.* 36.–38. Tsd., ungekürzte Auflage. Fischer-Taschenbuch-Verlag, Frankfurt am Main 1994, ISBN 3-596-42001-6

9 Kohrs Mathias et al.: *Melanie Klein: Innere Welten zwischen Mythos und Beobachtung.* Psychodynamik Kompakt, Vandenhoeck & Ruprecht, Göttingen 2019, ISBN 978-3-525-45908-9, S. 10

10 Annegret Boll-Klatt, Mathias Kohrs: *Praxis der psychodynamischen Psychotherapie.* Grundlagen – Modelle – Konzepte. 1. Auflage. Schattauer, Stuttgart 2015, ISBN 978-3-7945-2899-8, S. 60

11 Kleine Melanie: *Zur Theorie von Angst und Schuldgefühl.* 1948, S. 52 In: Melanie Klein: Gesammelte Schriften. Bd. III. *Das Seelenleben des Kleinkindes und andere Beiträge zur Psychoanalyse.* Frommann-Holzboog, Stuttgart 2000, S. 43–70

12 Schuster P.: *Wahnidee oder Intuition.* Klein – Bion – Rosenfeld – Segal. S. 87–104 In: Thomas Stompe: Wahnanalysen. MWV Medizinisch Wissenschaftliche Verlagsgesellschaft, Berlin 2012, ISBN 978-3-9414-6841-2. (Textauszug [12] auf mwv-open.de) hier S. 94

13 Segal H.: *Melanie Klein. Eine Einführung in ihr Werk.* Kindler, München 1974, ISBN 3-463-00600-6, S. 50

14 Sandler J. et al.: *Die Grundbegriffe der psychoanalytischen Therapie.* Klett-Cotta, Stuttgart 2019, ISBN 978-3-608-94-357-3, S. 64

15 Kernberg O.F.: *Borderline-Störungen und pathologischer Narzissmus.* Suhrkamp, Frankfurt am Main 1983, ISBN 3-518-28029-5, S. 68–88

16 Mertens W.: *Ödipuskomplex.* In: Wolfgang Mertens; Bruno Waldvogel (Hrsg.): Handbuch psychoanalytischer Grundbegriffe. 3., überarbeitete und erweiterten Auflage. Kohlhammer, Stuttgart, 2008, S. 532 f. Aktuelle Ausgabe: Mertens Hrsg., 2014, ISBN 978-3-17-022315-8

17 Segal H.: *Melanie Klein. Eine Einführung in ihr Werk.* Kindler, München 1974, ISBN 3-463-00600-6, S. 62

18 Segal H.: *Melanie Klein. Eine Einführung in ihr Werk.* Kindler, München 1974, ISBN 3-463-00600-6, S. 63

19 Bott Spilius E. (Hrsg.): *Melanie Klein Heute.* Entwicklungen in Theorie und Praxis. Bd. 1, Beiträge zur Theorie, Klett-Cotta, Stuttgart 1990, ISBN 978-3-608-94776-2, S. 4

20 Die Metamorphosen Ovids, in denen die beiden Sagen von Echo und Narziss in einer Erzählung zusammengebracht werden, wird hier als Quelle benutzt (Metamorphosen, Buch 3, Verse 339–510)

21 Stichwort *Narzissmus* in dudenonline

22 Fromm E.: *Die Kunst des Liebens.* Hayne, München 2001, Kap. Selbstliebe. S. 71–77. (orig.: The Art of Loving. Harper and Row, New York 1956)

23 Kernberg O.F. et al.: *Narzissmus – Grundlagen, Störungsbilder, Therapie.* Schattauer Verlag 2006, S. 37

24 Jung C.G. (1948/50): *Aion. Beiträge zur Symbolik des Selbst.* In: Gesammelte Werke 9/2, § 13 (publiziert 1951)

25 Jung C.G.: *Zur Psychologie des Kindarchetypus.* In: Gesammelte Werke Band 9/1, § 259 (geschrieben 1940, überarbeitet 1951)

26 Jung C.G.: *Die Struktur der Seele.* In: Gesammelte Werke Band 8, § 317–325 (geschrieben 1931, überarbeitet 1959)

27 Jung C.G.: *Symbole und Traumdeutung.* In: Gesammelte Werke Band 18/1, § 531 (geschrieben 1961)

28 von Franz M.: *Psychologische Märcheninterpretation.* Eine Einführung. Kösel, München 1986. ISBN 3-466-34147-7. Überarbeitete Neuauflage von der Stiftung für Jung'sche Psychologie Küsnacht, 2012. ISBN 978-3-908116-72-1

29 Jung C.G.: *Theoretische Überlegungen zum Wesen*

des Psychischen. In: Gesammelte Werke Band 8, § 406 (Erstpublikation 1947, überarbeitet 1954)
30 Jung C.G.: *Theoretische Überlegungen zum Wesen des Psychischen*. In: Gesammelte Werke Band 8, § 414
31 Jung C.G.: *Die Struktur der Seele*. In: Gesammelte Werke Band 8, § 339 (Erstpublikation 1931, überarbeitet 1950)
32 Jung C.G.: *Mysterium Coniunctionis. Untersuchungen über die Trennung und Zusammensetzung der seelischen Gegensätze in der Alchimie*. Unter Mitarbeit von Marie-Louise von Franz. In: Gesammelte Werke 14/2, § 169 (Erstpublikation 1956/6)
33 von Franz M.: *Über Projektion. Ihre Beziehung zu Krankheit und seelischer Reifung*. In: Psychotherapie. Erfahrungen aus der Praxis. Daimon, Einsiedeln 1990. S.271. ISBN 3-85630-036-8
34 Jung C.G.: *Aion. Beiträge zur Symbolik des Selbst* (Erstpublikation 1948, überarbeitet 1950). In: Gesammelte Werke 9/2, § 43–126 und 287–418
35 Jung C.G.: *Symbole und Traumdeutung* (geschrieben 1961). In: Gesammelte Werke 18/1, § 591
36 Schwab D.F. et al.: *Sexual differentiation of the human hypothalamus: Relationship to gender identity and sexual orientation*. Handb Clin Neurol. 2021; 181: 427–443
37 Sakic I et al.: *Sexual differentiation of the human brain in relation to gender identity and sexual orientation*. Prog Brain Res. 2010; 186: 41–62
38 Sakic I. et al.: *Sexual differentiation of the human brain in relation to gender identity and sexual orientation*. Prog Brain Res. 2010; 186: 41–62
39 Gabrere Zapata L.E. et al.: *X-linked histone H3K27 demethylase Kdm6a regulates sexually dimorphic differentiation of hypothalamic neurons*. Cell Mol Life Sci. 2021 Nov; 78 (21–22): 7043–7060
40 Whitam F.L. et al.: *Homosexual orientation in twins: a report on 61 pairs and three triplet sets*. Arch Sex Behav 1993 Jun; 22 (3): 187–206
41 Balter M.: *Gay Is Not All in the Genes Study of thousands of twins reveals important role for environment in homosexuality*. American Association for the Advancement of Science. doi: 10.1126/article.31739
42 Eckhardt-Henn A. et al.: *Neurotische Störungen und Psychosomatische Medizin*: Mit einer Einführung in Psychodiagnostik und Psychotherapie. 7.Auflage. Schattauer, Stuttgart 2004, ISBN 3-7945-2325-3
43 Petermann F.: *Klinische Psychologie und Psychotherapie*. In M.A. Wirtz (Hrsg.), Dorsch – Lexikon der Psychologie (18.Aufl., S.). Hogrefe Verlag, Bern 2019. Petermann, F. (2019). Klinische Psychologie und Psychotherapie. In M.A. Wirtz (Hrsg.), Dorsch – Lexikon der Psychologie. Abgerufen am 3.März 2019
44 Laplanche J. et al.: *Das Vokabular der Psychoanalyse* (1996), S.646
45 Mujica-Parodi et al.: *Chemosensory Cues to Conspecific Emotional Stress Activate Amygdala in Humans*, PLoS One. 2009; 4 (7): e6415. PMC 2713432 (freier Volltext)
46 *„Angststörung kann Schmerzen bereiten“*, Ärzte Zeitung, 18.Januar 2007, S.11
47 Warwitz S.A.: *Die Funktion von Angst und Furcht*. In: Ders.: Sinnsuche im Wagnis. Leben in wachsenden Ringen. 2., erw. Auflage, Verlag Schneider, Baltmannsweiler 2016, ISBN 978-3-8340-1620-1, Seiten 32–39
48 Ziese P.: *Leben ohne Angst. Wie Sie Ängste und Neurosen überwinden können*, Pabel-Moewig Verlag, 1999, S.47
49 Mentzos M.: *Neurotische Konfliktverarbeitung, Einführung in die psychoanalytische Neurosenlehre unter Berücksichtigung neuer Perspektiven*, Frankfurt am Main 1984, S.30
50 Kemper C.J.: *Das Persönlichkeitsmerkmal Angstsensitivität: Taxon oder Dimension? – Eine Analyse mit dem Mischverteilungs-Raschmodell*, Hamburg 2010, ISBN 978-3-8300-5119-0
51 Smith K.: *Behandlung chronischer Schmerzen ohne Nebenwirkungen*. In: Der Tagesspiegel, Januar 2008
52 WHO Model List (April 2013). (PDF) (Nicht mehr online verfügbar.) Archiviert vom Original am 25.Dezember 2014; abgerufen am 5.April 2018
53 Deutsche Hauptstelle für Suchtfragen: *Möglichkeiten und Defizite in der Erreichbarkeit ausgewählter Zielgruppen (sozial benachteiligte Frauen und ältere Menschen) durch Massnahmen und Materialien zur Reduzierung von Medikamentenmissbrauch und -abhängigkeit: Bewertung anhand aktueller Forschungsergebnisse und Beispielen aus der Praxis*. (PDF) 2006
54 Höwler E.: Gerontopsychiatrische Pflege. Schlütersche, Hannover 2004, ISBN 3-89993-411-3, S.15
55 Komossa K. et al.: *Second-generation antipsychotics for obsessive compulsive disorder*. PMID 21154394
56 Melzer M.: *Baldrian: Schlaffördernd und beruhigend*. Apotheken Umschau. 16.Dezember 2019, abgerufen am 4.Januar 2020
57 Fernández S. et al.: *Sedative and sleep-enhancing properties of linarin, a flavonoid-isolated from Valeriana officinalis*. Pharmacology Biochemistry and Behaviour. 77, Nr.2, 2004, S.399–404, doi: 10.1016/j.pbb.2003.12.003
58 Bäumler S.: *Heilpflanzen-Praxis heute. Portraits, Rezepturen, Anwendung*. Elsevier Urban & Fischer, München, 2007, ISBN 978-3-437-57270-8, S.67–68
59 Schumacher B. et al.: *Lignans isolated from valerian: Identification and characterization of a new olivil derivative with partial agonistic activity at A(1) adenosine receptors*. J Nat Prod 2002; 65: 1479–1485
60 Müller C.E. et al.: *Interactions of valerian extracts and a fixed valerian-hop extract combination with adenosine receptors*. Life Sciences 2002; 71: 1939–1949

61 Abourashed A.U. et al.: *In vitro binding experiments with a Valerian, hops and their fixed combination extract (Ze91019) to selected central nervous system receptors*. Phytomedicine 2004; 11: 633–638
62 Vissiennon C. et al.: *Valerian Extract Ze 911 Inhibits Postsynaptic Potentials by Activation of Adenosine A1 Receptors in Rat Cortical Neurons.* Planta Med 2006; 72: 579–583
63 Butterweck V. et al.: *Hypothermic effects of hops are antagonized with the competitive melatonin receptor antagonist luzindole in mice.* JPP 2007; 59: 549–552
64 Abourashed E.A. et al.: *In vitro binding experiments with a Valerian, hops and their fixed combination extract (Ze91019) to selected central nervous system receptors.* Phytomedicine 2004; 11: 633–638
65 Butterweck V. et al.: *Hypothermic effects of hops are antagonized with the competitive melatonin receptor antagonist luzindole in mice.* JPP 2007; 59: 549–552
66 https://www.gesundheit.de/lexika/heilpflanzen-lexikon/hopfen-dosierung
67 Schraut C.: *Pflanzliche Psychopharmaka – Was von Passionsblume, Lavendel und Johanniskraut zu erwarten ist.*: Deutsche-Apotheker-Zeitung.de; abgerufen im März 2019
68 Ernst E. et al.: *Adverse effects profile of the herbal antidepressant St.John's wort (Hypericum perforatum L.).* Eur J Clin Pharmacol. Volume 54, Issue 8, 1998, S.589–594.
69 Stevinson C. et al.: *Can St.John's wort trigger psychoses?* Int J Clin Pharmacol Ther. 2004 (42), S.473–480, PMID 15487805
70 Avato P. et al.: *Extracts from St John's wort and their antimicrobial activity*. Phytotherapy Research. Band 18, Nr.3, 1.März 2004, ISSN 1099-1573, S.230–232, doi: 10.1002/ptr.1430
71 Izzo A.A. et al.: *Interactions between herbal medicines and prescribed drugs: an updated systematic review*. Drugs. Volume 69, Issue 13, 2009, S.1777–1798, PMID 19719333
72 *St John's wort: interaction with hormonal contraceptives, including implants Drug Safety* Update. gov.uk. MHRA, 12.März 2014, abgerufen am 19.Februar 2017 (englisch)
73 Borrelli C. et al.: *Herb-drug interactions with St John's wort (Hypericum perforatum): an update on clinical observations*. The AAPS journal. Band 11, Nummer 4, Dezember 2009, S.710–727, doi: 10.1208/s12248-009-9146-8, PMID 19859815, PMC 2782080 (freier Volltext) (Review)
74 Zuzarte M. et al.: *Chemical composition and antifungal activity of the essential oils of Lavandula viridis L'Hér.* Journal of Medical Microbiology. Band. 60, Nr.5, 2011, S.612–618
75 Angioni A. et al.: *Chemical composition, seasonal variability, and antifungal activity of Lavandula stoechas L. ssp. stoechas essential oils from stem/leaves and flowers.* Journal of agricultural and food chemistry. Band 54, Nr.12, 2006, S.4364–4370, PMID 16756368
76 Zuzarte M. et al.: *Chemical composition and antifungal activity of the essential oils of Lavandula pedunculata (Miller) Cav.* Chemistry & Biodiversity. Band 6, Nr.8, 2009, S.1283–1292, PMID 19697345, doi: 10.1002/cbdv.200800170
77 Kasper S. et al.: *Lavender oil preparation Silexan is effective in generalized anxiety disorder – a randomized, double-blind comparison to placebo and paroxetine*. The International Journal of Neuropsychopharmacology. Band 17, 2014, S.859–869, doi: 10.1017/S1461145714000017
78 Hänsel R.: *Kava-Kava in der modernen Arzneimittelforschung*. Zeitschrift für Phytotherapie, 17, 1996, S.180–194
79 Lopez-Avila a. et al.: *Supercritical Fluid Extraction of Kava Lactones from Piper methysticium (Kava) Herb.* J.High. Resol. Chromatogr., 20, 1997, S.555–559
80 Pittler M.H. et al.: *Kava extract for treating anxiety*. Cochrane database of systematic reviews (Online). Nr.1, 2003, S. CD003383
81 Fu P.P. et al.: *Toxicity of kava kava:* J Environ Sci Health C Environ Carcinog Ecotoxicol Rev. 26, Nr.1, 2008, S.89–112
82 Hungari A. (Hrsg.): *Osterglöcklein. Erbauliche Unterhaltungen für den Osterfestkreis im katholischen Kirchenjahre*. J.D. Sauerländer, Frankfurt am Main 1862, S.85
83 Hildegard von Bingen: *Physica*. im Druck von 1533 (Buch 3, Kapitel 8) „et naribus suis sepe apponat: ipsum confortat, oculos suos clarificat, cerebru eius implet."
84 Keil G.: *„blutken – bloedekijn". Anmerkungen zur Ätiologie der Hyposphagma-Genese im ‚Pommersfelder schlesischen Augenbüchlein' (1. Drittel des 15. Jahrhunderts). Mit einer Übersicht über die augenheilkundlichen Texte des deutschen Mittelalters.* Fachprosaforschung – Grenzüberschreitungen. Band 8/9, 2012/2013, S.7–175, hier: S.111–113
85 Friedrich-Schiller-Universität Jena, Lehrstuhl für Pharmazeutische/Medizinische Chemie: *Forschungsgebiet 2-Molekulare und zelluläre Funktionsweisen von Naturstoffen und Entwicklung als anti-inflammatorische und anti-neoplastische Arzneistoffe* (Memento vom 14.Juli 2014 im Internet Archive) abgerufen am 23.Dezember 2012
86 Ammon H.: *Salai-Guggal-(Indischer Weihrauch-) Gummiharz aus Boswellia serrata: Boswelliasäuren als Nicht-Redoxhemmstoffe der Leukotrienbiosynthese. Neue therapeutische Möglichkeit?* Deutsches Ärzteblatt. 1998, Nr.95 (1–2): A-30/B-21/C-21
87 Gerhardt H. et al.: *Therapie des aktiven Morbus Crohn mit dem Boswellia-serrata-Extrakt H 15.* Zeitschrift für Gastroenterologie. Band 39, 2001, S.11–17
88 Gupta et al.: *Effects of Boswellia serrata gum resin in patients with ulcerative colitis. European Journal of Medical Research.* 1997, Band 2, Nr.1, S.37–43

89 Gupta et al.: *Effects of Boswellia serrata gum resin in patients with bronchial asthma: results of a double-blind, placebo-controlled, 6-week clinical study*. European Journal of Medical Research. 1998, Band 3, Nr. 11, S. 511–514

90 Letzel H. et al.: *Klinische Wirksamkeit des Weihrauchpräparates H15 bei rheumatischer Arthritis: Ein neues Therapieprinzip durch spezifische 5-Lipoxygenase-Inhibition?* 26. Tagung der Deutschen Gesellschaft für Rheumatologie, Berlin 1994

91 Kimmatkar N. et al.: *Efficacy and tolerability of Boswellia serrata extract in treatment of osteoarthritis of knee – A randomized double blind placebo controlled trial*. Phytomedicine. 2003, Nr. 10, S. 3–7

92 Olibanum indicum' – Indian Frankincense. In: ESCOP. Monographs, 2nd Edition, Supplement, 2009, S. 184 ff

93 Krüger P. et al.: *Metabolism of Boswellic Acids in vitro and in vivo.* Drug Metabolism and Disposition. Band 36, 2008, Nr. 6, S. 1135–1142. doi: 10.1124/dmd.107.018424

94 Boden S.E. et al.: *Stimulation of leukotriene synthesis in intact polymorphonuclear cells by the 5-lipoxygenase inhibitor 3-oxo-tirucallic acid.* In: Molecular Pharmacology. Nr. 60, 2001, S. 267–273, PMID 11455013,

95 Werz O.: *Mitteilung des Instituts für Pharmazie der Friedrich-Schiller-Universität Jena: Weihrauch als Heilmittel. Pharmazeuten klären entzündungshemmende Wirkung von Boswelliasäuren auf* (Memento vom 31. August 2012 im Internet Archive). Auf: uni-jena.de vom Juli 2012

96 Moussaieff A. et al.: *Incensole acetate, an incense component, elicits psychoactivity by activating TRPV3 channels in the brain.* The FASEB journal, 20. Mai 2008, PMID 18492727

97 Paul M.: *Chemotaxonomic Investigations on Resins of the Frankincense Species Boswellia papyrifera, Boswellia serrata and Boswellia sacra, respectively, Boswellia carterii: A Qualitative and Quantitative Approach by Chromatographic and Spectroscopic Methodology*. Dissertation, Saarland University 2012, PDF; 3,5 MB

98 Paul M. et al.: *Efficient preparation of incensole and incensole acetate, and quantification of these bioactive diterpenes in Boswellia papyrifera by a RP-DAD-HPLC method.* Natural Product Communications. März 2012, Band 7, Nr. 3, S. 283–288, PMID 22545396

99 Schulz V. et al.: *Kamille als Anyiolytikum? Placebokontrollierte Doppelblindstudie mit 57 GAD-Patienten zeigt signifikante Ergebnisse unter oraler Therapie*. Zeitschrift für Phytotherapie 210: 31: 257–258

100 *Amsterdam J. D. et al.: A randomized, double-blind, placebo-controlled trial of oral matricaria recutita (chamomile) extract therapy of generalized anxiety disorder.* J Clin Psychopharmacol. 2009 Aug; 29 (4): 378–382

101 Mao J.J. et al.: *Long-term chamomile (Matricaria chamomilla L.) treatment for generalized anxiety disorder: A randomized clinical trial.* Phytomedicine 2016 Dec 15; 23 (14): 1735–1742

102 Keefe J.R. et al.: *Short-term open-label chamomile (Matricaria chamomilla L.) therapy of moderate to severe generalized anxiety disorder.* Phytomedicine 2016 Dec 15; 23 (14): 1699–1705

103 Amsterdam J.D. et al.: *Chamomile (Matricaria recutita) may provide antidepressant activity in anxious, depressed humans: an exploratory study.* Altern Ther Health Med, Sep–Oct 2012; 18 (5): 44–9

104 Adib-Hajbaghery M. et al.: *The effects of chamomile extract on sleep quality among elderly people: A clinical trial.* Complement Ther Med 2017 Dec; 35: 109–114

105 Shao Min C. et al.: *Effects of an intervention with drinking chamomile tea on sleep quality and depression in sleep disturbed postnatal women: a randomized controlled trial.* J Adv Nurs. 2016 Feb; 72 (2): 306–15

106 Truong Hong Hieu et al.: *Therapeutic efficacy and safety of chamomile for state anxiety, generalized anxiety disorder, insomnia, and sleep quality: A systematic review and meta-analysis of randomized trials and quasi-randomized trials*. Phytother Res 2019 Jun; 33 (6): 1604–1615

107 Bohlayer R.: *Angst in den Wandlungsphasen der TCM*. zkm 2014; 6: 16–20

108 Roth A. et al.: *What works for whom? A critical review of psychotherapy research* (2nd ed.). New York: Guilford, 2005

109 Fournier J.C. et al.: *Antidepressant drug effects and depression severity: a patient-level meta-analysis*. JAMA. Band 303, Nummer 1, Januar 2010, S. 47–53

110 Vöhringer P.A. et al.: *Solving the antidepressant efficacy question: effect sizes in major depressive disorder*. Clinical therapeutics. Band 33, Nummer 12, Dezember 2011, S. B49–B61

111 S3-Leitlinie *Unipolare Depression* – Nationale Versorgungsleitlinie der DGPPN, BÄK, KBV, AWMF. AWMF online (Stand 2015)

112 Santarsieri D, et al.: *Antidepressant efficacy and side-effect burden: a quick guide for clinicians.* Drugs in context. Band 4, 2015, S. 212–290

113 Rocha F.L. et al: *Combination of antidepressants in the treatment of major depressive disorder: a systematic review and meta-analysis*. Journal of clinical psychopharmacology. Band 32, Nummer 2, April 2012, S. 278–281

114 S3-Leitlinie *Unipolare Depression* – Nationale VersorgungsLeitlinie der DGPPN, BÄK, KBV, AWMF. In: AWMF online (Stand 2015)

115 Leitlinien *Depressionen:* Neue Leitlinie veröffentlicht. Pharmazeutische Zeitung online. Abgerufen am 16. Februar 2013

116 Björkholm C. et al.: *BDNF – a key transducer of antidepressant effects.* Neuropharmacology. November 2015

117 Lindholm J.S.et al.: *Mice with altered BDNF signaling as models for mood disorders and antidepressant effects*. Frontiers in behavioral neuroscience. Band 8, 2014, S.143
118 Castrén E. et al.: *Neurotrophins in depression and antidepressant effects.* Novartis Foundation symposium. Band 289, 2008, S.43–52
119 *Frauen und Männer reagieren unterschiedlich auf Antidepressiva*. Memento vom 29.Oktober 2007 in Internet Archive: ÄP Neurologie Psychiatrie. 1/2005
120 Welsch B.: *FDA stuft Psilocybin als Durchbruchstherapie ein | Gelbe Liste*. Gelbe Liste Online. 11.Februar 2020, abgerufen am 29.August 2020
121 Sharpe C.R. et al.: *The effects of tricyclic antidepressants on breast cancer risk*. British Journal of Cancer. Band 86, Nummer 1, Januar 2002, S.92–97
122 Vöhringer P.A. et al.: *Solving the antidepressant efficacy question: effect sizes in major depressive disorder.* Clinical therapeutics. Band 33, Nummer 12, Dezember 2011, S.B49–B61
123 Björkholm C. et al.: *BDNF – a key transducer of antidepressant effects.* Neuropharmacology. November 2015, elektronisch veröffentlich vor dem Druck
124 Lindholm J.S. et ak.: *Mice with altered BDNF signaling as models for mood disorders and antidepressant effects.* Frontiers in behavioral neuroscience. Band 8, 2014, S.143,
125 Ruschig, G.E. et al.: *Arzneimittel,* 1968, Seite 449
126 *Frauen und Männer reagieren unterschiedlich auf Antidepressiva*. Memento vom 29.Oktober 2007 im Internet Archive.: ÄP Neurologie Psychiatrie. 1/2005
127 Sharpe C.R. et al.: *The effects of tricyclic antidepressants on breast cancer risk*. British Journal of Cancer. Band 86, Nummer 1, Januar 2002, S.92–97
128 Avoxa – Mediengruppe Deutscher Apotheker GmbH: Pharmazeutische Zeitung online: *Vortioxetin: Neues Antidepressivum ab Mai.* www.pharmazeutische-zeitung.de
129 Möller H.J. et al.: *Psychiatrie und Psychotherapie*. 3.Auflage. Band 2, Springer, Heidelberg 2008, S.426
130 Ärzte Zeitung: *GBA-Beschluss zu Reboxetin rechtskräftig*. www.aerztezeitung.de
131 „Edronax (Reboxitin) – *wirklich nur ein Placebo?"* – Edronax, Depression – Frage. www.sanego.de
132 Kitaichi Y. et al.: *Combined treatment with MAO-A inhibitor and MAO-B inhibitor increases extracellular noradrenaline levels more than MAO-A inhibitor alone through increases in beta-phenylethylamine*. Eur J Pharmacol. 637 (1–3), 10. Jul 2010, S.77ff.,
133 Mc Ewen et al.: *The neurobiological properties of tianeptine (Stablon): from monoamine hypothesis to glutamatergic modulation*. Molecular Psychiatry. Band 15, März 2010, S.237–249
134 Nugent A.C. et al.: *Neural correlates of rapid antidepressant response to ketamine in bipolar disorder. Bipolar disorders.* Band 16, Nummer 2, März 2014, S.119–128
135 McGirr A. et al.: *A systematic review and meta-analysis of randomized, double-blind, placebo-controlled trials of ketamine in the rapid treatment of major depressive episodes*. Psychological medicine. Band 45, Nummer 4, März 2015, S.693–704
136 Reinstatler L. et al.: *Ketamine as a potential treatment for suicidal ideation: a systematic review of the literature*. Drugs in R&D. Band 15, Nummer 1, März 2015, S.37–43
137 Lara D.R. et al.: *Antidepressant, mood stabilizing and procognitive effects of very low dose sublingual ketamine in refractory unipolar and bipolar depression.* The international journal of neuropsychopharmacology / official scientific journal of the Collegium Internationale Neuropsychopharmacologicum. Band 16, Nummer 9, Oktober 2013, S.2111–2117,
138 Coyle C.M. et al.: *The use of ketamine as an antidepressant: a systematic review and meta-analysis. In: Human psychopharmacology*. Band 30, Nummer 3, Mai 2015, S.152–163
139 Koons C. et al.: *First Big Depression Advance Since Prozac Nears FDA Approval*. Bloomberg News. 12.Februar 2019, abgerufen am 12.Februar 2019
140 FDA Briefing Document – Psychopharmacologic Drugs Advisory Committee (PDAC) and Drug Safety and Risk Management (DSaRM) Advisory Committee Meeting, February 12, 2019. Agenda Topic: *The committees will discuss the efficacy, safety, and risk-benefit profile of New Drug Application (NDA) 211243, esketamine 28 mg single-use nasal spray device, submitted by Janssen Pharmaceuticals, Inc., for the treatment of treatment-resistant depression.* (PDF) Food and Drug Administration. 12.Februar 2019, abgerufen am 13.Februar 2019
141 FDA Approved Drug Products – New Drug Application (NDA): 211243, abgerufen am 8.März 2019
142 *Leitliniensynopse zum Thema „Depression"*. (Memento des Originals vom 30.Januar 2012 im Internet Archive) IQWiG-Berichte, 2009, Nr.34, S.121
143 Richardson A.J.: *Fatty acids and mood: the devil is in the detail.* Comment on: Br J Nutr. 99 (2), Feb 2008, S.421–431. n-3 In: Br J Nutr. 99 (2), Feb 2008, S.221–223
144 Nielsen M. et al.: *What is the difference between dependence and withdrawal reactions? A comparison of benzodiazepines and selective serotonin re-uptake inhibitors.* Addiction. Band 107, Nummer 5, Mai 2012, S.900–908
145 Kellner H.: *Antidepressiva können den Magen zusätzlich angreifen*. MMW-Fortschritte der Me-

dizin. Band 151, Nr. 51–52, Dezember 2009, S. 49–49,

146 Antidepressiva: *Wissenschaftliche Neubewertung der SSRI/SNRI abgeschlossen* – Neue Warnhinweise auf suizidales Verhalten bei Kindern und Jugendlichen. BfArM, 12. Juli 2005, abgerufen am 29. April 2017

147 Schätzung anhand des Verordnungsreport Baden-Württemberg, 2013 (Memento vom 22. Februar 2014 im Internet Archive) (PDF) ca. 424625 DDD Moclobemid und 385105 DDD Tranylcypromin im Jahr 2011 in Baden-Württemberg

148 Schätzung anhand des Verordnungsreport Baden-Württemberg, 2013 (Memento vom 22. Februar 2014 im Internet Archive) (PDF) ca. 424625 DDD Moclobemid und 385105 DDD Tranylcypromin im Jahr 2011 in Baden-Württemberg

149 McEwen et al.: *The neurobiological properties of tianeptine (Stablon): from monoamine hypothesis to glutamatergic modulation. Molecular Psychiatry.* Band 15, März 2010, S. 237–249

150 Nugent A. C. et al.: *Neural correlates of rapid antidepressant response to ketamine in bipolar disorder.* Bipolar disorders. Band 16, Nummer 2, März 2014, S. 119–128,

151 Mendels J. et al.: *Amine precursors and depression.* Clinical Trial Arch Gen Psychiatry. 1975 Jan; 32 (1): 22–30

152 Welsch B.: *FDA stuft Psilocybin als Durchbruchstherapie ein | Gelbe Liste. Gelbe Liste Online.* 11. Februar 2020, abgerufen am 29. August 2020.

153 Tom Bschor: *Mehr Lithium im Trinkwasser, weniger Suizide.* InFo Neurologie + Psychiatrie. Band 23, Nr. 2, 2021, ISSN 2195-5166, S. 10–10

154 *Lithium.* Stiftung Warentest, 1. September 2021, abgerufen am 6. September 2021

155 Kleindienst N.: *Zur Prädiktion des Erfolgs einer Lithiumprophylaxe bei bipolar affektiven Störungen.* Ludwig-Maximilians-Universität, München 2004, urn:nbn:de:bvb: 19-23206

156 laborarztpraxis-van-de-loo.de abgerufen am 22. Januar 2010

157 Bschor T. et al.: *Schilddrüsenfunktion bei Lithiumbehandlung.* Der Nervenarzt. Band 69, Nr. 3, 1998, ISSN 0028-2804, S. 189–195,

158 Grünfeld J.-P et al.: *Lithium nephrotoxicity revisited.* Nature Reviews Nephrology. Band 5, Nr. 5, 2009, ISSN 1759-507X, S. 270–276,

159 DFP-Literatur: *Lithiumtherapie bei bipolarer Störung.* Österreichische Gesellschaft für Neuropsychopharmakologie und Biologische Psychiatrie, abgerufen am 15. August 2021

160 Bauer M. et al.: *Akute und therapieresistente Depressionen.* 2. Auflage. Springer, Heidelberg 2005, ISBN 3-540-40617-4, S. 276 f.

161 Bauer M. et al.: *Akute und therapieresistente Depressionen.* 2. Auflage. Springer, Heidelberg 2005, ISBN 3-540-40617-4, S. 276 f.

162 Benkert O. et al.: *Kompendium der psychiatrischen Pharmakotherapie.* 7. Auflage. Springer, Heidelberg 2009, ISBN 978-3-540-78470-8, S. 157

163 S3-Leitlinie / Nationale VersorgungsLeitlinie Unipolare Depression (2015). AWMF-Register-Nr.: nvl-005. PDF-Langfassung abgerufen am 18. Februar 2020

164 Wolfgang P. et al.: *Psychopharmaka kompakt (Klinik- und Praxis-Guide).* Schattauer Verlag, 2008, ISBN 978-3-7945-2591-1, S. 77

165 Jürgen Clausen: *Doppelt beruhigt mit Johanniskraut und Passionsblume?* Carstens-Stiftung.de, Rubrik: Studien kurz und knapp; abgerufen im März 2019

166 Fiebich B.L. et al.: *Pharmacological studies in an herbal drug combination of St. John's Wort (Hypericum perforatum) and passion flower (Passiflora incarnata): in vitro and in vivo evidence of synergy between Hypericum and Passiflora in antidepressant pharmacological models.* Fitoterapia, 2011 Apr; 82 (3), S. 474–280, PMID 21185920

167 Ernst E. et al.: *Adverse effects profile of the herbal antidepressant St. John's wort (Hypericum perforatum L.). Eur J Clin Pharmacol.* Volume 54, Issue 8, 1998, S. 589–594

168 Stevinson C. et al.: *Can St. John's wort trigger psychoses?* Int J Clin Pharmacol Ther. 2004 (42), S. 473–480, PMID 15487805

169 Avato P. et al.: *Extracts from St John's wort and their antimicrobial activity.* Phytotherapy Research. Band 18, Nr. 3, 1. März 2004, ISSN 1099-1573, S. 230–232

170 Kvam S. et al.: *Exercise as a treatment for depression: A meta-analysis.* Review J Affect Disord 2016 Sep 15; 202: 67–86

171 Anderssen e. et al.: *Physical activity is just as good as CBT or drugs for depression.* Review Lakartidningen 2015 Nov 17; 112: DP4E

172 Gultyaeva F. et al.: *Exercise for depression treatment. Physiological mechanisms.* Review Zh Nevrol Psikhiatr Im S S Korsakova. 2019; 119 (7): 112–119

173 Turner A. P. et al.: *Physical activity and depression in MS: The mediating role of behavioral activation.* Randomized Controlled Trial Disabil Health J. 2019 Oct; 12 (4): 635–640

174 Blumenthal J.A. et al.: *Effects of exercise training on older patients with major depression.* Clinical Trial Arch Intern Med 1999 Oct 25; 159 (19): 2349–56

175 Carter T. et al.: *The effectiveness of exercise-based interventions for preventing or treating postpartum depression: a systematic review and meta-analysis.* Meta-Analysis Arch Womens Ment Health. 2019 Feb; 22 (1): 37–53

176 Wang X. et al.: *The associations between screen time-based sedentary behavior and depression: a systematic review and meta-analysis.* Meta-Analysis BMC Public Health 2019 Nov 14; 19 (1): 1524

177 Zink J. et al.: *The relationship between screen-*

based sedentary behaviors and symptoms of depression and anxiety in youth: a systematic review of moderating variables. BMC Public Health 2020 Apr 10; 20 (1): 472

178 Maras D. et al.: *Screen time is associated with depression and anxiety in Canadian youth*. Prev Med 2015 Apr; 73: 133–8

179 Montanari S.D. et al.: Clinical and psychological effects of excessive screen time on children. Review J Paediatr Child Health 2017 Apr; 53 (4): 333–338

180 Tao L. et al.: *Light therapy in non-seasonal depression: An update meta-analysis*. Review Psychiatry Res 2020 Sep; 291: 113247

181 Penders T.M. et al.: *Bright Light Therapy as Augmentation of Pharmacotherapy for Treatment of Depression: A Systematic Review and Meta-Analysis* Review. Prim Care Companion CNS Disord 2016 Oct 20; 18 (5)

182 Zhao X. et al.: *Light therapy for older patients with non-seasonal depression: A systematic review and meta-analysis* Review J Affect Disord 2018 May; 232: 291–299

183 Wang S-J et al.: The effects of sunlight exposure therapy on the improvement of depression and quality of life in post-stroke patients: A RCT study. Heliyon 2020 Jul 14; 6 (7): e04379

184 Tan D.X. et al.: *Melatonin: a potent, endogenous hydroxyl radical scavenger* Endocrine J. 1: 57–60, abgerufen am 29.April 2017

185 Hardeland R.: *Antioxidative protection by melatonin: multiplicity of mechanisms from radical detoxification to radical avoidance. Endocrine.* Band 27, Nummer 2, Juli 2005, S.119–130

186 Arnao M.B. et al.: *The physiological function of melatonin in plants.* Plant signaling & behavior. Band 1, Nummer 3, Mai 2006, S.89–95,

187 Tan D.X. et al.: *One molecule, many derivatives: a never-ending interaction of melatonin with reactive oxygen and nitrogen species?* Journal of pineal research. Band 42, Nummer 1, Januar 2007, S.28–42

188 Mills E. et al.: *Melatonin in the treatment of cancer: a systematic review of randomized controlled trials and meta-analysis.* Journal of pineal research. Band 39, Nummer 4, November 2005, S.360–366

189 PMHDEV: Topics in Integrative, Alternative, and Complementary Therapies (PDQ®) – PubMed Health – National Cancer Institute (Mai 2013). In: ncbi.nlm.nih.gov. 13.Juni 2013, abgerufen am 29.April 2017

190 Hussain S.A.et al.: *Adjuvant use of melatonin for treatment of fibromyalgia*. J Pineal Res. 2011 Apr; 50 (3): 267–7

191 Bodo B.: *The science of siestas*. Harvard Gazette February 10, 2021

192 Gillin I.C, et al.: Effects of brief naps on mood and sleep in sleep-deprived depressed patients. Psychiatry Res 1989 Mar; 27 (3): 253–65

193 Quirk S.E. et al.: *The association between diet quality, dietary patterns and depression in adults: a systematic review.* Review BMC Psychiatry 2013 Jun 27; 13: 175.

194 Paans N.P.G. et al.: *Depression and eating styles are independently associated with dietary intake. Appetite*. 2019 Mar 1; 134: 103–110

195 Li Y. et al.: *Dietary patterns and depression risk: A meta-analysis*. Review Psychiatry Res 2017 Jul; 253: 373–382

196 Sandin S. et al.: Mediterranean diet and depression: a population-based cohort study. Int J Behav Nutr Phys Act. 2021 Nov 27; 18 (1): 153

197 Lasserre A.M. et al.: *Dietary Patterns are Differentially Associated with Atypical and Melancholic Subtypes of Depression*. Nutrients. 2021 Feb 26; 13 (3): 768

198 Peirce J.M. et al.: *The role of inflammation and the gut microbiome in depression and anxiety* Review J Neurosci Res. 2019 Oct; 97 (10): 1223–1241

199 Rieder R. et al.: *Microbes and mental health: A review*. Review Brain Behav Immun 2017 Nov; 66: 9–17

200 Bruce-Keller A. et al.: Harnessing Gut Microbes for Mental Health: Getting From Here to There. Review Biol Psychiatry 2018 Feb 1; 83 (3): 214–223

201 Foster J.A. et al.: *Gut-brain axis: how the microbiome influences anxiety and depression*. Review Trends Neurosci 2013 May; 36 (5): 305–12

202 Liao Y. et al.: *Efficacy of omega-3 PUFAs in depression: A meta-analysis*. Review Transl Psychiatry 2019 Aug 5; 9 (1): 190

203 Grosso G. et al.: *Omega-3 fatty acids and depression: scientific evidence and biological mechanisms*. Review Oxid Med Cell Longev 2014; 2014: 313570. doi: 10.1155/2014/313570

204 Mocking R. et al.: *Omega-3 Fatty Acid Supplementation for Perinatal Depression: A Meta-Analysis*. Review J Clin Psychiatry 2020 Sep 1; 81 (5): 19r13106. doi: 10.4088/JCP.19r13106

205 Appleton K. et al.: Omega-3 fatty acids for depression in adults. Review Cochrane Database Syst Rev. 2015 Nov 5; 2015 (11): CD004692

206 Robinson D. et al.: *A potential role for adjunctive omega-3 polyunsaturated fatty acids for depression and anxiety symptoms in recent onset psychosis: Results from a 16 week randomized placebo-controlled trial for participants concurrently treated with risperidone*. Randomized Controlled Trial Schizophr Res. 2019 Feb; 204: 295–303

207 Scaglione F. et al.: *The Standardised G115 Panax ginseng C.A. Meyer Extract: A Review of its Properties and Usage*. Evidence-Based Integrative Medicine. 2005, 2 (4), S.195–206

208 Kennedy D.O. et al.: *Ginseng: potential for the enhancement of cognitive performance and mood.* In: Pharmacol Biochem Behav. 2003, 75, S.687–700

Stichwortverzeichnis